ಬಳ್ಳಾರಿ ಶಿವಯೋಗಿ, ಅಲ್ಲೀಪುರ ಮಹದೇವತಾತ

OrangeBooks Publication

Smriti Nagar, Bhilai, Chhattisgarh - 490020

Website: **www.orangebooks.in**

First Edition, 2023

ಬಳ್ಳಾರಿ ಶಿವಯೋಗಿ, ಅಲ್ಲೀಪುರ ಮಹದೇವತಾತ

ಕೆ. ಬಿ. ಸಿದ್ದಲಿಂಗಪ್ಪ

OrangeBooks Publication
www.orangebooks.in

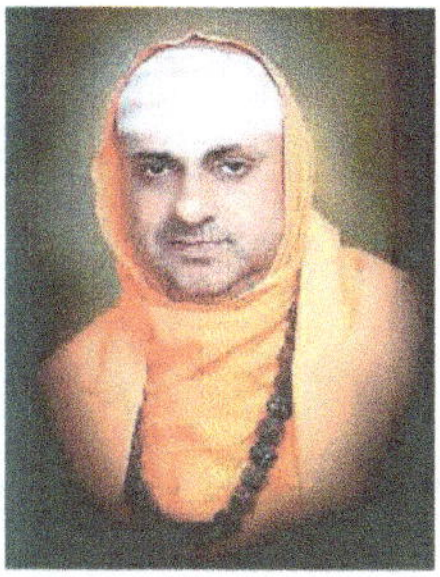

ಜಗದ್ಗುರು ಶ್ರೀ ಶಿವರಾತ್ರಿ ದೇಶಿಕೇಂದ್ರ ಮಹಾಸ್ವಾಮಿಗಳು,
ಜಗದ್ಗುರು ಶ್ರೀ ವೀರಸಿಂಹಾಸನ ಮಠ, ಸುತ್ತೂರು ಶ್ರೀ ಕ್ಷೇತ್ರ,
ಶ್ರೀ ಸುತ್ತೂರು ಮಠ, ಮೈಸೂರು ಶಾಖ, ಮೈಸೂರು.

ಆಶೀರ್ವಚನ

ಭಾರತ ದೇಶ ಸತ್ಯಶೋಧಕರ ನಿಲಯ. ಅವರಲ್ಲಿ ಅನೇಕರು ಪವಿತ್ರ ಕ್ಷೇತ್ರಗಳಲ್ಲಿ ಮಾನವ ಸಂಕ್ಷೇಮಕ್ಕಾಗಿ ಸದಾ ಸದ್ದುಗದ್ದಲವಿಲ್ಲದೇ ಶ್ರಮಿಸುತ್ತಿರುತ್ತಾರೆ. ಆದರೆ ಬಹಳಷ್ಟು ಸಲ ಇವರನ್ನು ಭಕ್ತರು ಗಮನಿಸುವುದಿಲ್ಲ. ಭಾರತ ದೇಶದ ಇತಿಹಾಸದಲ್ಲಿ ಇವರು ಶ್ಲಾಘನಾತೀತ ನಾಯಕರು. ಇವರು ಐಹಿಕ ಪ್ರಯೋಜನಗಳಿಗೆ ವಿಮುಖರು. ವಿಶ್ವಶಕ್ತಿಯ ಸಾಂಗತ್ಯದಲ್ಲಿ ಇವರು ಸದಾ ಪರಮಾನಂದಭರಿತರಾಗಿರುತ್ತಾರೆ.

ಬಳ್ಳಾರಿ ಶಿವಯೋಗಿ, ಅಲ್ಲೀಪುರ ಮಹದೇವತಾತ ಅಂತಹವರು ಒಬ್ಬ ಆಧ್ಯಾತ್ಮಿಕ ದಾರಿದೀಪ. ಇವರು ಶ್ರೀ ಮಾರಯ್ಯ ಸ್ವಾಮಿ ಮತ್ತು ಶ್ರೀ ಮಹದೇವಮ್ಮ ಎಂಬುವ ಶಿವಶರಣ ದಂಪತಿಗಳಗೆ ಮಗುವಾಗಿ ಜನಿಸಿದರು. ಮಹದೇವತಾತನವರ ಜೀವನದಲ್ಲಿ ಆಗಾಗ್ಗೆ ನಡೆದ ಕೆಲವು ಘಟನೆಗಳನ್ನು ಮಾತ್ರ ನಾವು ಪರೀಕ್ಷಿಸಿದರೆ, ಅವರ ಜೀವನ ಚೋದ್ಯವಾಗಿ ಕಾಣುತ್ತದೆ. ಅಲ್ಲೀಪುರ ಮಹದೇವತಾತನವರು ಒಬ್ಬ ನಿಗೂಢವಾದ ವ್ಯಕ್ತಿ. ಅವರ ಪೂರ್ಣ ಜೀವನಕಾಲದ ಬಗ್ಗೆ ಅವರ ಸಮಕಾಲೀನರಿಗೆ ಕೂಡ ಏನೂ ಗೊತ್ತಿಲ್ಲ. ಅವರು ಶ್ರೀಲಂಕಾ, ರಷ್ಯಾ, ಜಪಾನು, ಮಕ್ಕಾ, ಮದೀನ ಅಂತಹ ಅನೇಕ ದೇಶಗಳಲ್ಲಿ ಪರ್ಯಟನೆ ಮಾಡಿದಂತೆ ಹಾಗೂ ಅವರು ತಮ್ಮ ಮಹತ್ವ ವ್ಯಕ್ತವಾಗುವ ಅನೇಕ ಮಹಿಮೆಗಳನ್ನು ವ್ಯಕ್ತ ಪಡಿಸಿದ್ದರೆಂದು ಪ್ರತೀತಿ. ಅವರಿಗೆ ನುಡಿದ ಮಾತು ನಡೆದೇ ತೀರುವಂತಹ ವಾಕ್ಶುದ್ಧಿ ಇತ್ತು. ಅವರು ತಮ್ಮಕಾಲಕ್ಕೆ ಸಂಬಂಧಿಸಿದ ಆಧ್ಯಾತ್ಮಿಕ ಮತ್ತು ಧಾರ್ಮಿಕ ನಾಯಕರೊಂದಿಗೆ ಹಾಗೂ ಮಾರ್ಮಿಕವಾದಿಗಳ ಜೊತೆಗೆ ಮಾತನಾಡುತ್ತಿದ್ದರು. ಕಂತೆಮಾದನ ಬೆಟ್ಟದಮೇಲಿರುವ ಶ್ರೀ ನಂಜುಂಡಾಚಾರ್ಯರು ತಾತನವರಿಗೆ ಹಠಯೋಗವನ್ನು ಕಲಿಸಿದರು. ಇವರು ವಾರಣಾಸಿಯಲ್ಲಿ ಸಂಸ್ಕೃತ ಅಧ್ಯಯನದಲ್ಲಿ ಶಿರೋಮಣಿಪುರಸ್ಕಾರ ಗ್ರಹೀತರಾದರೂ, ಆ ಕಾಲಕ್ಕೆ ಸಂಬಂಧಪಟ್ಟ ಎಷ್ಟೋ ಜನ ಪಂಡಿತರನ್ನು ಧಾರ್ಮಿಕ ಚರ್ಚೆಗಳಲ್ಲಿ ಸೋಲಿಸಿದರೂ, ಇವರು ಅವುಗಳೆಲ್ಲವನ್ನೂ ಪರಿತ್ಯಜಿಸಿ, ತಮ್ಮನ್ನು ತಾವು ಅವಿದ್ಯಾವಂತರೆಂದು ವ್ಯಕ್ತಮಾಡಿಕೊಳ್ಳಲಿಕ್ಕೆ ಇಷ್ಟಪಟ್ಟಿದ್ದರು. ತಾತನವರು ನಿಗೂಢವಾದ ಕತೆಗಳ ಮುಖಾಂತರ

ಮಾತನಾಡುತ್ತಿದ್ದರು. ಪ್ರಜಾಜೀವನದಲ್ಲಿರುವ ದ್ವಂದ ಪ್ರಮಾಣಗಳನ್ನು ತಿರಸ್ಕರಿಸುತ್ತಿದ್ದರು.

ಶ್ರೀ ಮಹದೇವತಾತನವರು ತಮ್ಮ ಬಾಲ್ಯವನ್ನು ನಂಜನಗೂಡಿನಲ್ಲಿ ಕಳೆದರು. ಆ ದಿವಸಗಳಲ್ಲಿ ಅವರು ಆ ಪ್ರಾಂತದ ಪ್ರಜೆಗಳಿಗೆ ಪ್ರೀತಿಯವರಾದರು. ಅವರು ಒಂಭತ್ತು ಮಠಗಳನ್ನು ಸ್ಥಾಪನೆ ಮಾಡಿದರು. ಅವರು ತಮ್ಮ ಕೊನೆಯ ದಿನಗಳನ್ನು ನಂಜನಗೂಡು ತಾಲೂಕನಲ್ಲಿರುವ ಸಂಗಮಕ್ಷೇತ್ರದಲ್ಲಿ ಕಳೆದರು. ಇವರ ಆರಾಧನ ಮಹೋತ್ಸವಗಳನ್ನು ಪ್ರತಿ ವರ್ಷ ಭಕ್ತರು ಈ ಕ್ಷೇತ್ರದಲ್ಲಿ ಭಕ್ತಿ ಪ್ರಪತ್ತಿಗಳಿಂದ ಆಚರಣೆ ಮಾಡುತ್ತಾರೆ.

ಬಳ್ಳಾರಿನವರಾದ ಶ್ರೀ ಕೆ. ಬಿ. ಸಿದ್ಧಲಿಂಗಪ್ಪನವರು ಕನ್ನಡಬಾಷೆಯಲ್ಲಿ ಬರೆದ *ಅನುಪಮ ಯೋಗಿ ಅಲ್ಲೀಪುರತಾತ* ಎಂಬ ತಾತನವರ ಚರಿತ್ರೆಯನ್ನು ೨೦೧೧ನೇ ವರ್ಷದಲ್ಲಿ ಪುಸ್ತಕರೂಪದಲ್ಲಿ ಪ್ರಚುರಪಡಿಸಲಾಯಿತು. ಇದರ ಮೂರನೇ ಮುದ್ರಣಯನ್ನು ೨೦೧೮ ರಲ್ಲಿ ಮಾಡಲಾಗಿದೆ. ಈಗ ಅಂದರೆ ೨೦೨೨ ರಲ್ಲಿ ಇದರ ನಾಲ್ಕನೆಯ ಮುದ್ರಣವನ್ನು ತೆಲುಗು ಮತ್ತು ಆಂಗ್ಲಭಾಷೆಗಳಲ್ಲಿ ಅನುವಾದಗೊಂಡಿರುವ ಕೃತಿಗಳ ಜೊತೆಗೆ, ಲೊಕಾರ್ಪಣೆ ಮಾಡುತ್ತಾ ಇರುವುದು ಬಹಳ ಸಂತೋಷಕರವಾದ ವಿಷಯ. ತಾತನವರ ಚರಿತ್ರ ರಾಜ್ಯೇತರ ಮತ್ತು ರಾಷ್ಟ್ರೇತರ ಭಕ್ತರಿಗೆ ದೊರೆಯುವ ಹಾಗೆ ಮಾಡುತ್ತಿರುವುದು ಪ್ರಶಂಸಾರ್ಹವಾದ ವಿಷಯ.

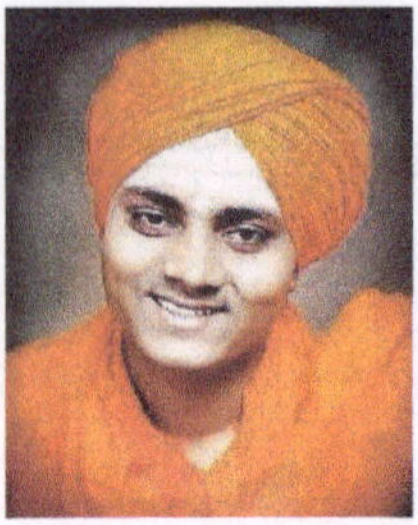

ಶ್ರೀ ಗವಿಸಿದ್ಧೇಶ್ವರ ಸಂಸ್ಥಾನ ಶ್ರೀ ಗವಿಮಠ,

ಕೊಪ್ಪಳ - 583231, ಜಿ. ಕೊಪ್ಪಳ, ಕರ್ನಾಟಕ.

web: www.gavimathkoppal.com.

E-mail: srigavimathkoppal@gmail.com.

Phone: 08539-220212.

ಆಶೀರ್ವಾಣಿ

ಬಳ್ಳಾರಿ ಜಿಲ್ಲೆಯು ನೈಸರ್ಗಿಕ ಶ್ರೀಮಂತಿಕೆ ಜೊತೆಗೆ ಅನೇಕ ಮಹಂತರನ್ನು ಪಡೆದ ಸಂತರ ಸಂಪತ್ತಿನ ತಪೋಭೂಮಿ. ಈ ನೆಲದ ಬೆಳಕು, ವಿಶ್ವವಿಭೂತಿ ಪುರುಷರು, ಮಹಾಶಿವಯೋಗಿಗಳು, ಪವಿತ್ರ ಚರಿತ್ರರು ಶ್ರೀ ಸದ್ಗುರು ಮಹದೇವತಾತನವರು ಮೂಲತಃ

ಮಲೆನಾಡಿನವರಾದ ಪೂಜ್ಯರು ಬಳ್ಳಾರಿಯ ಅಲ್ಲೀಪುರದಲ್ಲಿ ಬಂದು ನೆಲಸಿ ಈ ನೆಲವನ್ನು ಪಾವನಗೈದದ್ದು ಒಂದು ಪವಾಡವೇ ಸರಿ.

ಅಲ್ಲೀಪುರ ಕ್ಷೇತ್ರದಲ್ಲಿ ವಿರಾಜಮಾನರಾಗಿ ಲೋಕಕಲ್ಯಾಣ ಮಾಡಿದ ಭಕ್ತೋದ್ಧಾರಾರ್ಥ ಜೀವಿತರ ಚರಿತ್ರೆ ಕುರಿತು ಮಹಾ ಪುಸ್ತಕವನ್ನು ರಚಿಸಿ ನಾಡಿಗೆ ಸಮರ್ಪಿಸುತ್ತಿರುವುದು ಬಹಳ ಸಂತೋಷ ತಂದಿದೆ. ಯೋಗಿಪುಂಗವರಾದ ಹುಬ್ಬಳಿಯ ಸಿದ್ಧಾರೂಡರು, ಗರಗದ ಮಡಿವಾಳಪ್ಪನವರು, ನವಲಗುಂದದ ನಾಗಲಿಂಗಪ್ಪನವರು, ಶಿಶುವಿನಾಳ ಷರೀಫ ಸಾಹೆಬರು, ಹಾನಗಲ್ಲ ಕುಮಾರಸ್ವಾಮಿಗಳವರಂತಹ ದಿವ್ಯ ಜ್ಞಾನಿಗಳ ಗೋಷ್ಟಿಯಲ್ಲಿ ಪಾಲ್ಗೊಂಡ ಮಹಾಮಹಿಮರು, ಶ್ರೀಸದ್ಗುರು ಮಹಾದೇವತಾತನವರ ಸಚ್ಚಾರಿತ್ರೆ ಭಕ್ತರಂಗಳಕ್ಕೆ ಪಸರಿಸಲಿ. ಈ ಪುಣ್ಯಕಾರ್ಯದಲ್ಲಿ ತೊಡಗಿದ ಸರ್ವರಿಗೂ ಒಳಿತಾಗಲೆಂದು ಶುಭಕೋರಿ ಹಾರೈಸುತ್ತೇನೆ.

ಶ್ರೀ ಗವಿಸಿದ್ದೇಶ್ವರ ಮಹಾಸ್ವಾಮಿಗಳು
ಶ್ರೀ ಗವಿಮಠ, ಕೊಪ್ಪಳ.

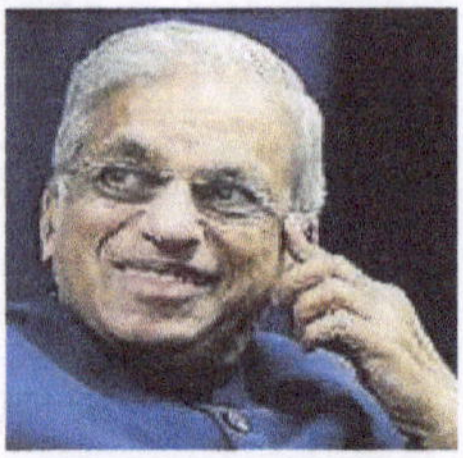

ಜಸ್ಟಿಸ್. ಶಿವರಾಜ್ ವಿ. ಪಾಟೀಲ್,

ಮಾಜಿ ನ್ಯಾಯಮೂರ್ತಿ, ಕರ್ನಾಟಕ ಹೈಕೋರ್ಟ್,

ಮದ್ರಾಸ್ ಹೈಕೋರ್ಟ್,

ಪ್ರಧಾನ ನ್ಯಾಯಮೂರ್ತಿ, ರಾಜಸ್ಥಾನ ಹೈಕೋರ್ಟ್,

ಸುಪ್ರೀಂಕೋರ್ಟ್ ಆಫ್ ಇಂಡಿಯಾ.

ಸದಸ್ಯರು, ರಾಷ್ಟ್ರೀಯ ಮಾನವಹಕ್ಕುಗಳ ಸಂಘ.

ಮುನ್ನುಡಿ

ಅನುಪಮಯೋಗಿ ಅಲ್ಲೀಪುರತಾತ ಎಂಬ ಶ್ರೀ ಸದ್ಗುರು ಮಹದೇವತಾತನವರ ಜೀವನಚರಿತ್ರೆಯನ್ನು ಕನ್ನಡ ಭಾಷೆಯಲ್ಲಿ ಶ್ರೀ ಕೆ. ಬಿ. ಸಿದ್ದಲಿಂಗಪ್ಪನವರು ಬರೆದ ಗ್ರಂಥವನ್ನು ತೆಲುಗು, ಆಂಗ್ಲ ಭಾಷೆಗಳೊಳಗೆ ಪ್ರೊಫೆಸರ್ ಬಿ. ಓಂಕಾರ ಸತ್ಯನಾರಾಯಣರೆಡ್ಡಿ ಅವರಿಂದ ಅನುವಾದಗೊಂಡಿದ್ದು ಬಹಳ ಸಂತೋಷಕರವಾದ ವಿಷಯ.

ಈ ಗ್ರಂಥಗಳಿಗೆ ಮುನ್ನುಡಿ ಬರೆಯುವ ಅವಕಾಶ ನನಗೆ ಸಿಕ್ಕಿದ್ದು, ತಾತನವರ ಆಶೀರ್ವಾದವೆಂದೇ ನಾನು ಭಾವಿಸುತ್ತೇನೆ.

ನಮ್ಮದೇಶದಲ್ಲಿ ಕಾಲಕಾಲಕ್ಕೆ ಎಷ್ಟೋಜನ ಸಾಧು, ಸಂತರು, ಮಹಾತ್ಮರು, ಋಷಿಗಳು ಹುಟ್ಟಿದ್ದಾರೆ. ಆದ್ದರಿಂದ ನಮ್ಮದೇಶ ಪುಣ್ಯಭೂಮಿ ಎಂದು ಕರೆಯಲ್ಪಡುತ್ತದೆ. ಈ ಮಹಾತ್ಮರು, ಋಷಿಗಳು ಮತ್ತು ಸದ್ಗುರುಗಳು ಮನುಕುಲಕ್ಕೆ ಆಧ್ಯಾತ್ಮಿಕ ಹಾಗೂ ಧಾರ್ಮಿಕ ಕ್ಷೇತ್ರಗಳಲ್ಲಿ ದಾರಿದೀಪಗಳಾಗಿ ನಿಂತಿದ್ದರು. ಹಾಗೇ ಅವರು ಮನುಕುಲದ ಉದ್ಧಾರಕ್ಕಾಗಿ ಸಮಾಜ ಸುಧಾರಕರಾಗಿ ಮಾರ್ಗದರ್ಶಕರಾದರು. ಅಲ್ಲೀಪುರ ಶ್ರೀ ಸದ್ಗುರು ಮಹದೇವತಾತನವರು ಒಬ್ಬ ಶ್ರೇಷ್ಠ ಯೋಗಿಗಳು. ಅವರು ಉನ್ನತವಾದ ಆಧ್ಯಾತ್ಮಿಕ ಮಟ್ಟವನ್ನು ಸಾಧಿಸಿದ ಮಹಾತ್ಮರು. ದೇಶದಲ್ಲಿ ಮತ್ತು ಪ್ರಪಂಚದಲ್ಲಿ ವಿಭಿನ್ನ ಪ್ರಾಂತಗಳಿಗೆ ಸಂಬಂಧಿಸಿದ ಅಸಂಖ್ಯಾತ ಭಕ್ತರು ಅವರನ್ನು ಉದಾತ್ತವಾದ ಗೌರವದಿಂದ ಆರಾಧಿಸುತ್ತಿದ್ದರು. ಪೂಜ್ಯರಾದ ತಾತನವರು ಪ್ರವಚನಗಳನ್ನು ನೀಡುವುದಲ್ಲದೇ, ಪ್ರವಚನದಲ್ಲಿ ಹೇಳಿರುವ ವಿಷಯಗಳನ್ನು ಸ್ವತಃ ತಾವು ಆಚರಿಸುತ್ತಿದ್ದರು. ಸಾಮಾಜಿಕ ಸೇವಾನಿಷ್ಠೆಯಿಂದ ಕೂಡಿರುವ ತಾತನವರ ಧಾರ್ಮಿಕ, ಆಧ್ಯಾತ್ಮಿಕ ಮತ್ತು ವೈಜ್ಞಾನಿಕವಾದ ಆದರ್ಶಗಳು ಅವರನ್ನು ಸಮಾಜದಲ್ಲಿ ಆದರಣೀಯರಾದ, ಘನವಾದ ವ್ಯಕ್ತಿಯನ್ನಾಗಿ ಒಂದು ಉನ್ನತವಾದ ಪೀಠದಮೇಲೆ ನಿಲ್ಲಿಸಿದವು. ಪುಸ್ತಕದಲ್ಲಿ ಬಣ್ಣಿಸಿದ ರೀತಿಯಲ್ಲಿ ತಾತನವರ ಜೀವನ ಮತ್ತು ಸಂದೇಶ ಖಂಡಿತವಾಗಿ ಮನುಕುಲಕ್ಕೆ ಸ್ಫೂರ್ತಿ ಮತ್ತು ಮಾರ್ಗದರ್ಶನ ನೀಡಬಲ್ಲವೆಂದು ನನ್ನ ನಿಶ್ಚಿತಾಭಿಪ್ರಾಯ.

ಈ ಪುಸ್ತಕದಲ್ಲಿರುವ ಹನ್ನೊಂದು ಅಧ್ಯಾಯಗಳು ತಾತನವರ ಜೀವನ ಮತ್ತು ಸಾಧನೆಗಳ ಮೇಲೆ ಕೇಂದ್ರೀಕರಿಸಲ್ಪಟ್ಟಿವೆ. ಅಲ್ಲೀಪುರ - ಒಂದು ಪವಿತ್ರಗ್ರಾಮ ಎನ್ನುವ ಮೊದಲನೆಯ ಅಧ್ಯಾಯದಲ್ಲಿ ಲೇಖಕರಾದ ಕೆ. ಬಿ. ಸಿದ್ಧಲಿಂಗಪ್ಪನವರು ಅಲ್ಲೀಪುರ ಗ್ರಾಮ ತಾತನವರ ಆಶೀರ್ವಾದಗಳಿಂದ ಯಾವ ಥರ ಒಂದು ಪವಿತ್ರವಾದ ದಿವ್ಯ ಗ್ರಾಮವಾಗಿ ಬೆಳೆಯಿತು ಎಂಬ ವಿಷಯವನ್ನು ವಿಸ್ತಾರವಾಗಿ ಹೇಳಿದ್ದಾರೆ. ಲೇಖಕರು ಮಿಕ್ಕಿದ ಹತ್ತು ಅಧ್ಯಾಯಗಳಲ್ಲಿ ತಾತನವರ ಜೀವನ ಮತ್ತು ಅದರ ವಿವಿಧ ಮಗ್ಗಲುಗಳನ್ನು ವಿವರಿಸುತ್ತಾ ಮುಂದೆಹೋದರು. ತಾತನವರು ಭಕ್ತರನ್ನು ಆಧ್ಯಾತ್ಮಿಕ ಹಾಗೂ ನೈತಿಕ ನಿಯಮಗಳೊಂದಿಗೆ ಕೂಡಿದ ನೈತಿಕ ನಡವಳಿಕೆಯ ಮಾರ್ಗವನ್ನು ಅನುಸರಿಸಿರೆಂದು ಯಾವಾಗಲೂ ಒತ್ತಿ ಹೇಳುತ್ತಿದ್ದರು.

ಈ ಗ್ರಂಥದ ಸಂಕ್ಷಿಪ್ತ ಸಾರಾಂಶವೆಂದರೆ, ನನ್ನ ಅಭಿಪ್ರಾಯದಲ್ಲಿ ಆಧ್ಯಾತ್ಮಿಕ, ಮಾನವೀಯ ಮೌಲ್ಯಗಳಿಂದ ಕೂಡಿರುವ ಈ ಗ್ರಂಥದ ಓದುಗರಿಗೆ ಹಾಗೂ ತಾತನವರ ಅನುಯಾಯಿಗಳಿಗೆ ಚೆನ್ನಾಗಿ ಉಪಯೋಗವಾಗಬಲ್ಲದು. ಶ್ರೀ ಸದ್ಗುರು ಮಹದೇವತಾತನವರು, ಪ್ರಜೆಗಳು ತಮ್ಮ ಜೀವನವನ್ನು ನೈತಿಕ ಮಾರ್ಗದಲ್ಲಿ - ಮುಖ್ಯವಾಗಿ ಆರ್ತರು, ಅಭ್ಯಾಗತರ ಬಗ್ಗೆ ಸಹಾನುಭೂತಿ ಮತ್ತು ದಯದಿಂದ - ನಡೆಸಲೆಂದು ಆಶೀರ್ವಾದ ಮಾಡಲಿ. ಈ ಪುಸ್ತಕದಲ್ಲಿರುವ ವಿಷಯಗಳನ್ನು ನಾನು ಹೆಚ್ಚು ವಿವರಿಸಬೇಕಾದ ಆವಶ್ಯಕತೆ ಇಲ್ಲವೆಂದುಕೊಳ್ಳುತ್ತೇನೆ. ಓದುಗರೇ ಪುಸ್ತಕದಲ್ಲಿರುವ ವಿವರಣಾತ್ಮಕ ವಿಷಯಗಳನ್ನು ಓದಿ ಶ್ರೇಯಸ್ಸು ಹೊಂದಬಲ್ಲರೆಂದು ಅವರಿಗೆ ಬಿಟ್ಟುಬಿಡುತ್ತಿದ್ದೇನೆ.

ಶ್ರೀ ಕೆ. ಬಿ. ಸಿದ್ದಲಿಂಗಪ್ಪ ಮತ್ತು ಪ್ರೊಫೆಸರ್ ಬಿ. ಓಂಕಾರ ಸತ್ಯನಾರಾಯಣರೆಡ್ಡಿ ಅವರುಗಳಿಗೆ ಹಾಗೂ ಈ ಕೃತಿಯನ್ನು ನಿಮ್ಮ ಕೈಗಳಿಗೆ ಸೇರಿಸುತ್ತಿರುವ ದಂಪತಿಗಳಾದ, ಶ್ರೀಮತಿ ಹರ್ಷಿತಾ ಪಾಟೀಲ್ ಮತ್ತು ಶ್ರೀ ಶ್ರೀಧರ ಪಾಟೀಲ್, ಸಾಫ್ಟ್ ವೇರ್ ಇಂಜಿನಿಯರು, ಹೇರೂರು, ಗಂಗಾವತಿ ಹಾಗೂ ಆರೆಂಜ್ ಪುಸ್ತಕ ಪ್ರಚುರಣೆಗಾರರಿಗೆ ನನ್ನ ಹೃದಯಪೂರ್ವಕವಾದ ಪ್ರಶಂಸೆಗಳು.

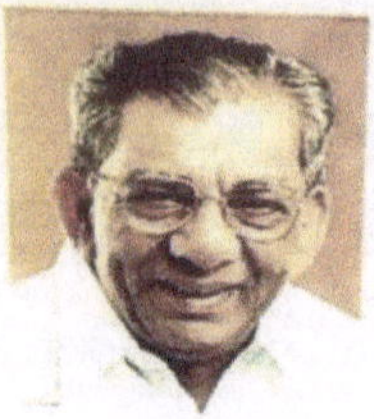

ಡಾ. ಶಾಮನೂರು ಶಿವಶಂಕರಪ್ಪ,

ಮಾಜಿ ಸಚಿವರು,

ಶಾಸಕರು, ದಾವಣಗೆರೆ,

ಅಧ್ಯಕ್ಷರು, ಅಖಿಲ ಭಾರತ ವೀರಶೈವ ಮಹಾಸಭೆ (ರಿ).

ಸರ್ವರಕ್ಷಕ ಜೀವನಚರಿತ್ರೆ

ಮಹಾದೇವತಾತನವರ ಜೀವನಚರಿತ್ರೆಯನ್ನು ತೆಲುಗು ಮತ್ತು ಇಂಗ್ಲೀಷು ಭಾಷೆಗಳಿಗೆ ಅನುವಾದಮಾಡಿಸಿ, ಕರ್ನಾಟಕ ರಾಜ್ಯದ ಹೊರಗಿನ ಬೇರೇ ಬೇರೇ ರಾಜ್ಯಗಳಲ್ಲಿ ಹಾಗೂ ಇತರ ದೇಶಗಳಲ್ಲಿರುವ ತಾತನವರ ಭಕ್ತರಿಗೆ ಉಪಯೋಗವಾಗುವ ಸತ್ಕಾರ್ಯವನ್ನು ಬಳ್ಳಾರಿಯ ಶ್ರೀಮಠದವರು ಕೈಗೆತ್ತಿಕೊಂಡಿದ್ದು ಬಹಳ ಸಂತೋಷಕರವಾದ ವಿಷಯ. ವಿಚಿತ್ರವಾದ ಬಗೆಬಗೆಯ ಭಯಗಳನ್ನು

ಹುಟ್ಟಿಸುತ್ತಿರುವ ಇಂದಿನ ಸ್ಥಿತಿಗತಿಗಳಲ್ಲಿ, ಮಹದೇವತಾತನವರಂತಹ ಆಧ್ಯಾತ್ಮಿಕ ಗುರುಗಳ ಬಗ್ಗೆ ಸಾಮಾನ್ಯಜನರಲ್ಲಿ ತಿಳುವಳಿಕೆ ಹುಟ್ಟಿಸುವ ಈ ಪ್ರಯತ್ನದಿಂದ ಅವರು ಎಲ್ಲಾರೀತಿಯ ಭಯಗಳಿಂದ ರಕ್ಷಣೆ ಹೊಂದಬಲ್ಲಂತಹ ಧೃಡನಂಬಿಕೆಯನ್ನು ತಾತನವರ ಜೀವನಚರಿತ್ರೆ, ಅವರಲ್ಲಿ ಉಂಟುಮಾಡಬಲ್ಲದೆಂದು ನಾನು ಧೃಡವಾಗಿ ನಂಬುತ್ತೇನೆ.

ನಾನು ಧಾರವಾಡ, ಬಳ್ಳಾರಿಕಡೆಗೆ ಹೋದಾಗ ತಪ್ಪದೇ ತಾತನವರ ಮಠಗಳ ದರ್ಶನಮಾಡುತ್ತೇನೆ. ಬಳ್ಳಾರಿಯ ತಾತನವರ ಭಕ್ತರು ಶ್ರೀ ಮಠವನ್ನು ಸುಂದರವಾಗಿ ಆಧುನೀಕರಣಗೊಳಿಸಿದ್ದು ಬಹಳ ಸಂತೋಷದ ವಿಷಯ. ಅವರ ಸೇವೆಗಳು ಪ್ರಶಂಸಾರ್ಹವಾದವು. ತಾತನವರ ಅದೃಶ್ಯರೀತಿಯ ಆಶೀರ್ವಾದಗಳು ನನಗೆ ಯಾವಾಗಲೂ ರಕ್ಷಾಕವಚವಾಗಿವೆ ಎನ್ನುವುದು ನನ್ನ ಅಚಲವಾದ ವಿಶ್ವಾಸ.

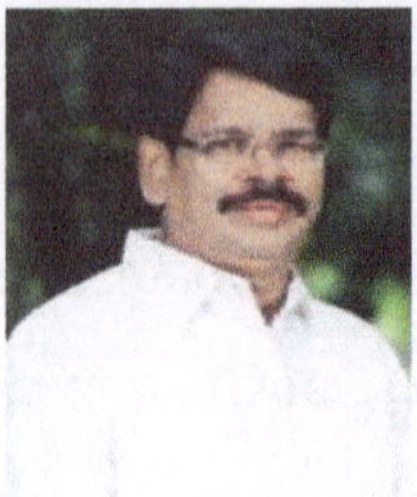

ಶ್ರೀ ಕಾಪು ರಾಮಚಂದ್ರಾರೆಡ್ಡಿ,
M.Com. M.L.I.Sc., PGDPMIR., L.L.B. Spl,
ಆಂಧ್ರಪ್ರದೇಶ ವಿಧಾನಸಭೆ ಸರಕಾರದ ಚೀಫ್ ವಿಪ್,
ವಿಧಾನಸಭೆ ಸದಸ್ಯರು, ರಾಯದುರ್ಗ ಕ್ಷೇತ್ರ,
ಅನಂತಪುರಂ ಜಿಲ್ಲೆ, ಆಂಧ್ರಪ್ರದೇಶ.

ಸುಕೃತ ಸ್ಮರಣೆ

ಬಳ್ಳಾರಿ ಶಿವಯೋಗಿ, ಮಹದೇವತಾತ ಎನ್ನುವ ಜೀವನಚರಿತ್ರೆ ಗ್ರಂಥಕ್ಕೆ ಮುನ್ನುಡಿ ಬರೆಯುವ ಭಾಗ್ಯ ನನಗೆ ಸಿಕ್ಕಿರುವುದು ನನ್ನ ಹಿಂದಿನ ಜನ್ಮದ ಸುಕೃತವೆಂದು ಭಾವಿಸುತ್ತೇನೆ. ಈ ಪುಸ್ತಕವನ್ನು ಮೊದಲಿಗೆ ಕನ್ನಡ ಭಾಷೆಯಲ್ಲಿ ಶ್ರೀ ಕೆ. ಬಿ. ಸಿದ್ದಲಿಂಗಪ್ಪನವರು ಅನುಪಮ ಯೋಗಿ, ಅಲ್ಲೀಪುರತಾತ ಎಂದು ಬರೆದಿದ್ದಾರೆ. ಆಗ ಈ

ಪುಸ್ತಕವನ್ನು ಶ್ರೀ ಸಂಗನಕಲ್ಲು ಬಸವರಾಜ್ ನವರು ತಮ್ಮ ನಂದಿ ಪ್ರಚುರಣಾ ಸಂಸ್ಥೆ ಬಳ್ಳಾರಿಯಿಂದ ಪ್ರಚುರಣೆ ಮಾಡಿದ್ದಾರೆ.

ಪ್ರಪಂಚದದೇಶಗಳಲ್ಲಿ ಭಾರತದೇಶದ ಸಂಸ್ಕೃತಿಗೆ ಒಂದು ಮಹತ್ವವಿರುವುದು ನಮ್ಮೆಲ್ಲರಿಗೂ ಗೊತ್ತಿರುವ ವಿಷಯ. ಇದಕ್ಕೆ ಕಾರಣ ಈ ದೇಶದಲ್ಲಿ ಎಷ್ಟೋ ಮಹಾತ್ಮರು, ಸಾಧು, ಸಂತರು, ಸದ್ಗುರುಗಳು ಮತ್ತು ಅವತಾರ ಪುರುಷರು ಜನಿಸಿ, ಇವರೆಲ್ಲರೂ ತಮ್ಮ ಜೀವನಗಳನ್ನು ಮನುಕುಲದ ಧಾರ್ಮಿಕ ಮತ್ತು ಆಧ್ಯಾತ್ಮಿಕ ವಿಕಾಸಕ್ಕಾಗಿ ಸಮರ್ಪಣೆ ಮಾಡಿರುವುದೇ ಮುಖ್ಯಕಾರಣ. ಶ್ರೀ ಸದ್ಗುರು ಮಹದೇವತಾತನವರು ತಮ್ಮ ಸರಳವಾದ ಜೀವನಶೈಲಿಯಲ್ಲಿ ಉದಾತ್ತವಾದ ಆಧ್ಯಾತ್ಮಿಕ ಮೌಲ್ಯಗಳನ್ನು ಪ್ರಕಟಪಡಿಸುತ್ತಾ, ದೇಶ, ವಿದೇಶಗಳಲ್ಲಿರುವ ಎಷ್ಟೋ ಭಕ್ತರಿಗೆ ಪೂಜ್ಯನೀಯರಾದರು. ಅವರ ಜೀವನವೇ ಎಲ್ಲರಿಗೂ ಸಂದೇಶಾತ್ಮಕವಾಗಿತ್ತು. ಯುವಕರಿಂದ ಹಿಡಿದು ವೃದ್ಧರವರೆಗೆ, ಅನೇಕ ಭಕ್ತರು ತಾತನವರ ಶೈವಮಾರ್ಗದ ಪ್ರಬೋಧನೆ ಮತ್ತು ಪ್ರವಚನೆಗಳನ್ನು ಅನುಸರಿಸಿ ಅವರ ಜೀವನಗಳನ್ನು ಧರ್ಮಮಾರ್ಗಾನುಸಾರವಾಗಿ ರೂಪಿಸಿಕೊಂಡಿದ್ದಾರೆ. ತಾತನವರ ಸಮಾಜ ಸೇವಾತತ್ಪರತೆ ಆಧ್ಯಾತ್ಮಿಕ ಆದರ್ಶಗಳು ಹಾಗೂ ಅವರ ಭಕ್ತಜನ ರಕ್ಷಣೆ, ಪೋಷಣೆ ಕಾರ್ಯಗಳು ಅವರನ್ನು ಅವಿಸ್ಮರಣೀಯ ಸದ್ಗುರುಗಳ ಸಾಲಿನಲ್ಲಿ ನಿಲ್ಲಿಸಿವೆ.

ಸದ್ಗುರು ಶಿವಯೋಗಿ ಮಹದೇವತಾತನವರ ಬಗ್ಗೆ ಈ ಪುಸ್ತಕದಲ್ಲಿ ಪ್ರಸ್ತುತಪಡಿಸಿರುವ ತಾತನವರು ತೋರಿಸಿದ ಸಿದ್ಧಿಗಳು ಮತ್ತು ಆಧ್ಯಾತ್ಮಿಕ ಮೌಲ್ಯಗಳು ಈ ಪುಸ್ತಕವನ್ನು ಓದುವ ಪ್ರತಿಯೊಬ್ಬ

ಓದುಗನಿಗೆ ಅನುಸರಣೀಯ ಹಾಗೂ ಅಭಿಲಷಣೀಯವು ಆಗಬಲ್ಲವೆಂದು ಆಶಿಸುತ್ತಾ, ತಾತನವರ ಆಶೀರ್ವಾದ ಎಲ್ಲರಮೇಲೂ ವರ್ಷಿಸಲೆಂದು ಪ್ರಾರ್ಥಿಸುತ್ತಾ ವಿರಾಮ ತೆಗೆದುಕೊಳ್ಳುತ್ತೇನೆ.

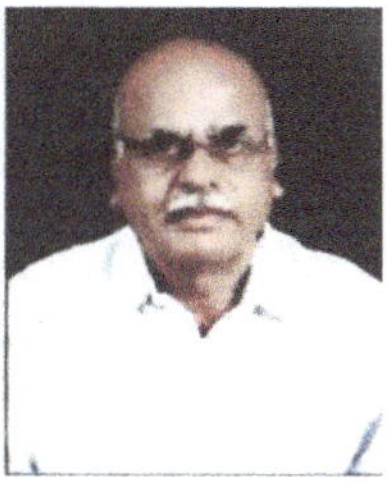

ಸಂಗನಕಲ್ಲು ಬಸವರಾಜ,

ಧರ್ಮಕರ್ತರು, ಅಲ್ಲೀಪುರ ಮಹದೇವತಾತ ಮಠ

ಬಳ್ಳಾರಿ.

ಪ್ರಕಾಶಕರ ನುಡಿ

ಮಹಾದೇವ ತಾತನವರ ಮಹಿಮೆ ಅಪಾರ. ತಾತನವರ ಆಶೀರ್ವಾದ, ಸೇವಾಭಾಗ್ಯ ಎಲ್ಲರಿಗೂ ದೊರೆಯುತ್ತಿರಲಿಲ್ಲ. ಹೀಗಾಗಿ ಅನೇಕ ಜನರು ತಾತನ ಎದುರಿಗೆ ಹೋಗಲು, ನಮಸ್ಕರಿಸಲು ಹೆದರುತ್ತಿದ್ದರು, ದೂರದಿಂದಲೇ ಆ ವಿಲಕ್ಷಣ ಯೋಗಿಯ ದರ್ಶನ ಪಡೆದು ತೃಪ್ತರಾಗುತ್ತಿದ್ದರು. ತಾನೇ ಆರಿಸಿಕೊಂಡ ಭಕ್ತರ ಮೇಲೆ ಅಪಾರ ಪ್ರೀತಿ.

ಬಾಲ್ಯದಿಂದಲೂ ತಾತನನ್ನು ನೋಡುತ್ತಿದ್ದ ನಮಗೆ ತಾತನ ಸೇವೆ ಮಾಡಬೇಕೆಂಬ ಉತ್ಕಟ ಅಪೇಕ್ಷೆ. ಕಳೆದ ಏಳೆಂಟು ವರ್ಷಗಳಿಂದ ತಾತನ ಜಾತ್ರೆಗೆ ಬಂದು ತಾತನ ತೇರಿನ ಮುಂದೆ ನಿಂತು ಕೈ ಮುಗಿದು ನನ್ನಿಂದ ಕೈಲಾದ ಸೇವೆಯನ್ನು ಮಾಡಿಸಿಕೋ ತಂದೆ ಎಂದು ಬೇಡುತ್ತಿದ್ದೆ. ಹೀಗಿರುವಾಗ ಒಂದುದಿನ ಟ್ರಸ್ಟ ಕಮಿಟಿ ಸದಸ್ಯರು ಶ್ರೀಮಠದ ಹೊರ ಪ್ರಾಂಗಣವನ್ನು ವಿಸ್ತರಿಸುವ ಹಿನ್ನೆಲೆಯಲ್ಲಿ ಭೂಮಿಪೂಜೆಗೆ ಬರಲು ಕರೆದರು. ಹೋಗಿ ನೋಡಲು ಕೈ ಗೊಂಡಿದ್ದ ಕಾರ್ಯ ಹೆಚ್ಚು ಉಪಯುಕ್ತವಲ್ಲವೆಂದು ಕಂಡು ಬಂದದ್ದರಿಂದ, ವಿಶಾಲವಾದ ಹೊರ ಪ್ರಾಂಗಣ ನಿರ್ಮಿಸುವ ಇಚ್ಛೆ ವ್ಯಕ್ತಪಡಿಸಿದೆ. ಅದಕ್ಕೆ ಟ್ರಸ್ಟ ಕಮಿಟಿಯವರು ಒಪ್ಪಿದರು.

ಇಲ್ಲಿಂದ ಆರಂಭವಾಯಿತು ತಾತನವರ ಸೇವಾ ಕಾರ್ಯದ ಆದೇಶ. ಸಂಪೂರ್ಣ ಶಿಲಾಮಂಟಪ ಮಾಡಬೇಕೆಂಬ ಇಚ್ಛೆಯಿಂದ ಶ್ರೀ ಸಂಗನಕಲ್ಲು ಹಿಮಂತರಾಜರೊಡಗೂಡಿ ಹಲವಾರು ದೇವಾಲಯಗಳನ್ನು, ವಾಸ್ತುಶಿಲ್ಪ ಶಾಸ್ತ್ರಜ್ಞರನ್ನು ಸಂದರ್ಶಿಸಲಾಯಿತು. ಶಿಲಾಮಂಟಪ ನಾವು ಇಚ್ಛಿಸಿದಂತೆ ವಿಶಾಲವಾಗಿರ ಲಾರದೆಂಬುದು ಮನವರಿಕೆಯಾದಾಗ ಆರ್.ಸಿ.ಸಿ. ಛಾವಣಿಯಾದರು ಶಿಲಾಕಂಬಗಳನ್ನಾದರು ಮಾಡಿಸಲೇಬೇಕೆಂದು ಅವುಗಳ ವಿನ್ಯಾಸ ರಚನೆಗೆ ಮುರುಡೇಶ್ವರದಿಂದ ಶಿಲ್ಪಿಗಳನ್ನು ಕರೆತಂದು ಕಂಬಗಳ ವಿನ್ಯಾಸ ನಿರ್ಮಾಣಕ್ಕೆ ತೊಡಗಿಸಲಾಯಿತು. ಗ್ರ್ಯಾನೈಟ್ ಶಿಲೆ, ಅವುಗಳ ಬಣ್ಣ, ಅವುಗಳ ಪ್ರಮಾಣಗಳೆಲ್ಲ ತಾತನ ನಿರ್ದೇಶನದಂತೆ ಜರುಗಿರುತ್ತದೆ. ಕೇವಲ ಶ್ರೀಮಠದ ಹೊರಪ್ರಾಂಗಣ ಮಾತ್ರವಲ್ಲದೇ ಸಂಪೂರ್ಣ ಮಠವೇ

ನವೀಕರಣಗೊಳ್ಳುವಂತಾಯಿತು. ಈ ಕಾರ್ಯದೊಂದಿಗೆ ತಾತನವರ ಚರಿತ್ರೆಯನ್ನು ಸಾಮಾನ್ಯರ ಅವದಾನಕ್ಕನುಸರಿಸಿ ಹೊರತರಬೇಕೆಂದು ಸಂಕಲ್ಪಿಸಿ, ಶ್ರೀ ಕೆ.ಬಿ. ಸಿದ್ಧಲಿಂಗಪ್ಪನವರಲ್ಲಿ ಕೇಳಲು, ಎರಡು ವರ್ಷಗಳ ಹಿಂದೆಯೇ ತಾತನ ಚರಿತ್ರೆಯ ಕೃತಿ ರಚನೆಯನ್ನು ತಾತನ ಪ್ರೇರಣೆಯಿಂದ ಬರೆದಿಟ್ಟಿರುವುದಾಗಿ ತಿಳಿಸಿ ಹಸ್ತಪ್ರತಿ ನೀಡಿದರು. ನಮ್ಮ ಯೋಚನೆಯಂತೆ ಕೃತಿ ರಚನೆಗೊಂಡಿರುವುದನ್ನು ಕಂಡು ಅಚ್ಚರಿಯಾಯಿತು. ಮುದ್ರಣ ಕಾರ್ಯ ಆರಂಭಿಸಲಾಯಿತು.

ಹೀಗೆ ಅಂದುಕೊಂಡ ಎಲ್ಲ ಕೆಲಸಗಳು ಯಾವ ಅಡಚಣೆಯಿಲ್ಲದೇ ತಾತನ ಅನುಗ್ರಹದಿಂದ ನೆರವೇರಿದ್ದು ನನ್ನ ಹಾಗೂ ನನ್ನ ಕುಟುಂಬ ವರ್ಗದ ಸುಕೃತವೆಂದು ಭಾವಿಸುತ್ತೇನೆ. ಈ ಕಾರ್ಯದಲ್ಲಿ ಟ್ರಸ್ಟ್ ಕಮಿಟಿಯ ಸಹಾಯ ಸಹಕಾರ ಅಪಾರವಾಗಿದೆ. ಈ ಬೃಹತ್ ಕಾರ್ಯದಲ್ಲಿ ಸದಾ ನನ್ನೊಂದಿಗೆ ಹೆಗಲಿಗೆ ಹೆಗಲು ಕೊಟ್ಟು ಸಹಾಯದ ನೆರವಿಗೆ ಬಂದ ಸಹೋದರ ಶ್ರೀ ಸಂಗನಕಲ್ಲು ಹಿಮಂತರಾಜರಿಗೆ ಅಭಿನಂದನೆಗಳು. ವಿವಿಧ ಹಂತಗಳಲ್ಲಿ ಸಂಕಲ್ಪಿಸಿದ ಕಾರ್ಯಕ್ಕೆ ಕೈಗೂಡಿಸಿದ ವಕೀಲರಾದ ಶ್ರೀ ಜಾನೇಕುಂಟೆ ಎಸ್ ಬಸವರಾಜ್, ಜೆ. ಎಸ್. ವಿರುಪಾಕ್ಷಪ್ಪ, ಶ್ರೀ ಜಾನೇಕುಂಟೆ ನೇಪಾಕ್ಷಪ್ಪ, ಹಲಕುಂದಿ ಲಕ್ಷ್ಮೀಪತಿ, ಶ್ರೀ ಎಸ್. ಜಗದೀಶ್, ಶ್ರೀ ಎಸ್. ಯುಧಿಷ್ಠಿರ, ಶ್ರೀ ಜೆ. ಎಸ್. ಮಲ್ಲಿಕಾರ್ಜುನ, ಶ್ರೀಮಠದ ವ್ಯವಸ್ಥಾಪಕರಾದ ಶ್ರೀ ಕುಮಾರಗೌಡ, ಶ್ರೀ ಆರ್. ಹೆಚ್. ಎಂ. ಚನ್ನಬಸಯ್ಯ, ಶ್ರೀ ಬಿ. ರಾಮನಗೌಡ, ಟ್ರಸ್ಟ್ ಕಮಿಟಿ ಎಲ್ಲ ಸದಸ್ಯರು, ಶ್ರೀಮಠದ ಶಾಸ್ತ್ರಿಗಳು, ಎಲ್ಲ ಹಳೆಯ ಮತ್ತು ಈಗಿನ ವಿದ್ಯಾರ್ಥಿಗಳು 'ಅನುಪಮಯೋಗಿ

ಅಲ್ಲಿಪುರ ತಾತ' ಕೃತಿ ಬೆರಳಚ್ಚು ಮಾಡಿದ ಶ್ರೀ ಬಸವರಾಜ, ಕೃತಿ ರಚನೆ ಮಾಡಿ ಮುದ್ರಣಕ್ಕೆ ನೀಡಿದ ಶ್ರೀ ಕೆ.ಬಿ. ಸಿದ್ಧಲಿಂಗಪ್ಪನವರಿಗೆ ಧನ್ಯವಾದಗಳು.

ಸಕಾಲದಲ್ಲಿ ಅಂದವಾಗಿ ಕೃತಿ ಮುದ್ರಣ ಮಾಡಿದ ತ್ವರಿತ ಮುದ್ರಣಾಲಯದ ಮಾಲೀಕರಾದ ಶ್ರೀ ಕೆ. ಅಶೋಕರವರಿಗೂ ಹಾಗೂ ಸಿಬ್ಬಂದಿ ವರ್ಗದವರಿಗೆ ವಂದನೆಗಳು ಹಾಗೂ ಶ್ರೀಮಠದ ನೂತನ ಹೊರ ಪ್ರಾಂಗಣ, ತಾತನವರ ಚರಿತ್ರೆಯ ಈ ಕೃತಿಗಳು ಜಮಖಂಡಿ ಓಲೆಮಠದ ಪೂಜ್ಯರಾದ ಡಾ. ಅಭಿನವ ಕುಮಾರ ಚನ್ನಬಸವ ಮಹಾಸ್ವಾಮಿಗಳ ದಿವ್ಯ ಸಾನಿಧ್ಯದಲ್ಲಿ ಸರ್ವೋಚ್ಚ ನ್ಯಾಯಾಲಯದ ವಿಶ್ರಾಂತ ನ್ಯಾಯಮೂರ್ತಿಗಳಾದ ಶ್ರೀ ಶಿವರಾಜ ವಿ. ಪಾಟೀಲರಿಂದ ಲೋಕಾರ್ಪಣೆಗೊಳ್ಳುತ್ತಿರುವುದು ಹೆಚ್ಚಿನ ಸಂತಸ ತಂದಿದೆ. ಪ್ರತ್ಯಕ್ಷ ಹಾಗೂ ಪರೋಕ್ಷವಾಗಿ ಸಹಾಯ, ಸಹಕಾರ ನೀಡಿದ ಭಕ್ತಿಸೇವೆ ವಹಿಸಿಕೊಂಡ ಎಲ್ಲ ಶರಣ ಬಂಧುಗಳಿಗೆ ತಾತನವರ ಕೃಪಾಶೀರ್ವಾದ ದೊರೆಯಲೆಂದು ಆಶಿಸುವೆ.

ಸಂಗನಕಲ್ಲು ಬಸವರಾಜ

ನಾಲ್ಕನೇ ಮುದ್ರಣಕ್ಕೊಂದು ಮುನ್ನುಡಿ

"ಅನುಪಮಯೋಗಿ ಅಲ್ಲೀಪುರ ತಾತ" ಕೃತಿ ಈಗ ನಾಲ್ಕನೇ ಮುದ್ರಣ ಕಾಣುತ್ತಿರುವುದು ಸಂತಸವನ್ನು ತಂದಿದೆ. 2011 ರಲ್ಲಿ ಮುದ್ರಣವಾದ ಕೃತಿಯು 2015 ರಲ್ಲಿ ಮರುಮುದ್ರಣ ಕಂಡಿತು. ಎರಡನೇ ಮುದ್ರಣದಲ್ಲಿ ಇತ್ತೀಚಿಗೆ ತಿಳಿದ ತಾತನವರ ಮಹಿಮಾನ್ವಿತ ಸಂಗತಿಗಳನ್ನು ಸೇರ್ಪಡೆ ಮಾಡಬೇಕೆಂಬ ಇಚ್ಛೆ ನಮ್ಮದಾಗಿತ್ತು. ಆದರೆ ಕಾರಣಾಂತರಗಳಿಂದ ಸೇರ್ಪಡೆ ಮಾಡಲಾಗಿರಲಿಲ್ಲ. ಪರಿಷ್ಕೃತ ಮೂರನೇ ಮುದ್ರಣ 2017 ರಲ್ಲಿ "ಜಗವರಿಯದ ಜಂಗಮ" ಎಂಬ ಆಧ್ಯಾಯವೊಂದನ್ನು ಸೇರ್ಪಡೆ ಮಾಡಲಾಗಿದೆ. ಈಗ ನಾಲ್ಕನೇ ಮುದ್ರಣದಲ್ಲಿ "ಶಿವಭಕ್ತಿ ವಿಕಾಸ" ಎಂಬ ಹೊಸ ಅಧ್ಯಾಯವನ್ನು ಸೇರ್ಪಡೆಮಾಡಲಾಗಿದೆ. ಈ ಪರಿಷ್ಕೃತ ಕೃತಿಯ ಜೊತೆಗೆ, ತೆಲುಗು ಮತ್ತು ಇಂಗ್ಲೀಷು ಭಾಷೆಗಳಲ್ಲಿ ಈ ಗ್ರಂಥವು ಡಾ. ಬಿ. ಓಂಕಾರ ಸತ್ಯನಾರಾಯಣರೆಡ್ಡಿ, ನಿವೃತ್ತ ಪ್ರಾಧ್ಯಾಪಕರು, ವೀರಶೈವ ಕಾಲೇಜು, ಬಳ್ಳಾರಿ ಅವರಿಂದ ಅನುವಾದಗೊಂಡು ಅಂತರಾಷ್ಟ್ರೀಯ ಭಕ್ತರಿಗೆ ಮುದ್ರಣರೂಪ ಹಾಗೂ ಡಿಜಿಟಲ್ ರೂಪದ ಇ - ಪುಸ್ತಕ ಮೂರೂ ಭಾಷೆಗಳಲ್ಲಿ ಅಂತರ್ಜಾಲದ ಮಾರುಕಟ್ಟೆಗಳಲ್ಲಿ ಪ್ರಪಂಚದಾದ್ಯಂತ ಲಭ್ಯವಾಗುತ್ತಿರುವುದು ಬಹಳ ಸಂತೋಷಕರವಾದ ವಿಷಯ. ಇದರಲ್ಲಿ

ತಾತನವರ ಮಹಿಮೆಯನ್ನು ಅಂದು ಅರಿಯದೇ ಇಂದು ಸ್ಮರಿಸಿಕೊಳ್ಳುತ್ತಿರುವ ಭಕ್ತರ ಮನದಾಳದ ಮಾತುಗಳನ್ನು ದಾಖಲಿಸಲಾಗಿದೆ. ಅನುಭವಗಳನ್ನು ಹಂಚಿಕೊಂಡ ಭಕ್ತರಿಗೂ, ದಾಖಲಿಸಿಕೊಂಡು ಮತ್ತೊಂದು ಆಧ್ಯಾಯವನ್ನು ಸೇರ್ಪಡೆ ಮಾಡಿದ ಲೇಖಕ ಶ್ರೀ ಕೆ.ಬಿ. ಸಿದ್ಧಲಿಂಗಪ್ಪ ನವರಿಗೂ, ಅರವತ್ತೂಮ್ರು ಜನ ಪುರಾತನರ ಮಂಟಪ ಲೋಕಾರ್ಪಣಾ ಸಮಾರಂಭದಲ್ಲಿ ಲೋಕಾರ್ಪಣೆಮಾಡಿದ ಪೂಜ್ಯರಿಗೂ ಭಕ್ತಿಪೂರ್ವಕ ಪ್ರಣಾಮಗಳು. ಮೂರೂ ಭಾಷೆಯ ಪುಸ್ತಕಗಳ ಮುದ್ರಣ ಹಾಗೂ ಅಂತರ್ಜಾಲದಲ್ಲಿ ಪ್ರಪಂಚದಾದ್ಯಂತ ಲಭ್ಯವಾಗಲು ಕಾರಣೀಭೂತರಾದ ಡಾ. ಬಿ. ಓಂಕಾರ ಸತ್ಯನಾರಾಯಣರೆಡ್ಡಿ ಮತ್ತು ಆರೆಂಜು ಪುಸ್ತಕ ಪ್ರಚುರಣ ಸಂಸ್ಥೆ, ಬಿಲಾಸಪುರ, ಛತೀಸಘಡ ಅವರಿಗೂ ಭಕ್ತಿಪೂರ್ವಕ ಪ್ರಣಾಮಗಳು.

ತಮ್ಮವ,

ಸಂಗನಕಲ್ಲು ಬಸವರಾಜ

ಪುರಪ್ರವೇಶ

ಎಚ್ಚರವಿರಬೇಕು ನಡೆನುಡಿಯಲ್ಲಿ
ಮಚ್ಚರವಿರಬೇಕು ಭವ ಸಂಸಾರದಲ್ಲಿ
ಹುಚ್ಚನಾಗಿರಬೇಕು ಜನರ ಕಣ್ಣಿನಲ್ಲಿ
ಮನ ಅಚ್ಚೊತ್ತಿದಂತಿರಬೇಕು ಲಿಂಗದಲ್ಲಿ
ಇಂತೀ ಗುಣವುಳ್ಳಾತನೇ ಅಚ್ಚ ಶರಣನು
ನೋಡಾ ಅಖಂಡೇಶ್ವರ.

-ಷಣ್ಮುಖ ಶಿವಯೋಗಿ

ತೆಳುವಾದ ದೇಹ, ಬಲವಾದ ಶಕ್ತಿ, ಗಿರಿಯನ್ನೇ ಶಿರದ ಮೇಲೆ ಹೊತ್ತು ನಿಂತಂತೆ ಕಾಣುವ ಜಟೆಯ ಮಕುಟ. ಮಾಗಿದ ವಯಸ್ಸು, ಬಾಗಿರದ ಶರೀರ. ಇದು ಅಲ್ಲೀಪುರದ ಮಹಾದೇವ ತಾತನವರ ಹೊರನೋಟದ ರೂಪ. ಅಲ್ಲಮಪ್ರಭುಗಳು ದೇಶ ಸಂಚರಿಸುತ್ತ ಬಂದು ಗುಹೆಯಲ್ಲಿ ಶಿವಯೋಗಸಿದ್ಧ ಅನಿಮಿಷಯೋಗಿಯನ್ನು ಕಂಡಂತೆ, ಮಹಾದೇವ ತಾತನವರು ಲೋಕ ಸಂಚಾರ ಮಾಡುತ್ತ ಆಂಧ್ರನಾಡಿನ ಆದವಾನಿಯ ನಗರೂರು ಗ್ರಾಮಕ್ಕೆ ಬಂದು ನಂತರ ಆದವಾನಿಗೆ

ಬಂದು ಸಾಮಾನ್ಯ ಗೃಹಸ್ಥ ಗಂಗಲಾಪುರದ ಹನುಮಂತಪ್ಪನನ್ನು ಕಾಣುತ್ತಾರೆ. ಅನಿಷಯೋಗಿಯ ಕರದಲಿಂಗವು ಅಲ್ಲಮನಿಗೆ ದೊರೆತು, ಗುಹೇಶ್ವರಲಿಂಗವಾಗಿ ನೆಲೆನಿಂತಂತೆ, ಹನುಮಂತಪ್ಪನ ಮುಗ್ಧಭಕ್ತಿಯ ಸೆಳೆತ ಮಹಾದೇವ ತಾತನವರನ್ನು ಅಲ್ಲೀಪುರಕ್ಕೆ ಎಳೆತಂದು ಅಲ್ಲಿಪುರದ ತಾತನೆಂದೆನಿಸಿಕೊಂಡು ನೆಲೆನಿಲ್ಲುವಂತೆ ಮಾಡಿತು.

ಭಾರತ ಸ್ವಾತಂತ್ರ್ಯ ಹೋರಾಟದ ಇತಿಹಾಸದಲ್ಲಿ ಇಲ್ಲಿಯವರೆಗೆ ಅಲ್ಲಿಪುರವು ದೇಶಭಕ್ತ ಸ್ವಾತಂತ್ರ್ಯ ಪ್ರೇಮಿ ಹೋರಾಟಗಾರರನ್ನು ಬ್ರಿಟಿಷರು ಬಂಧಿಸಿಡುವ ಸೆರೆಮನೆಗೆ ಹೆಸರಾಗಿದ್ದಿತು. ಇಂದು, ಭವದ ಮುಕ್ತಿಗಾಗಿ ಪರಿತಪಿಸುವ ದೈವಭಕ್ತ, ಜೀವನ್ಮುಕ್ತಿ ಆಕಾಂಕ್ಷಿ ಸಾಧಕರಿಗೆ ಬಿಡುಗಡೆಗೊಳಿಸುವ ಗುರುಮನೆಗೆ ಹೆಸರಾಗಿ, ಜ್ಞಾನರಂಭಾಪುರಿ ಶಿವಕ್ಷೇತ್ರವೆಂದು ಕರೆಯಿಸಿಕೊಂಡು ಪುಣ್ಯಕ್ಷೇತ್ರವಾಗಿ ಪರಿಣಮಿಸಿದೆ.

ಅಲ್ಲೀಪುರದ ಮಹಾದೇವತಾತನವರನ್ನು ನಿಖರವಾಗಿ ಅರಿಯುವುದು ಅಸದಳವಾಗಿದೆ. ತಾತನವರೊಡನಾಡಿದ ಭಕ್ತರ ಬಾಯಿಂದ ಕೇಳುವುದಾದರೆ, ಎಪ್ಪತ್ತರ ಅಂದಾಜಿನ ವಯೋವೃದ್ಧನು ಎಂಬತ್ತರ ಅಂದಾಜಿನ ತಾತನವರನ್ನು ಕುರಿತು "ತಾತನವರನ್ನು ನಾನು ಹುಡುಗನಾಗಿದ್ದಾಗಿನಿಂದಲೂ ನೋಡಿದ್ದೇನೆ, ಆಗ ಹೇಗಿದ್ದರೋ ಈಗಲೂ ಹಾಗೆಯೇ ಇದ್ದಾರೆ" ಎಂದು ಅಂದರೆ, ತಾತನನ್ನು ನೋಡುತ್ತಿರುವ ವ್ಯಕ್ತಿಗೆ ಈಗ ಎಪ್ಪತ್ತು ವರ್ಷ. ತನ್ನ ಹತ್ತನೇ ವಯಸ್ಸಿನಲ್ಲಿ ನೋಡಿದಾಗ ತಾತನ ಈಗಿನ ಎಂಬತ್ತು ವರ್ಷವೆಂದರೆ, ಈ ವ್ಯಕ್ತಿಯ ಅರವತ್ತು ವರ್ಷಗಳನ್ನೂ ಸೇರಿಸಿದರೆ ತಾತನಿಗೆ ನೂರಾನಲವತ್ತು ವರ್ಷಗಳಾಯಿತು. ಬಳ್ಳಾರಿಯ ಸರ್ವದರ್ಶನತೀರ್ಥ ವೈ. ನಾಗೇಶಶಾಸ್ತ್ರಿಗಳೊಮ್ಮೆ "ನಲವತ್ತು ವರ್ಷಗಳಿಂದ ನಿಮ್ಮ

ತಾತನನ್ನು ನೋಡ್ತಿದ್ದೀನಿ, ಹಾಗೇ ಇದಾನ ನೋಡಪ, ನಾವು ಮುಪ್ಪಾದ್ವಿ, ನಿಮ್ಮ ತಾತ ಮಾತ್ರ ಇದ್ದಂಗೆ ಇದಾನೆ" ಎಂದು ತಾತನ ಭಕ್ತರೊಬ್ಬರ ಮುಂದೆ ಎಂದಿದ್ದರಂತೆ.

ಹೀಗೆ ತಾತನಿಗೆ ಎರಡುನೂರಾ ಐವತ್ತು ವರ್ಷಗಳೆಂದು, ಐದುನೂರು ವರ್ಷಗಳೆಂದು, ಎಂಟುನೂರಾ ಐವತ್ತು ವರ್ಷಗಳೆಂದು ಹೇಳುವ ಐತಿಹ್ಯಗಳುಂಟು. ತಾತನವರು ಮಾತ್ರ ಎಲ್ಲಿಯೂ ತಮ್ಮ ಪೂರ್ವೇತಿಹಾಸದ ಸುಳಿವನ್ನು ಬಿಟ್ಟಿಲ್ಲ. ಆದರೆ ಆಕಸ್ಮಿಕವಾಗಿ "ನಾನೇ ರೇವಣಸಿದ್ಧ, ನಾನೇ ಕೊಟ್ರಯ್ಯ, ಈ ಜಂಬೂದ್ವೀಪದ ಜೇಷ್ಠ ಪುತ್ರ ನಾನೇ, ನಾನೇ ರಾಷ್ಟ್ರಾಧ್ಯಕ್ಷ"ನೆಂದು ಆವೇಶಭರಿತಾಗಿ ಒಮ್ಮೊಮ್ಮೆ ಉದ್ಘೋಷಿಸುತ್ತಿದ್ದರೆಂದು ತಾತನ ಭಕ್ತರು ಆಗಾಗ ನೆನಪಿಸಿಕೊಳ್ಳುತ್ತಾರೆ.

ತಾತನು ಗ್ರಾಮ್ಯಭಾಷೆಯಲ್ಲಿ ಭಕ್ತರೊಡನೆ ವ್ಯವಹರಿಸುತ್ತ ತಾನೋರ್ವ ಅನಾಗರಿಕನಂತೆ ವರ್ತಿಸಿದ್ದಾನೆ. ಪ್ರಾಪಂಚಿಕ ವ್ಯವಹಾರದಲ್ಲಿ ಸಹಿಯನ್ನು ಮಾಡದೆ ತನ್ನ ಎಡಗೈ ಹೆಬ್ಬೆಟ್ಟನ್ನೊತ್ತುವ ಮೂಲಕ ಅನಕ್ಷರಸ್ತನಂತೆ ಕಾಣಿಸಿಕೊಳ್ಳುತ್ತಾನೆ. 'ಟೈಮ್'ನ್ನು 'ಟೇಮ್' ಎಂದು, 'ವಕೀಲ'ನನ್ನು 'ವಕೀಲಿ' ಎಂದು ಸಂಬೋಧಿಸುತ್ತಾ ಮರುಳನಂತೆ ವರ್ತಿಸಿ, ತಾನೋರ್ವ ಅರಳಿ, ಮರಳಿ ಭುವಿಗೆ ಬಂದ ಮಹಾಂತನೆಂಬುದನ್ನು ಜನರ ಮನದಿಂದ ಮರೆಯುವಂತೆ ಮಾಡುತ್ತಾನೆ.

ತಾತನು ಆಂಧ್ರಪ್ರದೇಶದ ಆದವಾನಿಯ ಗವಿಮಠದಲ್ಲಿ ಒಮ್ಮೆ ವಾಸ್ತವ್ಯ ಮಾಡಿದ್ದಾಗ ಮಠದ ಮುಂದಿನ ಬನ್ನಿಯ ಮರಕ್ಕೆ ನೀರನ್ನು ಹಾಕುವಂತೆ ಅಲ್ಲಿಯೇ ಕಟ್ಟಡದ ಕೆಲಸ ಮಾಡುತ್ತಿದ್ದ ಆಳುಗಳಿಗೆ ಹೇಳುತ್ತಾನೆ. ಆಳುಗಳು ತಾತ್ಸಾರದಿಂದ ಮರಕ್ಕೆ ನೀರನ್ನು ಹಾಕುವುದಿಲ್ಲ. ತಾತನು ಕೋಪಗೊಂಡು 'ಅಜ್ಞಾನ ಸುಡಲಿ' ಎಂದು ಶಪಿಸುತ್ತಾನೆ. ಕಟ್ಟಡದ ಕೆಲಸಕ್ಕೆ ಬೇಕಾದ ಸಾಗವಾನಿ ಕಟ್ಟಿಗೆಗಳನ್ನು ಇಟ್ಟಿದ್ದ ಗುಡಿಸಲಿಗೆ ಬೆಂಕಿಹತ್ತಿ ಉರಿಯುತ್ತದೆ. ತಾತನು ಮಠದ ಆವರಣದಲ್ಲಿ ತನ್ನ ಊರುಗೋಲನ್ನು ಮೇಲೆತ್ತಿ ಕುಣಿಯುತ್ತಾನೆ. ಕಟ್ಟಡದ ಗುತ್ತಿಗೆದಾರ ಗಂಗಲಾಪುರದ ಹನುಮಂತಪ್ಪ ಹೌಹಾರುತ್ತಾನೆ. ಈ ಅವಘಡಕ್ಕೆ ಕಾರಣ ತಿಳಿದುಬರುತ್ತದೆ. ಹನುಮಂತಪ್ಪನು ತಾತನಲ್ಲಿಗೆ ಹೋಗಿ ಕ್ಷಮಾಯಾಚನೆ ಮಾಡುತ್ತಾನೆ. ಆಗ ತಾತನು "ಅಜ್ಞಾನ ಸುಟ್ಟಿದೆ ಹೋಗು" ಎನ್ನುತ್ತಾನೆ. ತಾತನ ಮಾತು ಹನುಮಂತಪ್ಪನಿಗೆ ಅರ್ಥವಾಗುವುದಿಲ್ಲ.

ನಷ್ಟವನ್ನು ಊಹಿಸಿಕೊಂಡು ದುಃಖದಿಂದ ಹನುಮಂತಪ್ಪನು ಸುಟ್ಟ ಗುಡಿಸಲು ಬೂದಿ ಬಯಲು ಮಾಡಲು ಆಳುಗಳಿಗೆ ಹೇಳುತ್ತಾನೆ. ಆಶ್ಚರ್ಯವೆಂದರೆ, ಬೂದಿಯ ಕೆಳಗೆ ಸಾಗವಾನಿ ಕಟ್ಟಿಗೆಯ ಮುಟ್ಟುಗಳಿಗೆ ಬೆಂಕಿಯು ಕಿಂಚಿತ್ತೂ ತಗುಲಿರದೇ ಹಾಗೆಯೇ ಇರುವುದು ಕಂಡು ಬರುತ್ತದೆ. ಚಪ್ಪರದ ಹುಲ್ಲು ಮಾತ್ರ ಸುಟ್ಟಿದ್ದನ್ನು ಕಂಡ ಹನುಮಂತಪ್ಪನಲ್ಲಿ ತಾತನ ಮಹಿಮೆಯ ಅರಿವುಂಟಾಗುತ್ತದ್ದೆ. ತಾತನಲ್ಲಿ ಭಕ್ತಿ, ಶ್ರದ್ಧೆಗಳು ಬಲಗೊಳ್ಳುತ್ತವೆ. ತನ್ಮೂಲಕವಾಗಿ ತಾತನು ಅಲ್ಲೀಪುರಕ್ಕೆ ಬರುವಂತಾಗುತ್ತದೆ.

ಅಲ್ಲೀಪುರಕ್ಕೆ ಬಂದ ತಾತನು ತನ್ನ ಯೋಗ ಪ್ರಭಾವದಿಂದ ಬಳ್ಳಾರಿಯ ಭಕ್ತರಿಗೆ ಹತ್ತಿರವಾಗುತ್ತಾನೆ. ಅಲ್ಲೀಪುರದ ಹತ್ತಿರ ಮಠವನ್ನು ನಿರ್ಮಿಸಿಕೊಂಡು ಭಕ್ತಜನ ಬಂಧುವಾಗಿ, ಅಲೌಕಿಕ ಲೀಲೆಗಳಿಂದ ಅಲ್ಲೀಪುರ ತಾತನೆಂದು ಕರೆಯಿಸಿಕೊಳ್ಳುತ್ತಾನೆ. ಅನೇಕ ಭಕ್ತರ ಆತ್ಮೀಯ ಒಡನಾಟದಲ್ಲಿ ತಾತನು ವಿಹರಿಸುತ್ತಿದ್ದರೂ ಯಾರಿಂದಲೂ ತಾತನನ್ನು ಅರ್ಥ ಮಾಡಿಕೊಳ್ಳಲು ಆಗಲಿಲ್ಲ. ಅರ್ಥ ಮಾಡಿಕೊಳ್ಳಲೆಂದು ಹತ್ತಿರ ಬಂದವರನ್ನೆಲ್ಲ ತಾತನು ಸೂಕ್ಷ್ಮವಾಗಿ ಅರಿತು ಅವರನ್ನು ದೂರಾಗುವಂತೆ ಮಾಡಿ, ಯಾರಿಗೂ ತನ್ನ ನೆಲೆ, ಬೆಲೆಯನ್ನು ತೋರಗೊಡಲಿಲ್ಲ. ಎಲ್ಲರೂ ಹೇಳುವುದು ಒಂದೇ ಮಾತು "ಆತನೊಬ್ಬ ಮಹಾಯೋಗಿ, ಕಾರಣೀಕ ಪುರುಷ, ತಾನಾರೆಂಬುದನ್ನು ಯಾರಿಗೂ ತೋರಗೊಡಲಿಲ್ಲ. ಆದರೆ ನಾವು ಆತನನ್ನು ಕಣ್ತುಂಬ ನೋಡಿದ್ದು, ಆತನ ಒಡನಾಟದಲ್ಲಿದ್ದು, ಸೇವೆ ಮಾಡಿದೆವೆಂಬುದೇ ಮಹಾಭಾಗ್ಯ" ಎಂದು. ಇದು ಅಕ್ಷರಸಹ ಸತ್ಯವಾಗಿದೆ.

ತಾತನ ಮರ್ಮವನ್ನು ಅರಿಯಲೆಂದು ಹಲವಾರು ಜನರು ಪ್ರಯತ್ನಪಟ್ಟಿದ್ದಾರೆ. ಬಳ್ಳಾರಿಯ ಸೌದ್ರಿ ಷಣ್ಮುಖಪ್ಪನವರು ತಾತನ ಪುರಾಣವನ್ನು ಬರೆಸಲು ಯೋಚಿಸಿದಾಗ ತಾತನು "ನನ್ನ ಪುರಾಣ ಬರಿಸ್ತೀ ಏನಲೇ? ನೋಡಪಾ! ಇವನು ನನ್ನ ಪುರಾಣ ಬರಸತಾನಂತೆ, ನನ್ನ ಪುರಾಣ!" ಎನ್ನುವ ಮೂಲಕ ತನ್ನ ಜೀವನ ವೃತ್ತಾಂತ ರಚನೆಯ ಅಸಾಧ್ಯತೆಯನ್ನು ವ್ಯಕ್ತಪಡಿಸುತ್ತಾನೆ. ಬ್ರಹ್ಮಜ್ಞಾನ ಸಭೆಯ ಹಿರಿಯ ಸಾಧಕರು, ಉತ್ತಮವಾಗ್ಮಿ, ಕನ್ನಡ ಪಂಡಿತರಾಗಿದ್ದ ಶ್ರೀ ಕೆ. ಬಿ. ಹನುಮಂತರಾಯರು ತಾತನ ಜೀವನ ಚರಿತ್ರೆಯನ್ನು ಬರೆಯಬೇಕೆಂದು ಸಂಕಲ್ಪಿಸಿಕೊಂಡು, ಸಂದರ್ಭಾನುಸಾರ

ಒಂದೊಂದೆ ವಿಷಯಗಳನ್ನು ತಿಳಿಯಲು ಪ್ರಯತ್ನಿಸುತ್ತಾರೆ. ಒಮ್ಮೆ "ತಾತ ನಿಮ್ಮ ವಯಸ್ಸು ಎಷ್ಟಿರಬಹುದು?" ಎಂದು ಕೇಳಿದಾಗ ತಾತನು, "ನನಗೆ ನೂರ ಇಪ್ಪತ್ತೈದು ವರ್ಷ ಐತಿ ನೋಡಪ, ನಾನು ಮೈಸೂರು ಮೊದಲ ಮಹಾರಾಜನನ್ನು ಎತ್ತಿ ಆಡಿಸೀನಿ, ಕೃಷ್ಣರಾಜ ಸಾಗರ ಆಣೆಕಟ್ಟನ್ನು ಕಟ್ಟುವಾಗ ನಾನು ಅಲ್ಲಿ ಕೆಲಸ ಮಾಡಿನಿ ನೋಡಪ" ಎಂದರಂತೆ.

ಮತ್ತೊಮ್ಮೆ ವಿದೇಶ ಪ್ರವಾಸವನ್ನು ತಾತನು ಮಾಡಿದ ಬಗೆಗೆ ತಿಳಿಯಲೆಂದು "ತಾತ ರಷ್ಯಾ, ರಷ್ಯಾ ಅಂತಾರಲ್ಲ ಅದು ಎಂಗೈತೆ ತಾತ' ಎಂದು ಕೇಳಿದರಂತೆ, ಆಗ ತಾತನು ಬೆರಗುಗಣ್ಣುಗಳಿಂದ ನೋಡಿ "ಅವೆಲ್ಲ ಈಗ್ಯಾಕಪ, ಅದ್ಯೆಲ್ಲ ಈಗ್ಯಾಕಪ ಬಿಡು" ಎಂದು ಸುಮ್ಮನಾದರಂತೆ. ಹೀಗಿರುವಾಗ ಹನುಮಂತರಾಯರಿಗೆ ಬಳ್ಳಾರಿಯಿಂದ ಕೊಟ್ಟೂರಿಗೆ ವರ್ಗವಾಗುತ್ತದೆ. ಆಗ ತಾತನನ್ನು ರಾಯರು "ತಾತ ನಾನ್ಯಾವಾಗ ಬರ್ತಿನಪ" ಎಂದು ಸೂಕ್ಷ್ಮವಾಗಿ ತಮ್ಮ ವರ್ಗಾವಣೆ ಕುರಿತು ಕೇಳಿದಾಗ "ನೀನು ಬರದಿಲ್ಲ ಹೋಗು, ಹೋಗಬೇಕಪ, ನೀನು ಈಗೆಲ್ಲ ಮಾಡಿದರೆ ಇನ್ನೂ ದೂರಕ್ಕೆ ಬಹಳ ದೂರ ಆಕತಾರ ನೋಡು" ಎಂದು ಅವರನ್ನು ಪರೋಕ್ಷವಾಗಿ ಹದಿಮೂರು ವರ್ಷಗಳ ಕಾಲ ತನ್ನಿಂದ ದೂರ ಉಳಿಯುವಂತೆ ತಾತನು ಮಾಡುತ್ತಾನೆ. ಈ ವಿಚಾರವನ್ನು ಸ್ವತಃ ಹನುಮಂತರಾಯರೇ ಹೇಳುತ್ತಿದ್ದರು.

ಜಾತಿ, ಮತ, ಕುಲಸೀಮೆಯನ್ನು ಮೀರಿದ, ಸರ್ವವನ್ನು ಸಮಭಾವದಿಂದ ಕಾಣುತ್ತಾ, ಸನ್ಮಾರ್ಗದರ್ಶಿಯಾಗಿದ್ದ ಮಹಾಂತ ಮಹಾದೇವ ತಾತನು, ಅವರವರ ದರುಶನಕೆ, ಅವರವರ ವೇಶದಲಿ,

ಅವರವರಿಗೆಲ್ಲ ಗುರು ನೀನೊಬ್ಬನೆ! "ಅವರವರ ಭಾವಕ್ಕೆ ಅವರವರ ಪೂಜೆಗಂ, ಅವರವರಿಗೆಲ್ಲ ದೇವ ನೀನೊಬ್ಬನೇ" ಎಂಬ ಮುಪ್ಪಿನ ಷಡಕ್ಷರಿಗಳ ವಾಣಿಯಂತೆ ಮುಗ್ಧರಿಗೆ ಮುಗ್ಧನಾಗಿ, ಮೂಢನಿಗೆ ಮೂಢನಾಗಿ, ವಕೀಲರಿಗೆ ವಕೀಲನಾಗಿ, ಪಂಡಿತರಿಗೆ ಪಂಡಿತನಾಗಿ, ಅನುಭಾವಿಗಳಿಗೆ ಅನುಭಾವಿಯಾಗಿ ಕಂಡಿದ್ದಾನೆ. ಗುಪ್ತಗಾಮಿನಿಯಾಗಿ ಧರೆಯಲ್ಲಿ ಮೆರೆದಿದ್ದಾನೆ.

ಇಂತಪ್ಪ ಮಹಾಮಹಿಮ, ಸಂಕಲ್ಪಸಿದ್ಧನಾದ ಮಹಾದೇವ ತಾತನವರ ಜೀವನ ಚರಿತ್ರೆಯು ಮುದ್ರಣ ರೂಪದಲ್ಲಿ ಅತ್ಯಂತ ಚಿಕ್ಕ ಹಾಗೂ ಸಂಕ್ಷಿಪ್ತವಾಗಿ ಬಳ್ಳಾರಿಯ ಹೆಸರಾಂತ ವಕೀಲರಾಗಿದ್ದ ಶ್ರೀ ಕೋ. ಚನ್ನಬಸಪ್ಪನವರು ಬರೆದ "ಬಲ್ಲವರೊಡನೆ" ಎಂಬ ಕೃತಿ ಮೊದಲನೆಯದಾಗಿದೆ. ತಾತನ ಸಮಗ್ರ ಚರಿತ್ರೆಯನ್ನು ಬರೆಸಲೆಂದು ಶ್ರೀಮಠದವರು ಸಂಕಲ್ಪಿಸುತ್ತಾರೆ. ಕಾಶಿ ವಿದ್ಯಾಪೀಠದಲ್ಲಿ ಸಂಸ್ಕೃತ ಅಧ್ಯಯನ ಮಾಡಿದ ಘನ ಪಂಡಿತ, ಅಂಧಶ್ರದ್ಧೆಯ ಕಡುವಿರೋಧಿ, ಸತ್ಯ, ಶುದ್ಧ, ಸರಳ ನಿರಾಡಂಬರ ಜೀವಿಗಳಾಗಿದ್ದ ರೌಡಗುಂದದ ಶ್ರೀ ಪ್ರಭಾನಂದ ಪಂಡಿತರಿಂದ ಪುರಾಣವನ್ನು ಬರೆಸಿರುತ್ತಾರೆ.

ಶ್ರೀ ಪ್ರಭಾನಂದ ಪಂಡಿತರು ತಾತನ ಪುರಾಣ ರಚನೆಗೆ ಪೂರ್ವದಲ್ಲಿ, ತಾತನ ಜೀವಿತದ ಮಾಹಿತಿಯನ್ನು ಸಂಗ್ರಹಿಸಿ, ಅವುಗಳನ್ನಾಧರಿಸಿ ತಾತನ ಒಡನಾಡಿಗಳಾಗಿದ್ದವರನ್ನು ಕಂಡು, ಅವರಿಂದ ಅಭಿಪ್ರಾಯ, ಮಾಹಿತಿ, ಅನಿಸಿಕೆ, ವಿಚಾರಗಳನ್ನು ಸಂಗ್ರಹಿಸಿ, ತಾತನು ನಡೆದಾಡಿದ ಸ್ಥಳಗಳಲ್ಲಿ ಸಂಚರಿಸಿ ಅಲ್ಲಿಯ ಜನಗಳನ್ನು ಕಂಡು ಅವರಿಂದ ಬರುವ ಮಾಹಿತಿಗಳನ್ನು ಸಂಕಲಿಸಿಕೊಂಡು ಅವುಗಳಲ್ಲಿ ಇರಬಹುದಾದ ಸತ್ಯತೆ ಹಾಗೂ ಸಾಮ್ಯತೆಗಳನ್ನು ಕ್ರೂಢೀಕರಿಸಿ,

ಸಂಶೋಧನಾತ್ಮಕವಾದ ರೀತಿಯಲ್ಲಿ ಶೋಧಿಸಿ, ವಿಷಯ ಸಂಗ್ರಹಿಸಿಕೊಂಡು ತಾತನ ಜೀವನ ಚರಿತ್ರೆಯಲ್ಲಿ ಭಾಮಿನಿ ಷಟ್ಪದಿಯಲ್ಲಿ ಸುಂದರವಾಗಿ ಪುರಾಣ ರೂಪದಲ್ಲಿ ರಚಿಸಿದ್ದಾರೆ. ಇದರ ಜೊತೆಗೆ ಗದ್ಯರೂಪದಲ್ಲಿ ಮೂರು ಸಂಪುಟಗಳಲ್ಲಿ ತಾತನ ಜೀವನ ಚರಿತ್ರೆ ಬರೆದಿರುತ್ತಾರೆ.

ಶ್ರೀ ಪ್ರಭಾನಂದ ಪಂಡಿತರು ತಾತನ ಸುಪ್ರಭಾತವನ್ನು ರಚಿಸಿದ್ದು, ಇದನ್ನು ಖ್ಯಾತ ಗಾಯಕರಿಂದ ಹಾಡಿಸಿ, ಧ್ವನಿ ಸುರುಳಿ ರೂಪದಲ್ಲಿ ಈಗಾಗಲೇ ಹೊರತರಲಾಗಿದ್ದು, ಭಕ್ತರ ಮನೆ ಮನೆಗಳಲ್ಲಿ, ಮನಮನಗಳಲ್ಲಿ ರಾರಾಜಿಸುತ್ತಿದೆ. ಇವೆಲ್ಲದರ ಜೊತೆಗೆ ಪುರಾಣ, ಜೀವನ ಚರಿತ್ರೆಗಳನ್ನು ಆಧರಿಸಿ ಸಂಕ್ಷಿಪ್ತರೂಪದ ಮತ್ತೊಂದು ತಾತನ ಜೀವನ ಚರಿತ್ರೆಯು ಬಳ್ಳಾರಿಯ ಖ್ಯಾತ ಪ್ರವಚನಕಾರರು, ಪೂರ್ಣಯೋಗ ಸಾಧನೆಯ ಶ್ರೇಷ್ಠ ಸಾಧಕರು ಆದ ಶ್ರೀ ಸಿ. ವ. ಚನ್ನಬಸವೇಶ್ವರರಿಂದ ಗದ್ಯ ಬರಹದಲ್ಲಿ ರಚನೆಯಾಗಿದೆ. ಇದು ಹಸ್ತ ಪ್ರತಿಯಲ್ಲಿದೆ.

ಈ ಕೃತಿಗಳೆಲ್ಲ ಮುದ್ರಣವಾಗದೇ ಇರುವುದಕ್ಕೆ ಕಾರಣವನ್ನು ಹುಡುಕುವುದು ನಮ್ಮಿಂದ ಸಾಧ್ಯವೇ? "ತೇನವಿನ ತೃಣಮಪಿ ನಚರತಿ" ಎಂಬಂತೆ ಮಹಾಮಹಿಮ ಮಹಾದೇವ ತಾತನವರ ಸತ್ ಸಂಕಲ್ಪವೇನಿದೆಯೋ ಬಲ್ಲವರಾರು? ಭಕ್ತಜನಬಂಧುಗಳ ಭಕ್ತಿ ಒಲವಿನ ಆಕಾಂಕ್ಷೆ, ತಾತನ ಜೀವನ ಚರಿತ್ರೆಯನ್ನು ಗ್ರಂಥರೂಪದಲ್ಲಿ ಮುದ್ರಿಸಿ ಹೊರತರಬೇಕೆಂಬುದಾಗಿದ್ದು, ಅದನ್ನು ಪೂರೈಸಲೇಬೇಕೆಂಬ ಭಕ್ತಿಯ ಛಲ ಅತ್ಯಂತ ಚಿಕ್ಕದಾದರೂ ಸರಿ, ತಾತನ ಜೀವನ ಚರಿತ್ರೆಯನ್ನು ಗ್ರಂಥರೂಪದಲ್ಲಿ ಹೊರತರಲೇಬೇಕೆಂದು ಶ್ರೀ ಪ್ರಭಾನಂದ ಪಂಡಿತರು

ಹಾಗು ಶ್ರೀ ಸಿ. ವ. ಚನ್ನಬಸವೇಶ್ವರರು ಬರೆದಿದ್ದ ಕೈ ಬರಹದ ತಾತನ ಜೀವನ ಚರಿತ್ರೆಯನ್ನು ಕ್ರೂಢೀಕರಿಸಿ ಸಂಕ್ಷಿಪ್ತ ರೂಪದಲ್ಲಿ ಬರೆಯಲು ಸಂಕಲ್ಪಿಸಲಾಯಿತು.

ಮಹಾಪಂಡಿತರ ಕೃತಿಗಳನ್ನಾಧರಿಸಿ ಜೀವನ ಚರಿತ್ರೆ ಬರೆಯುವ ಹೊಣೆಗಾರಿಕೆಯು ನನಗೆ "ಸಾಸಿವೆಯ ಮೇಲೆ ಸಾಗರವು ಹರಿದಂತಾಯಿತು" ನನ್ನಂತಹ ಸಾಮಾನ್ಯನಿಂದ ಇಂತಹ ಕಾರ್ಯ ಅಸಾಧ್ಯವೆಂಬುದು ಅರಿವಾದರೂ ಕೂಡ, ನಾನು ಬರೆಯುವ ಬರಹಕ್ಕಿಂತಲೂ ಪ್ರಾಜ್ಞರು ಬರೆದ ಕೃತಿಗಳನ್ನು ಅಧ್ಯಯನ ಮಾಡುವ ಸೌಭಾಗ್ಯ ಹಿರಿದಾದುದೆಂದು ಭಾವಿಸಿ ಈ ಕಾರ್ಯಕ್ಕೆ ನಾನು ಮುಂದಾದೆ. ಕೃತಿ ರಚನೆಗೆ ಪ್ರೇರಣೆ ಮತ್ತು ಕಾರ್ಯಗಳೆರಡು ಸದ್ಗುರು ಶಿವಯೋಗಿ ಮಹಾಮಹಿಮ ಮಹಾದೇವ ತಾತನೇ ಆಗಿದ್ದಾನೆ. ಪರಮಗುರುವಿನ ಕೈಯೊಳಗಿನ ಲೇಖನಿಯಾಗಿ ನಾನು ಕಾರ್ಯ ನಿರ್ವಹಿಸಿರುವೆನೆ ವಿನಃ ಇದರಲ್ಲಿ ನನ್ನದೆಂಬುದು ಏನೂ ಇರುವುದಿಲ್ಲ. ಕೃತಿ ರಚನೆಗೆ ಸಾಧನ ಒದಗಿಸಿದ ಪಂಡಿತದ್ವಯರಾದ ಶ್ರೀ ಪ್ರಭಾನಂದ ಪಂಡಿತರು ಹಾಗೂ ಶ್ರೀ ಸಿ. ವ. ಚನ್ನಬಸವೇಶ್ವರರಿಗೆ ಕೃತಜ್ಞತೆಗಳು, ಬಳ್ಳಾರಿ ಮೂಲಮಠದ ಹಾಗೂ ಉಳಿದೆಲ್ಲ ಶಾಖಾಮಠಗಳ ಸೇವಾಸಮಿತಿಗಳ ಸರ್ವ ಪದಾದಿಕಾರಿಗಳಿಗೆ ಅನಂತ ಶರಣಾರ್ಥಿಗಳು.

"ದುಡುಕೋ ಪಡಕೋ" ಎಂದು ಪದೇ ಪದೇ ಹೇಳುತ್ತಿದ್ದ ಮಹಾದೇವ ತಾತನ ಮಹಿಮೆ ಅಪಾರ. ಸತ್ಯದ ಓರೆಗಲ್ಲಿಗೆ ಸಿಕ್ಕಿ ಗಟ್ಟಿಯಾಗಿ ನಿಲ್ಲಬಲ್ಲ ಎರಡು ನೂರ ಐವತ್ತಕ್ಕೂ ಹೆಚ್ಚು ತಾತನ ಅಲೌಕಿಕ ಪವಾಡಗಳು ಶ್ರೀ ಪ್ರಭಾನಂದ ಪಂಡಿತರ ಗದ್ಯ ಕೃತಿಯಲ್ಲಿ

ದಾಖಲಾಗಿರುತ್ತವೆ. ತಾತನು ಕೇವಲ ಲೌಕಿಕರನ್ನು ಮೆಚ್ಚಿಸಲು ಪವಾಡಗಳನ್ನು ಪ್ರದರ್ಶಿಸಲಿಲ್ಲ. ಪ್ರಶಂಸೆಗಾಗಿ ಪ್ರದರ್ಶಿಸಲಿಲ್ಲ, ಅವುಗಳು ಭಕ್ತರ ಅನನ್ಯ ಭಕ್ತಿ ಶ್ರದ್ಧೆಗಳ ಸೆಳೆತಕ್ಕೆ ಸಿಕ್ಕು ಪ್ರಕಟಗೊಂಡಿರುತ್ತವೆ. ತಾತನು ಮಹಾಯೋಗ ಸಿದ್ಧನಾಗಿ ಆಯುರ್ವೇದ ಶಾಸ್ತ್ರದ ಪಾಂಡಿತ್ಯ ಪಡಿದಿದ್ದ, ಲೌಕಿಕ ವ್ಯವಹಾರ ಚತುರನಾಗಿದ್ದ, ಕೃಷಿ ತಜ್ಞನಾಗಿದ್ದ ಕಾಲಜ್ಞಾನಿಯಾಗಿದ್ದ, ಆಡದೇ ಮಾಡಿ ತೋರಿಸುವ ಮಹಿಮಾನ್ವಿತ ಕಾಯಕ ನಿಷ್ಠನಾಗಿದ್ದ.

ಷಣ್ಮುಖಸ್ವಾಮಿಗಳ ವಚನದಂತೆ "ತಾನೇ ಗುರುವಾಗಿ ಗುರುಭಕ್ತಿ ಮಾಡುತ್ತಿದ್ದ. ತಾನೇ ಲಿಂಗವಾಗಿ ಲಿಂಗಪೂಜೆ ಮಾಡುತ್ತಿದ್ದ. ತಾನೇ ಜಂಗಮವಾಗಿ ಜಂಗಮ ದಾಸೋಹ ಮಾಡುತ್ತಿದ್ದ. ತಾನೇ ಪಾದೋದಕ ಪ್ರಸಾದವಾಗಿ ಪಾದೋದಕ ಪ್ರಸಾದ ಸೇವನೆಯ ಮಾಡುತ್ತಿದ್ದ. ತಾನೇ ವಿಭೂತಿ ರುದ್ರಾಕ್ಷಿಯಾಗಿ, ವಿಭೂತಿರುದ್ರಾಕ್ಷಿ ಧರಿಸುತ್ತಿದ್ದ. ತಾನೇ ಮಂತ್ರವಾಗಿ ಶಿವಮಂತ್ರ ಜಪಿಸುತ್ತಿದ್ದ. ಇಂತಿ ಅಷ್ಟಾವರಣವೇ ಅಂಗವಾಗಿ, ಅಷ್ಟಾವರಣವೇ ಲಿಂಗವಾಗಿ, ಅಷ್ಟಾವರಣವೇ ಸಂಗವಾಗಿ, ಅಷ್ಟಾವರಣವೇ ಸಮರಸವಾಗಿರ್ಪ ಸದ್ ಭಕ್ತನು ಸಾಕ್ಷಾತ್ ಪರವಸ್ತುವು ತಾನೇ, ಅಖಂಡೇಶ್ವರ" ಎಂಬತಿದ್ದ ಮಹಾಮಹಿಮನಿಗೆ ಮಣಿದು ಪರಮ ಪಾದಾರವಿಂದಗಳಿಗೆ ಕೃತಿಪುಷ್ಪವನ್ನು ಅರ್ಪಿಸುವೆನು.

ಗುರುಚರಣ ಸೇವೆಯಲ್ಲಿ

ಕೆ. ಬಿ. ಸಿದ್ಧಲಿಂಗಪ್ಪ

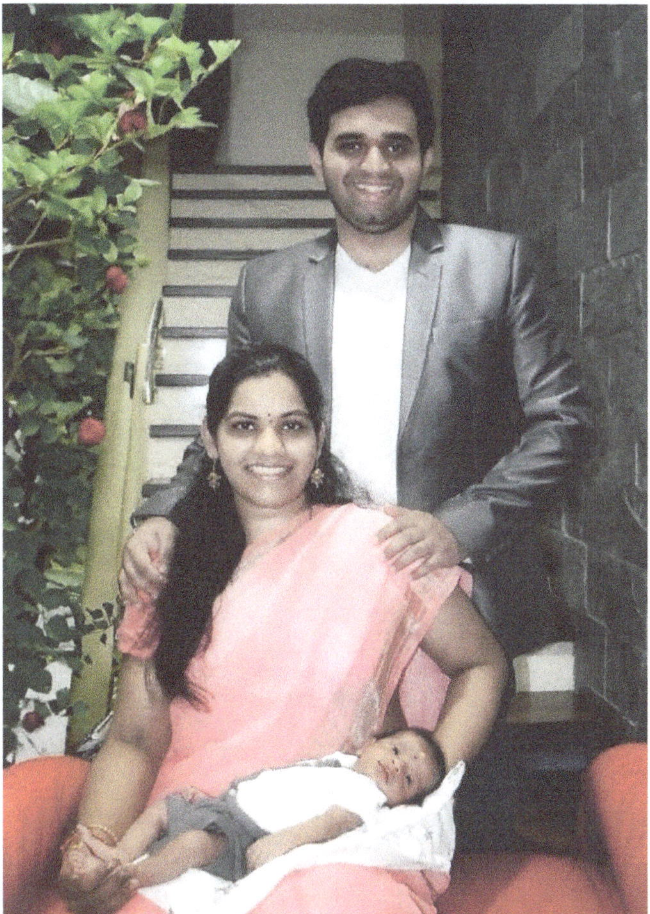

ಈ ಗ್ರಂಥ ಪ್ರಚುರಣಗೆ ವಿನಮ್ರ ಸೇವೆ ಸಲ್ಲಿಸಿದ ದಂಪತಿಗಳು:

ಶ್ರೀಮತಿ ಹರ್ಷಿತ ಹೆಚ್. ಪಾಟೇಲ್,

ಶ್ರೀ ಶ್ರೀಧರ ಪಾಟೇಲ್ ಹಾಗೂ ಅವರ ಕುಮಾರ

ಸಾಫ್ಟ್ ವೇರ್ ಇಂಜಿನಿಯರು, ಹೇರೂರು, ಗಂಗಾವತಿ.

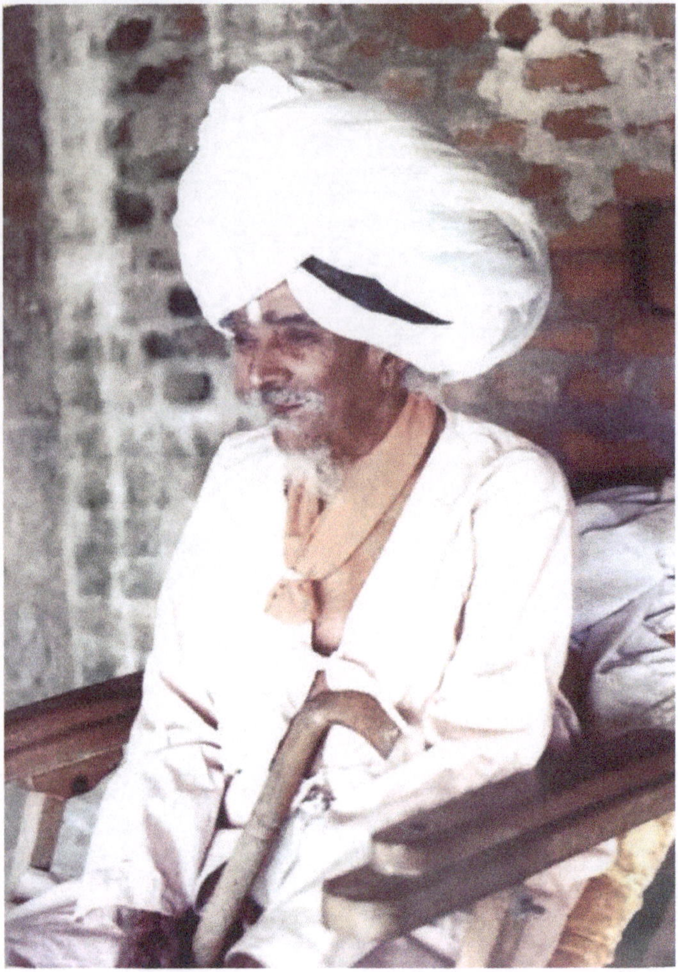

ಶ್ರೀ ಶ್ರೀ ಶ್ರೀ ಸದ್ಗುರು ಮಹದೇವತಾತನವರು

ಅಲ್ಲೀಪುರ -- ಬಳ್ಳಾರಿ

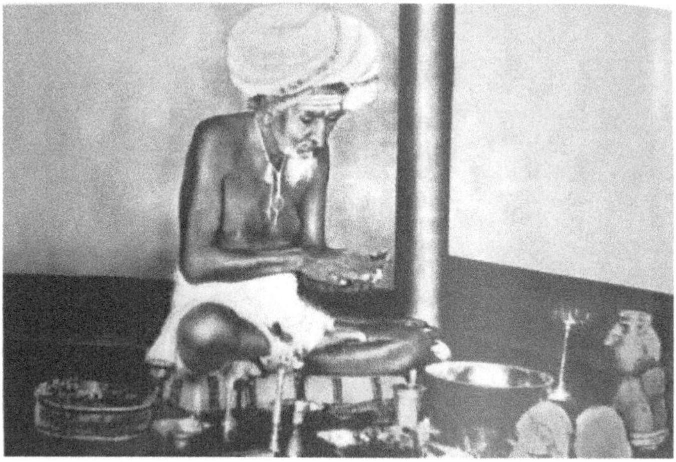

ಇಷ್ಟಲಿಂಗ ಕಾಮಿ

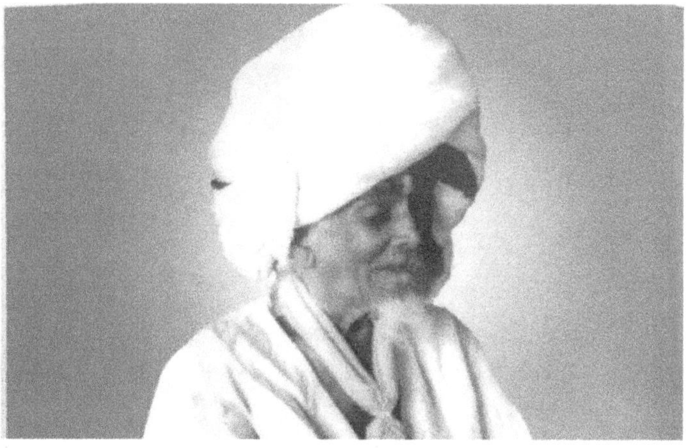

ಭಕ್ತ ಜನ ಪ್ರೇಮಿ

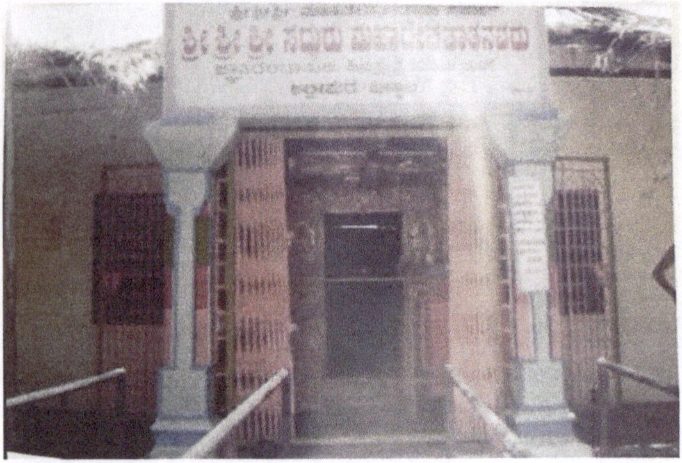

ಬಳ್ಳಾರಿ ಶ್ರೀಮಠ ಅಂದು

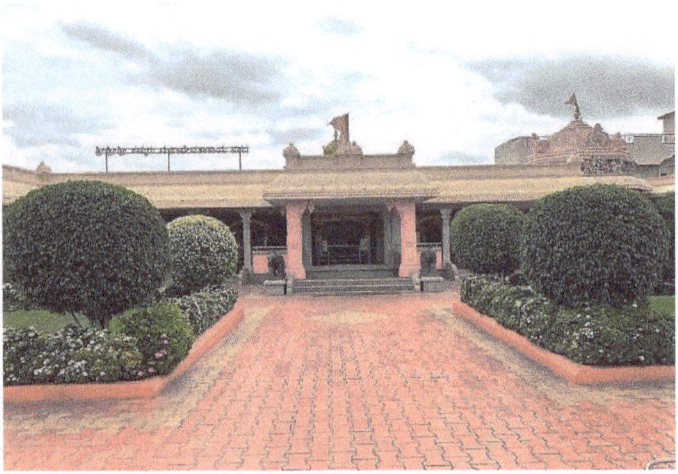

ಬಳ್ಳಾರಿ ಶ್ರೀಮಠ

ಇಂದು

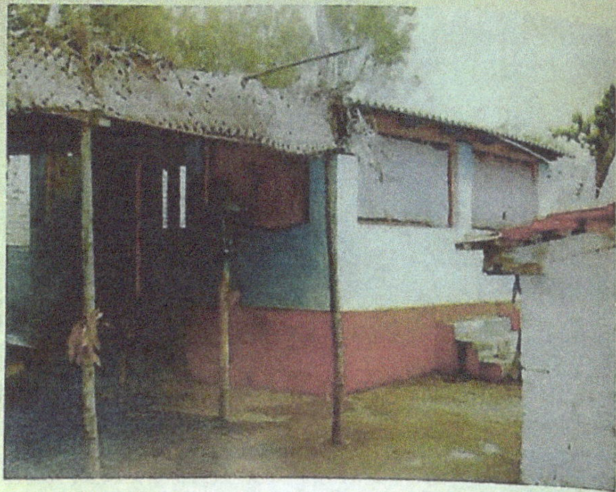

ಶ್ರೀ ಮಠ ಸಂಗಮ ಅಂದು ತಾ. ನಂಜನಗೂಡ, ಜಿ. ಮೈಸೂರು

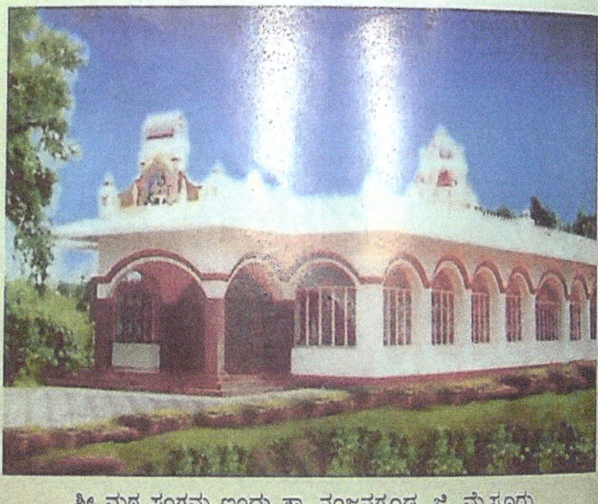

ಶ್ರೀ ಮಠ ಸಂಗಮ ಇಂದು ತಾ. ನಂಜನಗೂಡ, ಜಿ. ಮೈಸೂರು

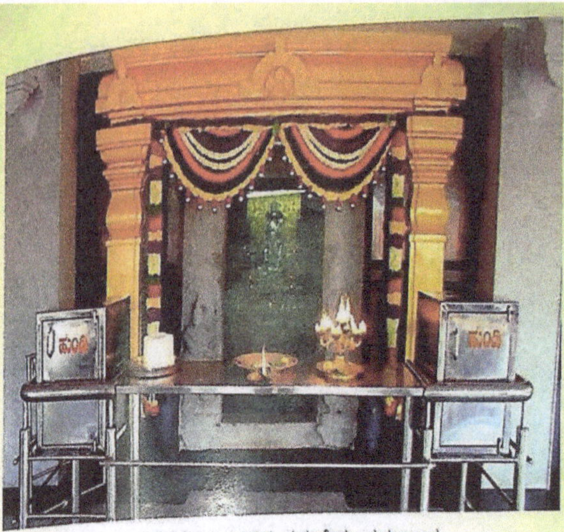

ತಾತನವರ ಶ್ರೀ ಮಠದ ಗದ್ದುಗೆಯ ಗರ್ಭದ್ವಾರ
ದಿ: ೨೦-೧೧-೨೦೧೭

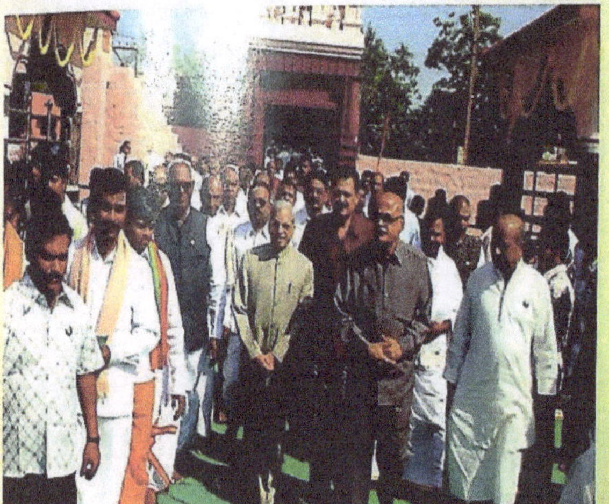

ಮುಖ್ಯ ಅತಿಥಿ ಶ್ರೀ ಶಿವರಾಜ ವಿ. ಪಾಟೀಲರ ಆಗಮನ ಗಣ್ಯರೊಂದಿಗೆ

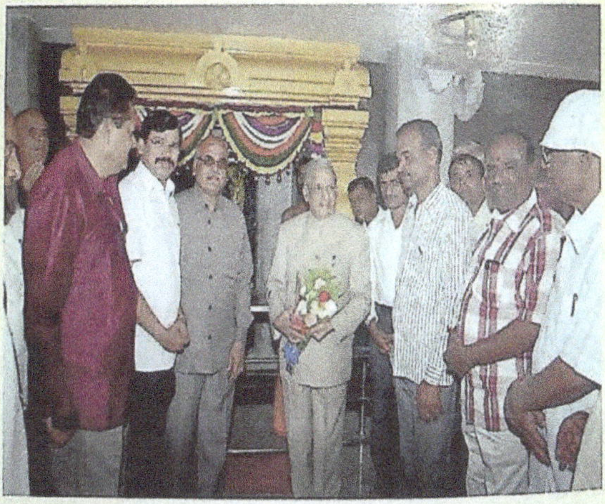

ಪುಷ್ಪಗುಚ್ಛದೊಂದಿಗೆ ಅತಿಥಿಗಳನ್ನು ವೇದಿಕೆಗೆ ಬರಮಾಡಿಕೊಳ್ಳುವುದು.

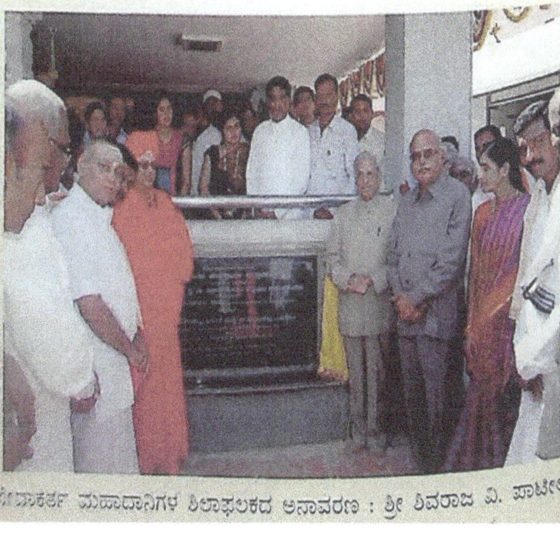

ಸೇವಾಕರ್ತ ಮಹಾದಾನಿಗಳ ಶಿಲಾಫಲಕದ ಅನಾವರಣ : ಶ್ರೀ ಶಿವರಾಜ ವಿ. ಪಾಟೀಲ

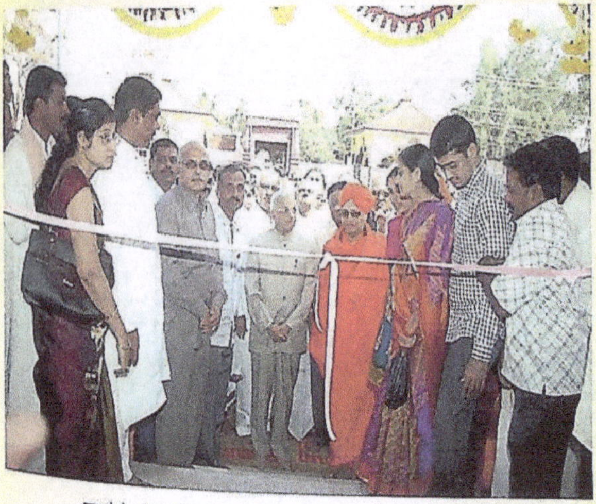

ಶಾತನ ನೂತನ ನವೀಕೃತ ಮಠದ ಪ್ರಾಂಗಣ ಉದ್ಘಾಟನೆ.

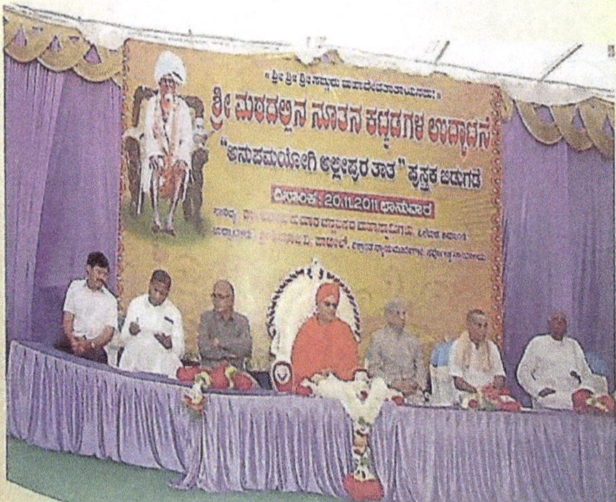

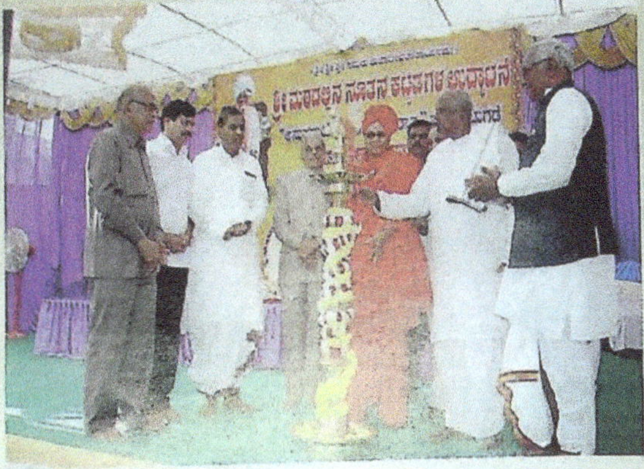

ಜ್ಯೋತಿ ಬೆಳಗಿ ಸಮಾರಂಭದ ಉದ್ಘಾಟನೆ : ಡಾ. ಅಭಿನವಕುಮಾರ ಚನ್ನಬಸವ ಮಹಾಸ್ವಾಮಿಗಳು
ಓಲೆಮಠ ಜಮಖಂಡಿ ಇವರಿಂದ ಮಹಾದಾನಿ ಶ್ರೀ ಸಂಗನಕಲ್ಲು ಬಸವರಾಜ,
ಶ್ರೀ ರಾಮಚಂದ್ರರೆಡ್ಡಿ ಶಾಸಕರು ರಾಯದುರ್ಗ, ಶ್ರೀ ಅಮರೇಗೌಡ ಬಯ್ಯಾಪೂರ ಶಾಸಕರು ಕುಷ್ಟಗಿ,
ಶ್ರೀ ಶಿವರಾಜ ವಿ. ಪಾಟೀಲ ವಿಶ್ರಾಂತ ನ್ಯಾಯಾಧೀಶರು, ಶ್ರೀ ಕೊಳಗಲ್ಲು ಚನ್ನನಗೌಡ
ಶ್ರೀ ಮಠದ ಅಧ್ಯಕ್ಷರು, ಶ್ರೀ ಸಂಗನಕಲ್ಲು ಹಿಮಂತರಾಜ ಶ್ರೀ ಮಠದ ಸದಸ್ಯರು.

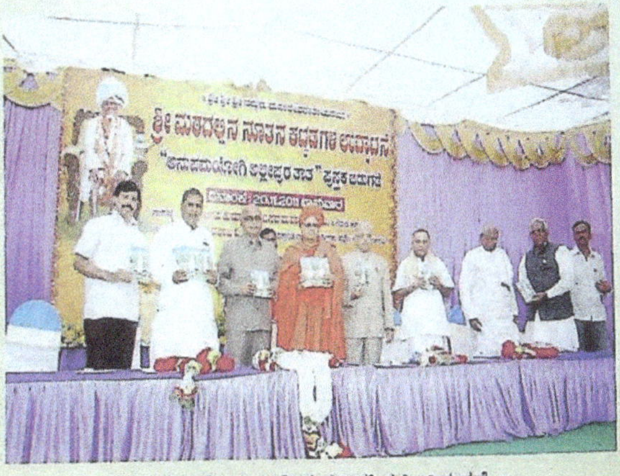

'ಅನುಪಮಯೋಗಿ ಅಲ್ಲೀಪುರತಾತ' ಕೃತಿ ಬಿಡುಗಡೆ :
ಶ್ರೀ ಅಮರೇಗೌಡ ಬಯ್ಯಾಪೂರ ಶಾಸಕರು ಕುಷ್ಟಗಿ.

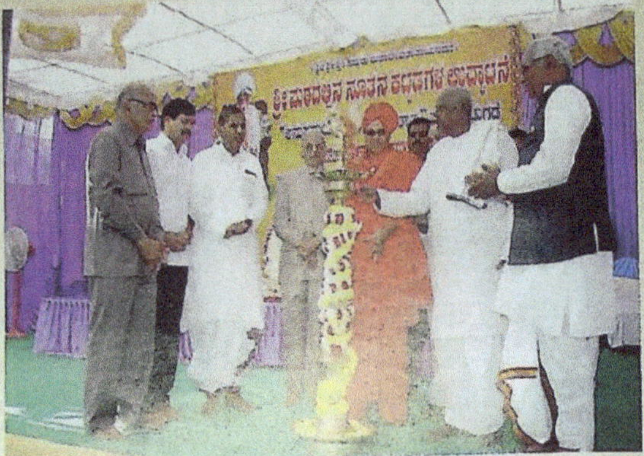

ಜ್ಯೋತಿ ಬೆಳಗಿ ಸಮಾರಂಭದ ಉದ್ಘಾಟನೆ : ಡಾ. ಅಭಿನವಕುಮಾರ ಚನ್ನಬಸವ ಮಹಾಸ್ವಾಮಿಗಳು ಓಲೆಮಠ ಜಮಖಂಡಿ ಇವರಿಂದ ಮಹಾದಾನಿ ಶ್ರೀ ಸಂಗನಕಲ್ಲು ಬಸವರಾಜ, ಶ್ರೀ ರಾಮಚಂದ್ರರೆಡ್ಡಿ ಶಾಸಕರು ರಾಯದುರ್ಗ, ಶ್ರೀ ಅಮರೇಗೌಡ ಬಯ್ಯಾಪೂರ ಶಾಸಕರು ಕುಷ್ಟಗಿ, ಶ್ರೀ ಶಿವರಾಜ ವಿ. ಪಾಟೀಲ ವಿಶ್ರಾಂತ ನ್ಯಾಯಾಧೀಶರು, ಶ್ರೀ ಕೊಳಗಲ್ಲು ಚನ್ನನಗೌಡ ಶ್ರೀ ಮಠದ ಅಧ್ಯಕ್ಷರು, ಶ್ರೀ ಸಂಗನಕಲ್ಲು ಹಿಮಂತರಾಜ ಶ್ರೀ ಮಠದ ಸದಸ್ಯರು.

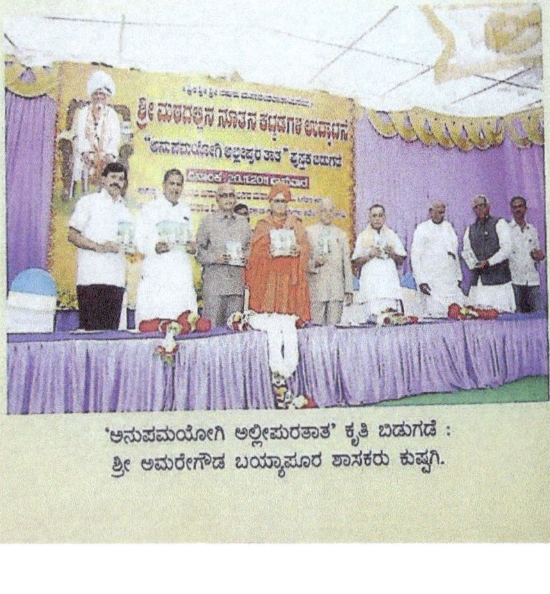

'ಅನುಪಮಯೋಗಿ ಅಲ್ಲೀಪುರತಾತ' ಕೃತಿ ಬಿಡುಗಡೆ : ಶ್ರೀ ಅಮರೇಗೌಡ ಬಯ್ಯಾಪೂರ ಶಾಸಕರು ಕುಷ್ಟಗಿ.

ಒಳಗೇನು?

ಅಲ್ಲಿಪುರ! ಎಲ್ಲಿಯ ಪುರ?

> ನೆಲವೊಂದೇ ಹೊಲಗೇರಿ ಶಿವಾಲಯಕ್ಕೆ
> ಜಲವೊಂದೇ ಶೌಚಾಚಮನಕ್ಕೆ, ಕುಲವೊಂದೇ
> ತನ್ನ ತಾನರಿದಂಗೆ, ಫಲವೊಂದೇ ಷಡುದರ್ಶನ ಮುಕ್ತಿಗೆ,
> ನಿಲವು ಒಂದೇ ಕೂಡಲಸಂಗಮದೇವಾ ನಿಮ್ಮನರಿದಂಗೆ
>
> -ಬಸವಣ್ಣ

ಕನ್ನಡ ನಾಡಿನ ಜಿಲ್ಲಾ ಪ್ರಾಂತಗಳಲ್ಲಿ ಬಳ್ಳಾರಿ ಜಿಲ್ಲೆಯು ಒಂದು. ಪುರಾಣೇತಿಹಾಸ ಪ್ರಸಿದ್ಧವಾದ ಈ ಪ್ರಾಂತ್ಯವು ಅನೇಕ ಜನ ಸಂತ, ಮಹಾಂತ, ಶಿವಯೋಗಿಗಳನ್ನು ಪಡೆದ ಪುಣ್ಯಭೂಮಿ. ಈ ನಾಡಿನ ಕೀರ್ತಿಕಹಳೆ ದೇಶ ವಿದೇಶಗಳಲ್ಲೆಲ್ಲಾ ಮೊಳಗಲು ಕಾರಣವಾದ ವಿಜಯನಗರಸಾಮ್ರಾಜ್ಯ ಮೆರೆದ ಸಿರಿಬೆಳೆಸಿನ ನೆಲ ಇದಾಗಿದೆ. ಹರಿಹರ, ರಾಘವಾಂಕರಂತಹ ಶಿವಕವಿ ಶ್ರೇಷ್ಠರನ್ನು, ಪುರಂದರ ದಾಸರಂತಹ ದಾಸ ಶ್ರೇಷ್ಠರನ್ನು ಪಡೆದಿದ್ದ ಹಿರಿಮೆ ಬಳ್ಳಾರಿ ಜಿಲ್ಲೆಗೆ ಸಲ್ಲುತ್ತದೆ.

ನೈಸರ್ಗಿಕ ಸಂಪತ್ತು ಖನಿಜದ ಬೀಡಾದ ಬಳ್ಳಾರಿಗೆ ಈ ಹೆಸರು ಬರಲು ಅನೇಕ ಐತೆಹ್ಯಗಳಿವೆ. ಬಳನೆಂಬ ರಾಕ್ಷಸನನ್ನು ಸ್ಥಳದೇವತೆಯಾದ ದುರ್ಗಮ್ಮನು ಸಂಹರಿಸಿದ್ದರಿಂದ "ಬಳರಿ" ಎಂಬ ಹೆಸರಾಯಿತೆಂದು ಒಂದು ಅಭಿಪ್ರಾಯವಾದರೆ, ಶಿವಭಕ್ತಶ್ರೇಷ್ಠನಾದ ಮಲ್ಲಾರ್ಯನೆಂಬ ಭಕ್ತನು ವ್ಯಾಪಾರವನ್ನು ಮಾಡುತ್ತಾ ಬಂದು ತಂಗಿದ್ದಾಗ, ಶಿವಪೂಜೆಗೆ ಅಳತೆ ಮಾಡುವ ಬಳ್ಳವನ್ನೇ ಬೋರಲಿಟ್ಟು ಶಿವಲಿಂಗವೆಂದು ಭಾವಿಸಿ ಭಕ್ತಿಯಿಂದ ಪೂಜಿಸಿದ ಫಲದಿಂದ ಶಿವಸಾಕ್ಷಾತ್ಕಾರವಾಯಿತೆಂದು, ಅರೆ ಎಂದರೆ ಬಂಡೆಯ ಮೇಲೆ ಬಳ್ಳದಲ್ಲಿ ಶಿವನು ಒಡಮೂಡಿದ ಕಾರಣ 'ಬಳ್ಳಾರಿ' ಎಂಬ ಹೆಸರಾಯಿತೆಂದು ತಿಳಿದುಬರುತ್ತದೆ.

ಬಳ್ಳಾರಿ ನಗರದ ಪಶ್ಚಿಮ ದಿಕ್ಕಿಗೆ ಹೊಸಪೇಟೆ ಮಾರ್ಗವಾಗಿ ಹತ್ತು ಕಿಲೋಮೀಟರ್ ದೂರವನ್ನು ಕ್ರಮಿಸಿದರೆ ಸಿಗುವ ಸಣ್ಣ ಗ್ರಾಮವೇ "ಅಲ್ಲಿಪುರ'. ಇಂದು ಇದು ಬಳ್ಳಾರಿಯ ಮುಂದುವರೆದ ಭಾಗವೇ ಆಗಿದೆ. ಅಂದು ಅಜ್ಞಾತವಾಗಿದ್ದ ಈ ಕುಗ್ರಾಮಕ್ಕೆ ಅನಾಯಾಸವಾಗಿ ಬಂದ ಕಾರಣಿಕಪುರುಷ. ವರಯೋಗಿ ಮಹಾದೇವ ತಾತನಿಂದ, ತಾತನ ಪರಮಪಾವನ ಪಾದಸ್ಪರ್ಶದಿಂದ ಪವಿತ್ರಗೊಂಡು ಸುಕ್ಷೇತ್ರವಾಗಿದೆ. ಜ್ಞಾನರಂಭಾಪುರಿ ಶಿವಕ್ಷೇತ್ರವೆಂದು ಹೆಸರಾಗಿದೆ. ಮಹಾದೇವ ತಾತನ ಮಹಿಮೆಯಜೊತೆ ತಾನೊಂದಾಗಿ ತನ್ನ ಹಿರಿಮೆಯನ್ನು ಮೆರೆಯುತ್ತಿರುವ ಸ್ಥಳ ಇದಾಗಿದೆ. ಮಹಾದೇವನ ಪರ್ಯಾಯ ಪದ ಅಲ್ಲಿಯಪುರದ ತಾತ "ಅಲ್ಲಿಪುರದ ತಾತ" ನೆಂದು ಕರೆಯಿಸಿಕೊಂಡು ತಾತನ ಸರಿಜೋಡಿಯಾಗಿ ನೆಲೆನಿಂತಿದೆ.

"ಕರ್ಮವು ಕಳೆಯದ ಹೊರತು ಯಾರೂ ಇಲ್ಲಿಗೆ ಬರಲಾರರಲೇ" ಎಂದು ತಾತನೇ ಹೇಳುತ್ತಿದ್ದನಂತೆ. ಅಂತಹ ಕರ್ಮಮುಕ್ತ ಜೀವಿಗಳಿಗೆ ಕೈವಲ್ಯಪದ ನೀಡುವ ಶಿವಕ್ಷೇತ್ರ, "ಅಲ್ಲೀಪುರ ಕ್ಷೇತ್ರ". ಇಂದು ಸಾವಿರಾರು ಭಕ್ತರು ಸೋಮವಾರ, ಗುರುವಾರ, ಅಮವಾಸ್ಯೆಯ ದಿನಗಳಂದು ತಾತನ ದರ್ಶನಾಶೀರ್ವಾದಕ್ಕಾಗಿ ಧಾವಿಸಿ ಬರುತ್ತಾರೆ. ಅಮವಾಸ್ಯೆಯ ಹಿಂದಿನ ದಿನ ರಾತ್ರಿ ತಾತನ ಸನ್ನಿಧಿಯಲ್ಲಿ ಆಶ್ರಯ ಪಡೆಯಲೆಂದು ಬರುವ ಮತ್ತು ಬಂದು ಶ್ರೀ ಮಠದಲ್ಲಿ ಉಳಿದುಕೊಳ್ಳುವ ಅಸಂಖ್ಯಾತ ಭಕ್ತರು, ಬರುವ ಭಕ್ತರಿಗೆ ಉಳಿಯಲು ಆಶ್ರಯ, ಉಣ್ಣಲು ಪ್ರಸಾದವನ್ನು ಅನುಗ್ರಹಿಸಿ, ಆಶೀರ್ವದಿಸುವ ಮಹಾಮಹಿಮನ ಜಾಗೃತಸ್ಥಾನ "ಅಲ್ಲೀಪುರ ಶಿವಕ್ಷೇತ್ರ, ಸುವರ್ಣಘಾಟ್."

ಬಾಲಯೋಗಿಯ ಆಗಮನ

ಜ್ಞಾನಜ್ಯೋತಿಯ ಉದಯ,
ಭಾನುಕೋಟಿ ಸೂರ್ಯರ ಬೆಳಗುನೋಡಾ
ತನುತ್ರಯ, ಜೀವತ್ರಯ, ಆವಾಸ್ಥಾತ್ರಯಾದಿಯಾದ
ಎಲ್ಲಾ ತೋರಿಕೆಯನೊಳಗೊಂಡು
ಜ್ಯೋತಿಕರ್ಪುರವ ನೆರೆದಂತಿದೆನೋಡಾ.
ಷಡಾಧಾರಂಗಳಲ್ಲಿ ತೊಳಗಿ ಬೆಳಗಿ
ಬ್ರಹ್ಮರಂಧ್ರದಲ್ಲಿ ವಿಶ್ರಾಂತಿಯನೆಯ್ದಿದ
ಅಖಂಡಜ್ಞಾನಜ್ಯೋತಿ ನೋಡಾ.
ಆಮಹಾಪ್ರಕಾಶದ ಬೆಳಗಿನೊಳಗೆ ಮಹವ ಕಂಡು
ಮಹಕೆ ಮಹ, ಪರಕೆ ಪರವಾಗಿ
ಎನ್ನಿಂದನ್ಯವಾಗಿ ಮತ್ತೋಂದು ಪರವಿಲ್ಲದೆ
ನಾನೆ ಪರವಸ್ತುವಾಗಿರ್ದೆನುಕಾಣಾ
ಮಹಾಲಿಂಗ ಗುರು ಶಿವಸಿದ್ಧೇಶ್ವರ ಪ್ರಭುವೇ!

-ತೋಂಟದ ಸಿದ್ದಲಿಂಗ ಶಿವಯೋಗಿ

ವನರಾಜ ಸಿರಿಯ ಸಾಗರದಡಿಯ ಕಣ್ಮನ ಸೆಳೆಯುವ ನಾಡು ದಕ್ಷಿಣ ಕನ್ನಡ. ಈ ಭಾಗದ ಮಂಗಳೂರಿನ ಕಡಲತೀರದ ಗ್ರಾಮ ಬಂಟವಾಳ. ನೇತ್ರಾವತಿಯ ನೀರುಂಡು ಬೆಳೆದ ಈ ಗ್ರಾಮವು ಸಾತ್ವಿಕ ಸಂಪನ್ನ ಜನಗಳನ್ನೊಳಗೊಂಡ ಸಾಮಾನ್ಯ ಪ್ರದೇಶ. ಇಲ್ಲಿ ವೀರಗೋತ್ರದ ಬಂಟವಾಳ ಬೃಹನ್ಮಠ. ಇದರ ಅಧಿಪತಿಗಳು ಶ್ರೀ ಮಹಾದೇವಯ್ಯ ಸ್ವಾಮಿಗಳು. ಶಾಂತಸ್ವಭಾವ, ಸೌಜನ್ಯಮೂರ್ತಿ, ಸದ್ಗುಣ ಸಂಪನ್ನರಾಗಿದ್ದ ಮಹಾದೇವಯ್ಯ ಸ್ವಾಮಿಗಳ ಧರ್ಮಪತ್ನಿ ಶೈಲಜೆ. ಪತಿಯ ಇಚ್ಛೆಯಂತೆ ನಡೆಯುವ ಸತಿಶಿರೋಮಣಿ.

ಶಿವಯೋಗಿ ಸಂಪನ್ನರಾದ ಮಹಾದೇವಯ್ಯಸ್ವಾಮಿಗಳು ಜನಾನುರಾಗಿ ಯಾಗಿದ್ದರು. ಜನರ ರೋಗ-ರುಜಿನ ಸಂಕಷ್ಟಗಳನ್ನು ಪರಿಹರಿಸುವಲ್ಲಿ, ಗ್ರಹಪೀಡೆಯನ್ನು ಕಳೆಯುವಲ್ಲಿ, ಶುಭಕಾರ್ಯಗಳನ್ನು ನೆರವೇರಿಸುವಲ್ಲಿ, ಊರಿನ ಸುತ್ತಮುತ್ತಲಿನ ಹಳ್ಳಿಗಳಿಗೆಲ್ಲ ಹೆಸರಾಗಿದ್ದರು. ನ್ಯಾಯ ನಿರ್ಣಯಿಸುವ ಮುಖಂಡರಾಗಿ, ರೋಗ ನಿವಾರಕ ವೈದ್ಯರಾಗಿ, ದೈವಕಾರ್ಯಗಳನ್ನು ನೆರವೇರಿಸುವ ಪುರೋಹಿತನಾಗಿ, ನೊಂದವರನ್ನು ಸಂತೈಸುವ ಹಿತಚಿಂತಕರಾಗಿ, ಮಹಾಪುರುಷ, ದೈವಿಪುರುಷ, ಪವಾಡಪುರುಷನೆನಿಸಿಕೊಂಡಿದ್ದ ಮಹಾದೇವಯ್ಯ ಶಿವೈಕ್ಯರಾದ ನಂತರ ಊರಿಗೆ ಕಾರ್ಮೋಡ ಕವಿದಂತಾಗಿದ್ದಿತು .

ಮಾರ್ಗದರ್ಶಕರಿಲ್ಲದೆ ಜನ ಕಂಗಾಲಾದರು. ಸತ್ಕರ್ಮಾಚರಣೆಗಳಿಂದ ದೂರ ಸರಿಯುತ್ತ ನಾಸ್ತಿಕ ವರ್ತನೆ ಮನೆಮಾಡಿತು. ಗುರುವಿಲ್ಲದ ಮಠ, ದೇವರಿಲ್ಲದ ಗುಡಿಗಳು

ನಾಶವಾಗುವಂತೆ ಬಂಟವಾಳಮಠ ಜನರ ಒಡನಾಟದಿಂದ ದೂರಾಗಿ ಶಿಥಿಲವಾಗತೊಡಗಿತು. ಹಾಳೂರ ದೇಗುಲದಂತೆ ಮಠದ ಸೂತ್ತೆಲ್ಲ ಗಿಡಗಂಟೆಗಳು ಬೆಳೆದವು. ವಿಷಜಂತು, ಪ್ರಾಣಿ ಪಶುಗಳ ಆವಾಸ ಸ್ಥಾನವಾಯಿತು. ಪಕ್ಕದ ಕಾಡಿನಿಂದ ಹುಲಿಯೊಂದು ಈ ಮಠದ ಆವರಣದ ಪೊದೆಯಲ್ಲಿ ಸೇರಿಕೊಂಡಿತು. ಹುಲಿಯ ಗರ್ಜನೆ ಊರವರಲ್ಲಿ ಭೀತಿಯನ್ನುಂಟು ಮಾಡಿತು. ಹುಲಿಯನ್ನು ಹಿಡಿಯುವ, ಓಡಿಸುವ, ಇಲ್ಲವೆ ಕೊಲ್ಲುವ ಎಲ್ಲ ಉಪಾಯಗಳು ಊರವರಿಗೆ ಫಲಿಸಲಿಲ್ಲ. ಕೊನೆಗೆ ಊರವರೆಲ್ಲಸೇರಿ ಸಮಾಲೋಚನೆ ನಡೆಸುತ್ತಾರೆ. ಆಗ ವಯೋವೃದ್ಧರೊಬ್ಬರ ಉಪಾಯದ ಉಪದೇಶ ಎಲ್ಲರಿಗೂ ಸರಿ ಎನಿಸುತ್ತದೆ." ವಿನಾಶಕಾಲೇ ವಿಪರೀತ ಬುದ್ಧಿ ಎಂಬಂತೆ ಜನ ಧರ್ಮವನ್ನು ಬಿಟ್ಟರು, ಮಹಾತ್ಮರನ್ನು ಮರೆತರು. ಮೂಢಮಾನವರನ್ನು ಎಚ್ಚರಿಸಲು ಹುಲಿ ಬಂದಿದೆ. ಹುಲಿ ನಮ್ಮನ್ನು ಕೊಲ್ಲಲು ಬಂದಿಲ್ಲ, ನಮ್ಮಲ್ಲಿಯ ಅಜ್ಞಾನವನ್ನು ಕೊಲ್ಲಲು ಬಂದಿದೆ. ಆಚಾರವನ್ನು ಅತಿಗಳೆದು ಮಹಾದೇವಸ್ವಾಮಿಗಳನ್ನು ಮರೆತೆವು. ಮಹಾತ್ಮರ ಗದ್ದಿಗೆ ಇರುವ ಮಠವನ್ನು ಹಾಳಾಗಲು ಬಿಟ್ಟೆವು. ಇದರ ಫಲವೇ ಇಂದಿನ ಹುಲಿರಾಜನ ಭೀತಿಗೆ, ದುಃಖಕ್ಕೆ ಕಾರಣ. ಇನ್ನಾದರು ಎಚ್ಚರಗೊಂಡು ನಮ್ಮ ತಪ್ಪನ್ನು ಒಪ್ಪಿಕೊಳ್ಳೋಣ. ಶ್ರದ್ಧಾ ಭಕ್ತಿಗಳಿಂದ ಶ್ರೀ ಮಠದ ಸ್ವಾಮಿಗಳನ್ನು ಆರಾಧಿಸೋಣ" ಎಂದರು. ವಯೋದ್ಧರ ಮಾತು ಎಲ್ಲರಿಗೂ ಸಮ್ಮತವೆನಿಸುತ್ತದೆ. ಕೂಡಲೆ ಊರಿನವರೆಲ್ಲ ಸೇರಿ ಶ್ರೀ ಮಠದ ಸ್ವಾಮಿಗಳ ಕ್ಷಮೆಯನ್ನು ಯಾಚಿಸುತ್ತಾರೆ. ಹರಕೆಗಳನ್ನು ಹೊರುತ್ತಾರೆ. ಪವಾಡವೆಂಬಂತೆ ಹುಲಿಯು ಕೆಲ ದಿನಗಳಲ್ಲಿ ಕಣ್ಮರೆಯಾಗುತ್ತದೆ. ಜನರಿಗೆ ನಿರಾಳವೆನಿಸುತ್ತದೆ. ತಮ್ಮ

ಹರಕೆಯಂತೆ ಜನರೆಲ್ಲ ಸೇರಿ ಬಂಟವಾಳ ಮಠವನ್ನು ವಿಷಮ ಪರಿಸರದಿಂದ ಮುಕ್ತಗೊಳಿಸಿ ನಾಶವಾಗಿದ್ದ ಭಾವಣಿ, ಗೋಡೆಗಳನ್ನು ದುರಸ್ತಿಗೊಳಿಸಿ, ಸಣ್ಣ ಬಣ್ಣಗಳಿಂದ ಶೃಂಗರಿಸುತ್ತಾರೆ. ಗದ್ದುಗೆಯ ಪೂಜೆಯನ್ನು ಆರಂಭ ಮಾಡುತ್ತಾರೆ. ಅಂಧಕಾರದಲ್ಲಿ ಮುಳುಗಿದ್ದ ಬಂಟವಾಳ ಮಠವು ಅರುಣೋದಯವನ್ನು ಕಂಡ ಮುಗಿಲಂತೆ ಬೆಳಗತೊಡಗುತ್ತದೆ.

ಆತಂಕದಿಂದ ಮುಕ್ತರಾದ ಜನರಿಗೆ ಶ್ರೀ ಮಠದ ಗದ್ದುಗೆಯ ಸೇವೆಯನ್ನು ಅನವರತ ನಡೆಸಿಕೊಂಡು ಹೋಗುವ ವಿಷಯದಲ್ಲಿ ಆಡಚಣೆಯುಂಟಾಗುತ್ತದೆ ಶ್ರೀ ಮಠದಲ್ಲಿದುಕೋಂಡು ಗದ್ದುಗೆಯ ಪೂಜಾಕೈಂಕರ್ಯವನ್ನು ನೆರವೇರಿಸಿಕೊಂಡು ಹೋಗಬಲ್ಲ ಸಮರ್ಥರಿಗಾಗಿ ಯೋಚಿಸುತ್ತಾರೆ. ಊರಹಿರಿಯರು ಸೇರಿ ಸಮಾಲೋಚನೆ ನಡೆಸಿದಾಗ ಶ್ರೀ ಮಹಾದೇವ ಸ್ವಾಮಿಗಳ ವಂಶಸ್ಥರಲ್ಲಿ ಒಬ್ಬರು ಮೈಸೂರು ಪ್ರಾಂತ್ಯದ ನಂಜನಗೂಡಿನಲ್ಲಿ ಇರುವರೆಂದು ತಿಳಿದುಬರುತ್ತದೆ. ಅವರ ಮನವೊಲಿಸಿ ಕರೆತಂದು ಮಠದ ಕಾರ್ಯನಿರ್ವಹಣೆಯನ್ನು ವಹಿಸಬೇಕೆಂದು ನಿರ್ಧರಿಸುತ್ತಾರೆ. ಊರಿನ ಕೆಲ ಹಿರಿಯರು ಶ್ರೀ ಮಹದೇವ ಸ್ವಾಮಿಗಳ ವಂಶಸ್ಥರನ್ನು ಹುಡುಕಿಕೊಂಡು ಹೋಗುತ್ತಾರೆ.

ಶ್ರೀ ಮರಯ್ಯಸ್ವಾಮಿ ಶ್ರೀಮತಿ ಮಹಾದೇವಮ್ಮರೆಂಬ ಪುಣ್ಯ ದಂಪತಿಗಳು ಮಹಾದೇವಯ್ಯಸ್ವಾಮಿಗಳ ದೂರ ಸಂಬಂಧಿಗಳಾಗಿದ್ದರು. ನಂಜನಗೂಡಿನ ಬಂಧುಗಳೊಬ್ಬರ ಮನೆಯಲ್ಲಿ ವಾಸವಾಗಿದ್ದ ಈ ದಂಪತಿಗಳೇ ಮುಂದೆ ಜನಿಸಲಿರುವ ಕಾರಣೀಕ

ಶಿಶು, ಅಲ್ಲೀಪುರ ಮಹಾದೇವ ತಾತನವರ ಪೂರ್ವಾಶ್ರಮದ ತಂದೆ-ತಾಯಂದಿರು. ಈ ದಂಪತಿಗಳನ್ನು ಹುಡುಕಿಕೊಂಡು ಬಂದ ಬಂಟವಾಳದ ಹಿರಿಯರು ಇವರನ್ನು ಕಂಡು, ತಾವು ಬಂದ ಕಾರಣವನ್ನು ತಿಳಿಸುತ್ತ ಬಂಟವಾಳ ಬೃಹನ್ಮಠದ ಪೂರ್ವೇತಿಹಾಸವನ್ನು, ಶ್ರೀಮಠ ನಡೆದುಬಂದು ರೀತಿ, ನಂತರದ ಏರಿಳಿತಗಳನ್ನು ವಿವರವಾಗಿ ತಿಳಿಸಿದರು.

ಪವಾಡಪುರುಷರ ಜಾಗೃತ ಗದ್ದುಗೆ ಇರುವ ಮಠದ ಹೊಣೆಗಾರಿಕೆಯನ್ನು ತಾವು ಹೊರಬೇಕೆಂದು, ತಮ್ಮ ಜೀವನಾವಶ್ಯಕತೆಗೆ ಬೇಕಾದ ಎಲ್ಲ ಅನುಕೂಲತೆಗಳನ್ನು ಊರಿನ ದೈವವು ಮಾಡಿಕೂಡುವುದಂದು ವಿನಂತಿಸಿ ಕೊಂಡರು. ಮಠಯ್ಯಸ್ವಾಮಿ, ಮಹದೇವಮ್ಮನವರು ಊರವರ ಮಾತಿಗೆ ಸಮ್ಮತಿಸಿದರು. ಬಂಟವಾಳಿಗೆ ಹೊರಡಲು ಸಿದ್ಧರಾದರು. ನಂಜಗೂಡಿನಿಂದ ಬಂಟವಾಳ ಗ್ರಾಮಕ್ಕೆ ಆ ಸಾಧ್ವಿ ದಂಪತಿಗಳನ್ನು ಕರೆತಂದ ಊರಿನ ಹಿರಿಯರು ಶ್ರೀಮಠದಲ್ಲಿ ಇರಲು ಎಲ್ಲ ಅನುಕೂಲತೆಗಳನ್ನು ಮಾಡಿಕೊಟ್ಟು ಶ್ರೀಮಠದ ಸಾರಥ್ಯವನ್ನು ವಹಿಸಿಕೊಡುತ್ತಾರೆ.

ಸದ್ವಿನಯ ಸಂಪದನ್ನರಾದ ಮಠಯ್ಯಸ್ವಾಮಿ ಮಹಾದೇವಮ್ಮನವರು ಶ್ರೀಮಠದ ಎಲ್ಲಾ ಕಾರ್ಯಗಳನ್ನು ಅನನ್ಯ ಭಕ್ತಿಶ್ರದ್ಧೆಗಳಿಂದ ಮಾಡಿತ್ತಿದ್ದರು. ತಮ್ಮ ಸರಳ, ಸಜ್ಜನಿಕೆಗಳಿಂದ, ಮಠಕ್ಕೆ ಬರುತ್ತಿದ್ದ ಭಕ್ತರ ಮನಸ್ಸು ನ್ನು ಸೂರೆಗೊಂಡಿದ್ದರು. ಭಕ್ತರ ಹಿತಚಿಂತನೆ, ಮಾಡುತ್ತಾ ಊಟ ವಸತಿಯ ಸೌಕರ್ಯವನ್ನು

ಮಾಡುತ್ತಿದ್ದರು. ಸ್ವಾಮಿಯ ಗದ್ದುಗೆಗೆ ಅಭಿಷೇಕ, ಪೂಜಾದಿಗಳನ್ನು ಶಾಸ್ತ್ರೋಕ್ತವಾಗಿ, ಬಹಳ ಶ್ರದ್ಧೆಯಿಂದ ಮಾಡುತ್ತಾ ಭಕ್ತರ ಮನಸ್ಸಿಗೆ ಪ್ರಸನ್ನತೆಯನ್ನುಂಟು ಮಾಡುತ್ತಿದ್ದರು. ಬರುವ ಭಕ್ತರ ಆರೈಕೆಯನ್ನು ಆತ್ಮೀಯವಾಗಿ ಮಾಡುತ್ತಿದ್ದ ಈ ದಂಪತಿಗಳು ಭಕ್ತರ ಕಣ್ಣಿಗೆ ಸಾಕ್ಷಾತ್ ಪರಶಿವಪಾರ್ವತಿಯರಂತೆ ಕಂಗೊಳಿಸುತ್ತಿದ್ದರು.

ಸತಿಪತಿಗಳೊಂದಾಗಿ ಮಾಡುತ್ತಿದ್ದ ಶ್ರೀಮಠದ ಸೇವೆಯಿಂದ ಬಂಟವಾಳ ಮಠ ಭಕ್ತರ ಭೂಕೈಲಾಸವೆಂಬಂತೆ ಕಂಗೊಳಿಸುತ್ತಿದ್ದಿತು. ಪರಧನಕ್ಕೆ ಆಸೆ ಪಡದ ಮರಯ್ಯಸ್ವಾಮಿ "ಭಕ್ತರ ಸೊಮ್ಮು ಭಕ್ತರಿಗಲ್ಲದೆ ಮತೋಂದಕ್ಕರಿಯೆ" ಎಂಬಂತೆ ಮಠದ ಸಂಪತ್ತನ್ನು ಸತ್ಕಾರ್ಯಗಳಿಗೆ ಸದ್ವಿನಿಯೋಗ ಮಾಡುತ್ತಿದ್ದರು. ಶರಣರ ಸೇವೆಗಾಗಿಯೆ ಈ ಕಾಯವೆಂಬಂತೆ ಮಹಾದೇವಮ್ಮ ಅವಿಶ್ರಾಂತವಾಗಿ ಮಠದ ಕಾಯಕದಲ್ಲಿ ನಿರತಳಾಗಿರುತ್ತಿದ್ದಳು. ಕೊರತೆಯನ್ನೇ ಕಂಡರಿಯದ ಈ ಶರಣ ದಂಪತಿಗಳಿಗೆ ಮನದಾಳದಲ್ಲಿ ಅವಿತಿದ್ದ ಕೊರತೆಯ ಕಿಡಿಯೊಂದು ಆಗಾಗ ಮನಸ್ಸನ್ನು ಸುಡುತ್ತಲಿದ್ದಿತು.

ಹನ್ನೆರಡು ವರ್ಷಗಳ ಕಾಲ ದಾಂಪತ್ಯ ಜೀವನವನ್ನು ಶರಣರ ಸೇವೆಯಲ್ಲಿಯೇ ಕಳೆದಿದ್ದ ಮರಯ್ಯ ಮಹದೇವಮ್ಮ ದಂಪತಿಗಳಿಗೆ ಮಕ್ಕಳಿಲ್ಲದ ಕೊರಗು ಬಾಧಿಸುತ್ತಿತ್ತು. ಮರಯ್ಯಸ್ವಾಮಿಗಿಂತ ಹೆಚ್ಚಾಗಿ ಮಹಾದೇವಮ್ಮನ ಹೆಂಗರುಳು ಮುದ್ದು ಕಂದನಿಗಾಗಿ ಹಾತೊರೆಯುತ್ತಿದ್ದಿತು. ಪ್ರಸನ್ನವಾದ ಮನಸ್ಸಿನಲ್ಲಿ ಕೊರೆತೆಯ ಕರಿಮೋಡ ಹಾದು ಮಹಾದೇವಮ್ಮನನ್ನು ದುಃಖದ ಮಡುವಿಗೆ

ತಳ್ಳುತ್ತಿದ್ದಿತು. ಇದನ್ನು ಗಮನಿಸುತ್ತಿದ್ದ ಮರಯ್ಯಸ್ವಾಮಿ ಪತ್ನಿಗೆ ಸಮಾಧಾನ ಮಾಡುತ್ತಿದ್ದ. ಸ್ತ್ರೀಯ ತಾಯ್ತನದ ಹಂಬಲದ ಮುಂದೆ ಪುರುಷನ ಸಾಂತ್ವನದ ನುಡಿ ಸೋಲುತ್ತಿದ್ದಿತು.

ಪುತ್ರಾಕಾಂಕ್ಷಿಯಾದ ಪತ್ನಿಗೆ ಸಮಾಧಾನದ ಮಾತಿಗಿಂತ ಸಾಧನೆಯ ಹಾದಿಯ ನಡೆ ಹೆಚ್ಚು ಫಲಕಾರಿಯಾಗಬಹುದೆಂದು ಅರಿತ ಮರೆಯ್ಯಸ್ವಾಮಿ, ಪತ್ನಿಗೆ ಒಂದು ದಿನ "ನಮ್ಮ ಹಂಬಲವನ್ನು ನಮಗೆ ಇಂಬುಕೊಟ್ಟು ಸಲಹುತ್ತಿರುವ ಶಂಭು ಸದ್ಗುರು ಶ್ರೀ ಮಹಾದೇವಯ್ಯ ಸ್ವಾಮಿಯಲ್ಲಿಯೇ ನಿವೇದಿಸಿಕೊಳ್ಳೋಣ, ಸರ್ವರ ಇಷ್ಟಾರ್ಥವನ್ನು ನೆರವೇರಿಸುವ ಸ್ವಾಮಿ ಗುರುರಾಯರು ನಮ್ಮ ಬೇಡಿಕೆಯನ್ನು ಈಡೇರಿಸದಿಹನೇ?" ಎಂದಾಗ ಮಹಾದೇವಮ್ಮನಿಗೆ ಪತಿಯ ಮಾತು ಸರಿಯೆನಿಸುತ್ತದೆ.

ಶುಭಮುಹೂರ್ತದ ಒಂದು ಮುಜಾನೆ ಶುಚಿರ್ಭೂತರಾಗಿ ಮರಯ್ಯ, ಮಹಾದೇವಮ್ಮ ದಂಪತಿಗಳು ಸ್ವಾಮಿಯ ಗದ್ದುಗೆಗೆ ಅಭಿಷೇಕ, ಅರ್ಚನೆಗಳನ್ನು ನೆರವೇರಿಸಿದರು. ತಮ್ಮ ಮನದಾಳದ ಇಂಗಿತವನ್ನು ಸ್ವಾಮಿಯ ಪರಮ ಪಾದಾರವಿಂದಗಳಲ್ಲಿ ನಿವೇದಿಸಿಕೊಂಡರು. ನಿರ್ಮಳಾಂತ: ಕರಣಗಳಿಂದ ನಿವೇದಿಸಿಕೊಂಡ ಪ್ರಾರ್ಥನೆ ಫಲಿಸುತ್ತದೆ. ಮಹಾದೇವಮ್ಮನ ಮಡಿಲು ಮಹಾಬೆಳಕಾಗಿ ಬರುವ ಶಿವಯೋಗಿಯ ದಿವ್ಯಕಳೆಯಿಂದ ತುಂಬಿಕೊಳ್ಳುತ್ತದೆ. ನವಮಾಸಗಳನ್ನು ನವೋಲ್ಲಾಸಗಳಿಂದ ಕಳೆದ ಮಹಾದೇವಮ್ಮನಿಗೆ ತನ್ನ ಹೆಸರಿಗೆತಕ್ಕಂತೆ ಮಹಾದೇವನ ಅಮ್ಮನೆನಸಿಕೊಳ್ಳುವ ಕಾಲ ಸನ್ನಿಹಿತವಾಗುತ್ತದೆ. ಅಂದು ಭಾದ್ರಪದ ಶುದ್ಧಚೌತಿ ಊರೆಲ್ಲ ಹಬ್ಬದ

ಸಡಗರದಲ್ಲಿ ತುಂಬಿದೆ. ಗಣಾಧಿಪತಿಯಾದ ಗಣೇಶನನ್ನು ಮನೆಗೆ ಕರೆತಂದು ಪೂಜಿಸುವ ಆತುರ ಜನರಲ್ಲಿ ತುಂಬಿದೆ. ಬಂಟವಾಳ ಮಠದಲ್ಲಿ ಜಗದಾದಿಪ ಜಗದೊಡೆಯನ ಮಂಗಳಹೊಂಗಿರಣವನ್ನು ಬರಮಾಡಿಕೊಳ್ಳುವ ಕಾತುರ. ಮಹಾದೇವಮ್ಮ ಕೈಲಾಸದಿಂದ ಗಣಪನನ್ನೆ ಧರೆಗೆ ಕರೆತಂದಿದ್ದಾಳೆ. ಗಂಡುಮಗುವಿಗೆ ಜನ್ಮನೀಡಿದ್ದಾಳೆ. ಆಕೆಯ ಸಂತಸಕ್ಕೆ ಪಾರವೇ ಇಲ್ಲ, ಬಂಟವಾಳ ಭಕ್ತಗಣಕ್ಕೆ ಅಧಿಪತಿ ಬಂದನೆಂಬ ಸಂಭ್ರಮ ಭಕ್ತರಿಗಾಗಿದೆ. ಸುಂದರ ಶಿಶುವಿಗಾಗಿ ಲಾಲನೆ ಪಾಲನೆಯಲ್ಲಿ ಸಂತಸದ ದಿನಗಳು ಕ್ಷಣದಂತೆ ಕಳೆದಿವೆ. ಮುದ್ದಾದ ಮಗುವಿಗೆ ಲಿಂಗಧಾರಣೆ ಮುಂತಾದ ಸಂಸ್ಕಾರ ಕಾರ್ಯಗಳು ಜರುಗುತ್ತವೆ. ಮಹಾದೇವನೆಂಬ ನಾಮಕರಣವಾಗುತ್ತದೆ. ಬಾಲಚಂದ್ರನಂತೆ ಮಹದೇವ ದಿನದಿನಕ್ಕೆ ಬೆಳೆಯತೊಡಗಿದ.

ಮರಯ್ಯಸ್ವಾಮಿ ಮಹಾದೇವಮ್ಮರ ಮಮತೆಯ ಮುದ್ದುಕಂದ ಮಹಾದೇವ ತಂದೆ-ತಾಯಂದಿರಿಗೆಮಹಾಪ್ರಸಾದವೇ ಆಗಿದ್ದ, ಮಹಾನಿಧಿಯೇ ಪ್ರಾಪ್ತವಾದಂತಾಗಿದ್ದಿತು. ಕಣ್ಣುರೆಪ್ಪೆಯಂತೆ ಕಂದನನ್ನು ಲಾಲನೆ, ಪಾಲನೆ, ಆರೈಕೆಗಳಲ್ಲಿ ಮಹಾದೇವಮ್ಮನಿಗೆ ದಿನದ ಸಮಯವೇ ಸಾಲದಾಗುತ್ತಿತ್ತು. ಮಹಾದೇವನು ನಗುವ, ಅಳುವ, ಉಲಿವ ಧ್ವನಿಗಳೆಲ್ಲವೂ ತಾಯಿಗೆ ಯಾವುದೋ ಅಲೌಕಿಕ ಅನುಭೂತಿಯನ್ನು ತಂದು ಕೊಡುತ್ತ ಬಾಲಯೋಗಿಯ ದರ್ಶನವಾದಂತಾಗುತ್ತಿದ್ದಿತು. ತಾಯಿ ಮುದ್ದಿನಿಂದ ಮಾದೇಶನೆಂದು

ಕರೆದರೆ, ಊರಿನವರು ಭಕ್ತಿ ಗೌರವಗಳಿಂದ. "ಮಹಾದೇವ ಗುರುವೇ" ಎಂದು ಕರೆಯುತ್ತಿದ್ದರು.

ತೊಟ್ಟಿಲಲ್ಲಿ ಮಲಗಿ ಕೈಕಾಲಾಡಿಸಿಕೊಂಡು ಆಡುತ್ತ ಬೆಳೆದ ಮಗು ಪುಟ್ಟಹೆಜ್ಜೆಗಳನ್ನಿಡುತ್ತ ಅಂಗಳಕ್ಕೆ ಬಂದಾಗ ಅದರ ಆಟವೆಲ್ಲ ಶಿವಮಯವಾಗಿರುತ್ತಿತ್ತು. ಊರವರು ಕೇಳುವ ಪ್ರಶ್ನೆಗಳಿಗೆ ಮಹಾದೇವ ನುಡಿವ ತೊದಲ ನುಡಿಗಳು ಅವರ ಸಮಸ್ಯೆಗಳ ಪರಿಹಾರಗಳಾಗಿರುತ್ತಿದ್ದವು. ಜನರು ಮಗುವನ್ನು ಮನೆಗೆ ಕರೆದೊಯ್ದು ಉಪಚರಿಸಿ ಕಳುಹಿಸಿದರೆ ಆ ಮನೆಗಳಲ್ಲಿ ಮಂಗಳ ಕಾರ್ಯಗಳು ಜರುಗುತ್ತಿದ್ದವು. ಇದನ್ನು ಕಂಡ ಜನರಿಗೆ ಮಹಾದೇವ ಸಾಮಾನ್ಯ ಶಿಶುವಲ್ಲ, ಸಾಕ್ಷಾತ್ ಪರಶಿವನ ಪ್ರತಿರೂಪವೆಂದು ಭಾಸವಾಗುತ್ತಿದ್ದಿತು.

ಶಿಶು ಶಿವಯೋಗಿಯಂತೆ ಬಂಟವಾಳ ಭಕ್ತರ ಮನೆಯಂಗಳದಲ್ಲಿ ಸಂಚರಿಸಿ ಬೆಳೆದ ಮಗ ಮಹದೇವ, ಬೃಹನ್ಮಠದ ಪರಂಜ್ಯೋತಿಯಂತೆ, ಬಂಟವಾಳಿನ ಭಾಗ್ಯವೆಂಬಂತೆ ಕಂಡುಬರುತ್ತಿದ್ದನು.

ಬಾಲ್ಯದ ಬೆಡಗು

ಕಲ್ಪವೃಕ್ಷ ಮರವೆನ್ನಬಹುದೇ? ಕಾಮಧೇನು ಪಶುವೆನ್ನಬಹುದೇ? ಪರುಷ ಪಾಷಾಣವೆನ್ನಬಹುದೇ? ನಮ್ಮ ಕಪಿಲಸಿದ್ಧಮಲ್ಲೀಕಾರ್ಜುನನ ನುಂಗಿದವರೆಲ್ಲ ಮಾನವರೆನ್ನಬಹುದೇ?

ಕಾರಣಿಕ ಶಿಶು ಮಹದೇವನಿಗೆ ಪ್ರಾಪಂಚಿಕ ಬಂಧನವನ್ನು ತಮ್ಮ ಪ್ರೀತಿಯ ಎಳೆಗಳಿಂದ ಬಿಗಿಯುವ ಮತ್ತು ಸಿಲುಕಿಸುವ ತಂದೆ-ತಾಯಂದಿರ ಆರೈಕೆ ಬಹಳದಿನ ಬೇಕಾಗಿರಲಿಲ್ಲವೆನಿಸುತ್ತದೆ. ಪ್ರಾಪಂಚಿಕ ಪ್ರೀತಿಯು ವ್ಯಾಮೋಹವೆಂಬ ಕೊಳೆಯಿಂದ ಮಿಶ್ರಿತವಾಗಿರಿತ್ತದೆ. ಅದನ್ನು ಬಲಗೊಳ್ಳಲು ಬಿಟ್ಟರೆ ಅದರಿಂದ ಬಿಡಿಸಿಕೊಳ್ಳುವುದು ಕಠಿಣವೆಂದೆನಿಸುತ್ತದೆ. ಈ ಮರ್ಮವನ್ನು ಅರಿತಿದ್ದಾನೆಯೋ ಎನ್ನುವಂತೆ ಮಹದೇವನು, ತನ್ನ ಐದಾರು ವರ್ಷದ ಎಳೆವಯಸ್ಸಿನಲ್ಲಿಯೇ ತಂದೆ-ತಾಯಿಗಳಿಬ್ಬರನ್ನು ಕಳೆದುಕೊಳ್ಳುತ್ತಾನೆ. ತಾಯಿ ಮಹದೇವಮ್ಮನ ಅಣ್ಣ ಮಹದೇವಯ್ಯನು ಅನಾಥಮಗು ಮಹದೇವನನ್ನು ತನ್ನೊಂದಿಗೆ ನಂಜನಗೂಡಿಗೆ

ಕರೆದೊಯ್ಯುತ್ತಾನೆ. ಮಹದೇವ ತನ್ನ ಸೋದರಮಾವನ ಆಶ್ರಯದಲ್ಲಿ ತನ್ನ ಲೀಲಾಮಯ ಜೀವನವನ್ನು ನಂಜನಗೂಡಿನಲ್ಲಿ ನಡೆಸುತ್ತಾನೆ.

ಸೋದರಮಾವನಿಂದ ಮಹದೇವನಿಗೆ ಅಕ್ಷರಾಭ್ಯಾಸದ ಓದು ಆರಂಭವಾಗುತ್ತದೆ. ಮುಂದೆ ಶಾಲೆಗೆ ಹೋಗೆಂದರೆ ಬೇಡವೆಂದು ಹಠಮಾಡುತ್ತಿದ್ದ. ಮುದ್ದಿಸಿ, ರಮಿಸಿ ಕಳಿಸಿದರೆ ಎತ್ತಿನ ಮೇಲೆ ಕುಳಿತುಕೊಂಡು ಹೋಗುವೆನೆಂದು ಹಠಸಾಧಿಸಿ ಎತ್ತಿನ ಮೇಲೇರಿ ಶಾಲೆಗೆ ಹೋಗುತ್ತಿದ್ದ. ಶಾಲೆಯ ಹುಡುಗರಿಗೆ ಈತನೇ ಮುಂದಾಳು. ಪಾಠದಲ್ಲಿ ಬಹಳ ಚುರುಕು. ಒಮ್ಮೆ ಹೇಳಿದರೆ ಸಾಕು, ಸಂಪೂರ್ಣವಾಗಿ ಗ್ರಹಿಸುತ್ತಿದ್ದ. ಆದರೆ ಲೀಲಾಮೂರ್ತಿ ಮಾತನಾಡಿದರೆ ಹರಳು ಹುರಿದಂತೆ, ಗಹನವಾದ ವಿಚಾರವನ್ನು ಆಡುವ ವಾಚಾಳಿ, ಸುಮ್ಮನಿದ್ದರೆ ಮೂಕನೇನೋ, ಮಾತು ಬಾರದೇನೋ ಎನ್ನುವಂತೆ ಮೌನಿಯಾಗುತ್ತಿದ್ದ. ಈತನ ವರ್ತನೆ ಕಂಡು ಊರ ಜನರು ಅಚ್ಚರಿಪಡುತ್ತಿದ್ದರು. ಶಾಲೆಯ ಗುರುಗಳು 'ಈತನಿಗೆ ಲೋಕದ ವಿದ್ಯೆ ಏಕೆ? ನಮ್ಮಿಂದ ಕಲಿಸಲಾಗದು" ಎಂದು ಮಹದೇವನಿಗೆ ಶಾಲೆ ಬಿಡಿಸಲು ಅವರ ಮಾವನಿಗೆ ಸೂಚಿಸುತ್ತಿದ್ದರು.

ಒಮ್ಮೆ ಮಹದೇವನ ಮೈಮೇಲೆ ಗುಳ್ಳೆಗಳೆದ್ದು, ಕೀವು ಸೋರಲಾರಂಭಿಸಿದವು. ಹೌಹಾರಿದ ಮಾವ ಚಿಕಿತ್ಸೆಗಾಗಿ ವೈದ್ಯರಲ್ಲಿಗೆ ಕರೆದೊಯ್ಯಲು ಯೋಚಿಸಿದ. ಮಹದೇವ ವೈದ್ಯರಲ್ಲಿಗೆ ಹೋಗುವುದು ಬೇಡವೆಂದ. ಗುಳ್ಳೆಗಳಿಗೆ ಹರಿಷಿಣ ಪುಡಿಯನ್ನು ಹಾಕಿ ಬಾಳೆಯ ಎಲೆಗಳಿಂದ ಕಟ್ಟಿರಿ ಗುಣಮುಖವಾಗುತ್ತದೆ ಎಂದ. ಆತನ ಮಾತಿನಂತೆ ಮೈಮೇಲೆ ಹರಿಷಣ ಪುಡಿ ಹಾಕಿ ಬಾಳೆಯ ಎಲೆಗಳಿಂದ ಕಟ್ಟಲು

ಆಶ್ಚರ್ಯಕರವಾದ ರೀತಿಯಲ್ಲಿ ಕೆಲದಿನಗಳಲ್ಲಿ ಮೈಮೇಲಿನ ಕೀವಿನಿಂದ ಕೂಡಿದ ಗುಳ್ಳೆಗಳೆಲ್ಲ ಕಾಣದಾದವು. ಈ ಸುದ್ದಿ ಊರಲ್ಲೆಲ್ಲ ಹಬ್ಬಿತು. ಊರಿನ ಜನರಿಗೆ ಆಶ್ಚರ್ಯವಾಯಿತು. ಜನರಿಗೆ ತಮ್ಮ ರೋಗಕ್ಕೆ ಪರಿಹಾರ ಕಂಡುಕೊಳ್ಳಬೇಕೆಂಬ ಕುತೂಹಲ. ಅನೇಕ ಜನ ಬಾಲಕ ಮಹದೇವನಿಗೆ ತಮ್ಮ ರೋಗಗಳನ್ನು ನಿವೇದಿಸಿಕೊಂಡು ಪರಿಹಾರ ಕೇಳಿ ತಿಳಿದು ಅದರಂತೆ ಮಾಡಿ ರೋಗದಿಂದ ಮುಕ್ತರಾಗ ತೊಡಗಿದರು.

ಮತ್ತೋಂದು ದಿನ ಮಹದೇವ ಕಾಣೆಯಾಗುತ್ತಾನೆ. ಮಾವನಿಗೆ ಭಯವಾಗುತ್ತೆದೆ. ಊರೆಲ್ಲ ಹುಡುಕಿದರೂ ಎಲ್ಲೂ ಆತನ ಸುಳಿವಿಲ್ಲ. ಎಂಟು ದಿನಗಳಾದರು ಮಹದೇವ ಕಾಣಲಿಲ್ಲ. ಊರಹೊರಗೊಂದು ಶಿವದೇವಾಲಯ, ಶಿವನ ಪೂಜಾರಿ ವಾರಕ್ಕೊಮ್ಮೆ ಮಾತ್ರ ದೇವಾಲಯದ ಬಾಗಿಲು ತೆಗೆದು ಶಿವನ ಪೂಜೆ ಮಾಡುತ್ತಿದ್ದನು. ಬಹಳ ಇಕ್ಕಟ್ಟಾದ ಗುಡಿ. ಪೂಜಾರಿ ಬಂದು ಬೀಗವನ್ನು ತೆರೆದು ಒಳಹೋಗಲು, ಶಿವಲಿಂಗದ ಹಿಂದಿನಿಂದ ಮಹದೇವ ಎದ್ದು ಬರುತ್ತಾನೆ. ಪೂಜಾರಿಗೆ ಭಯ-ಭಕ್ತಿಗಳೆರಡು ಏಕಕಾಲದಲ್ಲಿ ಉಂಟಾಗುತ್ತವೆ. ಹಾಕಿದ ಬೀಗ ಹಾಕಿದಂತೆ ಇರುವಾಗ ಬೀಗ ತೆಗೆಯದೆ ಈ ಬಾಲಕ ಒಳಗೆ ಬಂದುದು ಹೇಗೆಂದು ಎಲ್ಲರಿಗೂ ಅಚ್ಚರಿಯಾಗುತ್ತದೆ. ಪೂಜಾರಿಯು ಮಹದೇವನ ಮಹಿಮೆಗೆ ಭೀತನಾಗಿ ತಲೆಬಾಗುತ್ತಾನೆ. ಪೂಜಾರಿಗೆ, ಮಹದೇವನು, ಪ್ರತಿನಿತ್ಯವು ತಪ್ಪದೇ ಶಿವನ ಪೂಜೆ ಸಲ್ಲಿಸಬೇಕೆಂದು ಹೇಳುತ್ತಾನೆ.

ಈ ಸುದ್ದಿಯನ್ನು ಕೇಳಿದ ಮಾವ ಮಹದೇವಯ್ಯ ಅಳಿಯನನ್ನು ಅರಸುತ್ತಾ ಗುಡಿಯ ಬಳಿಗೆ ಓಡೋಡಿ ಬರುತ್ತಾನೆ. ಅಳಿಯ ಮಹದೇವನನ್ನು ಕಂಡು ಸಂತೋಷಿಸುತ್ತಾನೆ. ಮನೆಗೆ 'ಬಾ' ಎಂದು ಕರೆಯಲು, ಮಹದೇವ ನಿರಾಕರಿಸುತ್ತಾನೆ. ಭೀತನಾಗಿ ಮಾವನು ಏಕೆನಲು "ನಾನು ಎತ್ತಿನ ಮೇಲೆ ಏರಿ ಬರುತ್ತೇನೆ". ಎನ್ನುತ್ತಾನೆ. ಅಳಿಯನ ಮಾತಿನಂತೆ ಮಹದೇವಯ್ಯ ಎತ್ತನ್ನು ತಂದರೆ ಊರ ಜನ ಭಕ್ತಿ- ಉತ್ಸಾಹಗಳಿಂದ ಮಂಗಳ ವಾದ್ಯಗಳನ್ನು ತರುತ್ತಾರೆ. ಮಹದೇವನನ್ನು ಎತ್ತಿನ ಮೇಲೆ ಕುಳ್ಳಿರಿಸಿಕೊಂಡು ಮಂಗಳ ಮೇಳಗಳೊಂದಿಗೆ ಸಂಭ್ರಮದಿಂದ ಊರಿಗೆ ಮೆರವಣಿಗೆಯಲ್ಲಿ ಕರೆತರುತ್ತಾರೆ. ಬಸವನನ್ನೇರಿ ಬರುವ ಬಾಲಯೋಗಿಯಂತೆ ಮಹದೇವ, ನಂಜನಗೂಡಿನ ಜನತೆಗೆ ಕಂಗೊಳಿಸುತ್ತಾನೆ.

ಅಳಿಯನ ಅಸಾಧಾರಣ ವರ್ತನೆಯಿಂದ ಮಾವ ಮಹದೇವಯ್ಯನಿಗೆ ಒಮ್ಮೊಮ್ಮೆ ಭೀತಿಯುಂಟಾಗುತ್ತಿತ್ತು. ಜನರಿಗಾದರೋ ಈ ಮಗು ಪರಶಿವನ ಅಪರಾವತಾರವೆಂಬ ಭಾವನೆ ಮೂಡಿಸಿತ್ತು. ಮಹದೇವನನ್ನು ಮನೆಗೆ ಕರೆದುಕೊಂಡು ಹೋಗುವುದು, ಪೂಜೆ, ಪ್ರಸಾದದ ವ್ಯವಸ್ಥೆ ಮಾಡುವುದು ತಮ್ಮ ಕಷ್ಟಗಳನ್ನು ನಿವೇದಿಸಿಕೊಳ್ಳುವುದು, ಪರಿಹಾರಕ್ಕಾಗಿ ಅನುಗ್ರಹ ಮಾಡೆಂದು ಕರಮುಗಿದು ಶಿರಬಾಗಿ ಬೇಡುವುದನ್ನು ಮಾಡುತ್ತಿದ್ದರು. ಜನರ ಬೇಡಿಕೆಯನ್ನು ಆಲಿಸಿದ ಮಹದೇವನು ಅವರಿಚ್ಛೆಯಂತೆ ಕಷ್ಟಕ್ಕೆ ಪರಿಹಾರಗಳನ್ನು ಸೂಚಿಸುತ್ತಾ ಹಾರೈಕೆಯ ಆಶೀರ್ವಾದವನ್ನು ಮಾಡುತ್ತಿದ್ದನು. ಅರ್ಥಿಜನರ ಆಳಲು ದೂರಾಗುತ್ತಿದ್ದವು.

ಹೀಗೆ ಮಹದೇವನ ಅಸಾಧಾರಣ ಮಹಿಮಾಶಕ್ತಿಗಳು ಹೊರಚೆಲ್ಲುತ್ತಿರುವಾಗಲೇ ಮಾವ ಮಹದೇವಯ್ಯನಿಗೆ ಹಠಾತ್ತನೆ ಸಾವು ಬಂದೆರಗುತ್ತದೆ. ಅತ್ತೆ ಪಾರ್ವತಮ್ಮ ಕಂಗಲಾಗುತ್ತಾಳೆ. ಆಸರೆ ತಪ್ಪಿದ ಬಳ್ಳಿ ನೆಲಕ್ಕುರುಳಿ ಬಾಡಿವಸವಳಿದಂತೆ ಗಂಡನನ್ನು ಕಳೆದುಕೊಂಡ ಪಾರ್ವತಮ್ಮ ದುಃಖಿಸುತ್ತಾಳೆ. ಮಹದೇವನಿಗಾದರೋ ತನ್ನದೇ ಲೋಕ. ಬಾಳಿಗೆ ಆಸರೆಯಾಗಿದ್ದ ಗಂಡನನ್ನು ಕಳೆದುಕೊಂಡ ಪಾರ್ವತಮ್ಮನಿಗೆ ಬದುಕೆ ಬರಡಾಗಿ ಸದಾ ದುಃಖದಲ್ಲೇ ಕಾಲ ಕಳೆಯುತ್ತಾಳೆ. ಮಹಾದೇವನನ್ನು ಆರೈಕೆ ಮಾಡುವವರಾರು? ಕರುಳ ಆಸರೆಯನ್ನು ಕಳೆದುಕೊಂಡ ಮಹದೇವನಿಗೆ ಊರಿನ ಜನ ಕರುಣೆಯ ಆಸರೆ ನೀಡುತ್ತಾರೆ. ಅ ಮನೆಗಳಿಗೆ ಕರೆದೊಯ್ದು ಉಣಬಡಿಸಿ ಆರೈಕೆ ಮಾಡುತ್ತಾರೆ.

ಮಾವನನ್ನು ಕಳೆದುಕೊಂಡು ಮಹದೇವ ಮನೆಯ ಹಂಗನ್ನು ತೊರೆದ. ತಿಳಿದರೆ ಮನೆ, ಇಲ್ಲವಾದರೆ ಜಗತ್ತೆ ತನ್ನ ಮನೆ ಎಂಬಂತೆ ಸದಾ ಗುಡಿಗುಂಡಾರಗಳನ್ನು ಸುತ್ತುತ್ತಿದ್ದ. ಭಕ್ತರ ಜೊತೆಗೂಡಿ ಭಜನೆ ಮಾಡುತ್ತಾ ಹಾಡುತ್ತಾ ಕಾಲ ಕಳೆಯುತ್ತಿದ್ದನು. ಹೀಗಿರಲು ಮಲೆಯ ಮಹದೇಶ್ವರನ ಜಾತ್ರೆ ಬರುತ್ತದೆ. ಜನರು ಭಯಭಕ್ತಿಗಳಿಂದ ಹಿಂಡು ಹಿಂಡಾಗಿ ಮಹದೇಶ್ವರನ ದರ್ಶನಕ್ಕೆ ಹೋಗುತ್ತಾರೆ. ನಂಜನಗೂಡಿನ ಭಜನಾ ಮಂಡಳಿಯ ಯುವಕರು ಕಾಲ್ನಡಿಗೆಯಿಂದ ಭಜನೆ ಮಾಡುತ್ತಾ ಜಾತ್ರೆಗೆ ಸಂಭ್ರಮದಿಂದ ಹೊರಟಿರುವುದನ್ನು ಮಹದೇವನು ಕಂಡು, ತಾನೂ ಅವರೊಡನೆ ಮಲೆಯ ಮಹದೇವನ ಜಾತ್ರೆಗೆ ಹೋಗಲು ನಿರ್ಧರಿಸಿ, ಅವರೊಡನೆ ತಾನು ಹಾಡುತ್ತಾ ಸಾಗುತ್ತಾನೆ. ಸೊನ್ನಲಿಗೆ

ಸಿದ್ದರಾಮ ಬಾಲ್ಯದಲ್ಲಿ ಮಲ್ಲಯ್ಯನನ್ನು ಹುಡುಕುತ್ತಾ ಶ್ರೀಶೈಲಕ್ಕೆ ಹೊರಟ ಯಾತ್ರಿಗಳ ಜೊತೆ ಹೊರಟಂತೆ, ಮಹದೇವ ಕಲ್ಲು ಮುಳ್ಳುಗಳನ್ನು ಲೆಕ್ಕಿಸದೆ ಹಸಿವು ಬಾಯಾರಿಕೆಗೆ ಜಗ್ಗದೆ ಮಲೆಯಮಹದೇಶ್ವರ ಬೆಟ್ಟಕ್ಕೆ ಭಕ್ತರೊಂದಿಗೆ ಹೋಗುತ್ತಾನೆ.

ಸಂಭ್ರಮದಿಂದ ಜಾತ್ರೆಯನ್ನು ಮಾಡಿದ ಭಜನಾ ಮಂಡಳಿಯ ಭಕ್ತರು ಕೃತಾರ್ಥರಾದೆವೆಂದು ಮಲೆಯಮಹದೇಶ್ವರಿನಿಗೆ ವಂದಿಸಿ, ಊರಿಗೆ ಮರಳಲು ಸಿದ್ಧರಾಗುತ್ತಾರೆ. ತಮ್ಮ ಜೊತೆ ಬಂದ ಮಹದೇವನನ್ನು ಎಚ್ಚರಿಸಿ, ಊರಿಗೆ ಹೊರಡಲು ಸಿದ್ದನಾಗೆನಲು ತಾನು ಊರಿಗೆ ಬಾರೆನೆನ್ನುತ್ತಾನೆ. ಕಾರಣ ಕೇಳಲು "ನನಗೆ ಊರಿಗೆ ಮರಳಲು ಮಹದೇವನ ಅಪ್ಪಣೆಮಾಗಿಲ್ಲ"ಎಂದು ಹೇಳುತ್ತಾನೆ. ಮಾತಿನ ಮರ್ಮವನ್ನರಿಯದ ಜನ ಮಹದೇವನನ್ನು ಬೆಟ್ಟದಲ್ಲಿಯೇ ಬಿಟ್ಟು ಮರಳಿ ನಂಜನಗೂಡಿಗೆ ಹೋಗುತ್ತಾರೆ.

ಇತ್ತ ಮಹದೇವನು ಏಕಾಂಗಿಯಾಗಿ ತನಗರಿವಿಲ್ಲದೆ ತನ್ನೊಳಗೆ ಅವ್ಯಕ್ತವಾಗಿರುವ ಶಕ್ತಿಯನ್ನು ಅರಸುತ್ತಾ ಕಾಡಿನಲ್ಲಿ ಅಲೆಯುತ್ತಾನೆ. ಸುಂದರ ಕಾನನದ ಸೌಂದರ್ಯ ಸವಿಯುತ್ತಾ ಹರಿವ ನೀರಲ್ಲಿಮಿಂದು, ಸುಳಿವಗಾಳಿಗೆ ಮೈಯೊಡ್ಡಿ, ಭಾವಪೂರ್ಣವಾಗಿ ಹಾಡುತ್ತಾ ಬೆಟ್ಟದ ಗುಹೆಯಲ್ಲಿ ಇರತೊಡಗುತ್ತಾನೆ. ಹೀಗಿರುವಾಗ ಒಂದು ದಿನ ಗಾಢನಿದ್ರೆಯಿಂದ ತಿಳಿದೆದ್ದ ಮಹದೇವನಿಗೆ ತಾನಿದ್ದ ಗವಿಯ ಬಾಗಿಲ ಮುಂದೆ ತೇಜೋಮಯ ಮೂರ್ತಿಯಾದ ಜಂಗಮನನ್ನು ಕಾಣುತ್ತಾನೆ. ಅತ್ಯಾನಂದದಿಂದ ಮೇಲೆದ್ದು ಜಂಗಮನಿಗೆ ವಂದಿಸಿ, ತಾನಿದ್ದ ಗವಿಯ ಒಳಗೆ ಕರೆದೊಯ್ದು ಉಪಚರಿಸುತ್ತಾನೆ.

ಆತಿಥ್ಯದಿಂದ ಸಂಪ್ರೀತನಾದ ಆ ಮಹಾಯೋಗಿಯು, ತಾನು ನಂಜುಂಡನೆಂದು, ತಾನಿರುವುದು ಕಂತೆಮಾದನ ಬೆಟ್ಟದಲ್ಲೆಂದು, ತನ್ನನ್ನು ಪರಿಚಯಿಸಿಕೊಳ್ಳುತ್ತಾನೆ. ಜೊತೆಗೆ ಮಹದೇವನ ಹೆಸರು, ಊರು, ತಂದೆ, ತಾಯಿ ಮುಂತಾದ ಜೀವನ ವೃತ್ತಾಂತವನ್ನೆಲ್ಲ ಕಣ್ಣಾರೆ ಕಂಡವನಂತೆ ಹೇಳುತ್ತಾನೆ. ಇದನ್ನು ಕೇಳಿದ ಮಹದೇವ ಚಕಿತಗೊಳ್ಳುತ್ತಾನೆ. ನಂಜುಂಡ ಯೋಗಿಯು ಮುಂದುವರಿದು"ನಿನ್ನನ್ನು ನನ್ನ ಕಂತೆಮಾದನ ಬೆಟ್ಟಕ್ಕೆ ಕರೆದೊಯ್ಯಲು ಬಂದಿರುವೆ" ನೆಂದು ಹೇಳಿ, ತನ್ನ ಜೊತೆಗೆ ಕಂತೆಮಾದನ ಬೆಟ್ಟಕ್ಕೆ ಮಹದೇವನ ಮನವೊಲಿಸಿ ಕರೆದೊಯ್ಯುತ್ತಾನೆ.

ಸಾಧನೆಯ ಪಥ

ವೇದಕಲಿತಲ್ಲಿ ಪಾಠಕನಲ್ಲದೆ ಜ್ಞಾನಿಯಲ್ಲ ನಿಲ್ಲು! ಶಾಸ್ತ್ರ ಪುರಾಣವನೋದಿದಲ್ಲಿ ಪಂಡಿತನಲ್ಲದೇ ಜ್ಞಾನಿಯಲ್ಲ ನಿಲ್ಲು! ವ್ರತನೇಮಕೃತ್ಯ ಪೂಜಕನಾದಡೇನು? ದಿವ್ಯಜ್ಞಾನದ ಠಾವನರಿಯಬೇಕು. ಈ ಬೇಧವ ತಿಳಿದರಿದಲ್ಲಿ ಮನಸಂದಿತ್ತು ಮಾರೇಶ್ವರಾ.

-ಮನಸಂದ ಮಾರಿತಂದೆ

ನಂಜುಂಡ ಯೋಗೀಂದ್ರರು ಸಿದ್ಧಪುರುಷರು. ಕಂತೆಮಾದನ ಬೆಟ್ಟದ ಏಕಾಂತ ಸ್ಥಳದಲ್ಲಿ ಆಶ್ರಮವನ್ನು ನಿರ್ಮಿಸಿಕೊಂಡು, ಏಕಾಂತ ಸಾಧನೆಯಲ್ಲಿ ಸದಾ ನಿರತರಾಗಿರುತ್ತಿದ್ದ ಹಠಯೋಗಿಗಳಾಗಿದ್ದರು. ಇವರ ಮಾರ್ಗದರ್ಶನದಲ್ಲಿ ಮಹದೇವನ ಸಾಧನೆ ಮೊದಲಾಯಿತು. ಆಶ್ರಮದಲ್ಲಿ ಮಹದೇವ ಗುರುವಿನ ಸೇವೆಯನ್ನು ಬಹಳ ಶ್ರದ್ಧೆಯಿಂದ ಮಾಡುತ್ತಿದ್ದನು. ಗುರುಗಳ ಪೂಜಾಕಾರ್ಯಕ್ಕಾಗಿ ಪತ್ರಿ, ಪುಷ್ಪಗಳನ್ನು ಅಣಿಗೊಳಿಸುವುದು, ಆಶ್ರಮವನ್ನು ಶುಚಿಗೊಳಿಸುವುದು ಮುಂತಾದ

ಕಾರ್ಯಗಳನ್ನು ಚಾಕುಚಕ್ಯತೆಯಿಂದ ಮಾಡುತ್ತಿದ್ದ ಮಹದೇವನನ್ನು ಕಂಡು ನಂಜುಂಡ ಯೋಗಿಗಳಿಗೆ ಅತ್ಯಾನಂದವಾಯಿತು.

ಶಿವನಾಣತಿಯಂತೆ ಮಹಾದೇವನಿಗೆ ಹಠಯೋಗ ಸಾಧನೆಯ ಉಪದೇಶ ಮಾಡಲು ನಂಜುಂಡಯೋಗಿಗಳು ನಿರ್ಧರಿಸಿದರು. ತನ್ನಂತೆ ಹಠಯೋಗ ಸಿದ್ಧನನ್ನಾಗಿಸಬೇಕೆಂದು ಸಂಕಲ್ಪಿಸಿಕೊಂಡು ಮಹದೇವನಿಗೆ ಶಾಸ್ತ್ರೋಕ್ತವಾಗಿ ವಿಧಿ ವಿಧಾನಗಳಿಂದ ಆಚರಣೆಗಳ ಬಗೆಗೆ ಮನವರಿಕೆ ಮಾಡಿಸಿದರು. ಯೋಗಸಾಧನೆಗೆ ಮತ್ತು ಸಾಧಕನಿಗೆ ಇರಬೇಕಾದ ಯಮ, ನಿಯಮಾದಿ ಆಚರಣೆ, ಸತ್ಯ, ಶುದ್ಧ, ನಡೆ, ಜಪತಪಾದಿ ಅನುಷ್ಠಾನ, ಸತತಾಭ್ಯಾಸ ಮುಂತಾಗಿ ಯೋಗಶಾಸ್ತ್ರ, ಪ್ರಾಣಾಯಾಮದ ಪರಿಚಯವನ್ನು ಮಹದೇವನಿಗೆ, ಮಾಡಿಸಿದರು, ಅಂತೆಯೇ ಸಾಧನೆಗೆ ತೊಡಗಿಸಿದರು.

ಕೇಳಿದ ವಿಷಯವನ್ನು ಒಪ್ಪಿಸುವುದರಲ್ಲಿ ಅನುಷ್ಠಾನದಲ್ಲಿ ನಿರ್ದೇಶಿಸಿದ ವಿಧಾನವನ್ನು ಸಾಧನೆ ಮಾಡಿ ತೋರಿಸುವುದರಲ್ಲಿ ಮಹದೇವ ಸ್ವಲ್ಪವೂ ತಪ್ಪು ಮಾಡುತ್ತಿರಲ್ಲಿಲ್ಲ. ಏಕಗ್ರಾಹಿಯಾದ ಮಹದೇವನ ಏಕಾಗ್ರತೆಯನ್ನು ಕಂಡು ಗುರು ನಂಜುಂಡಾರ್ಯರು ತಲೆದೂಗಿದರು. ಹಲವಾರು ವರ್ಷಗಳ ಸಾಧನೆಯಿಂದ ಸಾಧಿಸಿಕೊಳ್ಳ ಬಹುದಾದ ಹಠಯೋಗ ಸಾಧನೆಯನ್ನು ಮಹದೇವ ಕೇವಲ ಒಂದೇ ವರ್ಷದಲ್ಲಿ ತನ್ನದಾಗಿಸಿಕೊಂಡು ಗುರುಗಳಿಂದ ಹಠಯೋಗ ಸಿದ್ಧನೆನಿಸಿಕೊಂಡ.

ಎಂಟು ವರ್ಷದ ಎಂಟೆದೆಯ ಭಂಟ ಮಹದೇವನಿಗೆ ಲಿಂಗದೀಕ್ಷೆಯನ್ನು ಮಾಡಿಸಬೇಕೆಂದು ಗುರುತಂದೆ ನಂಜುಂಡಾರ್ಯರು ಸಂಕಲ್ಪಿಸಿದರು. ಸಮರ್ಥ ಗುರುಗಳಾದ ದೇವನೂರಿನ ಮಹಾಮಹಿಮ ಶ್ರೀಗುರು ಮಲ್ಲೇಶ್ವರಸ್ವಾಮಿಗಳ ಬಳಿಗೆ ಮಹದೇವನನ್ನು ಕರೆತರುತ್ತಾರೆ. ಮಹಾದೇವನಲ್ಲಿಯ ಶಿವಕಳೆಯನ್ನು ಕಂಡ ಶ್ರೀಗುರುಮಲ್ಲೇಶ್ವರರು ಮಂತ್ರಮುಗ್ಧರಾಗುವರು. ಇಂತಹ ಬಾಲಯೋಗಿಗೆ ದೀಕ್ಷೆಯನ್ನು ಮಾಡುವ ಭಾಗ್ಯ ದೊರೆತಿರುವುದು ತಮ್ಮ ಸುಕೃತವೆಂದು ಬಾವಿಸಿ, ಮಹದೇವನಿಗೆ ಸುಮುಹೂರ್ತದಲ್ಲಿ ಜ್ಞಾನ, ಕ್ರಿಯಾ, ಮಂತ್ರಗಳೆಂಬ ತ್ರಿವಿಧ ದೀಕ್ಷೆಗಳನ್ನು ಮಾಡುತ್ತಾರೆ. ಕಾಯಗುಣದಿಂದ ಮಹದೇವ ನಾಗಿದ್ದವನನ್ನು ಕೃಪಾನುಗ್ರಹ ದೀಕ್ಷೆಗಳಿಂದ ಮಹಾಮಾಹೇಶ್ವರನನ್ನಾಗಿ ಮಾಡುತ್ತಾರೆ. ದೀಕ್ಷಾಗುರುಗಳಿಗೆ ತ್ರಿಕರಣ ಪೂರ್ವಕವಾಗಿ ವಂದಿಸಿ, ಗುರುವಿನ ಆಶೀರ್ವಾದವನ್ನು ಪಡೆದು ಆಶ್ರಯದಾತ ಗುರುತಂದೆ ಶ್ರೀನಂಜುಂಡಾರ್ಯರ ಜೊತೆಗೂಡಿ ಮರಳಿ ಕಂತೆಮಾದನ ಬೆಟ್ಟಕ್ಕೆ ಬರುತ್ತಾನೆ.

ಕಂತೆಮಾದನ ಬೆಟ್ಟದಲ್ಲಿ ಕೆಲಕಾಲ ನಂಜುಂಡಾರ್ಯರ ಮಾರ್ಗದರ್ಶನದಲ್ಲಿ ಷಟ್ ಚಕ್ರ ವಿಚಾರ, ರಾಜಯೋಗ ರಹಸ್ಯಗಳನ್ನು ಮಹದೇವ ಅರಿತು ಕೊಳ್ಳುತ್ತಾನೆ. ಗುರುಗಳ ಆದೇಶದಂತೆ, ಲೋಕಸಂಚಾರ ಮಾಡಲು ನಾಡಿನಾಭಿಮುಖವಾಗಿ ಮುಂದಡಿಯಿಡುತ್ತಾನೆ. ನಾಡಿನುದ್ದಗಲಕ್ಕೂ ಕಾಲ್ನಡಿಗೆಯಿಂದ ಸಂಚಾರ ಮಾಡುತ್ತಾ, ವಿವಿಧ ಪುಣ್ಯಕ್ಷೇತ್ರಗಳನ್ನು ದರ್ಶಿಸುತ್ತಾ,

ತಮಿಳುನಾಡಿನ ತಂಜಾವೂರಿಗೆ ಬರುತ್ತಾನೆ. ತಂಜಾವೂರಿನಲ್ಲಿ ಆರು ತಿಂಗಳ ಕಾಲ ವಾಸ್ತವ್ಯ ಮಾಡಿ ಸಂಗೀತ ವಿದ್ವಾಂಸರೊಬ್ಬರಿಂದ ಸಂಗೀತಸಾಧನೆ ಮಾಡುತ್ತಾನೆ. ಅಲ್ಲಿಂದ ಮುಂದೆ ಮೈಸೂರು ಸೀಮೆಯ ಚಿಕ್ಕಮಗಳೂರಿಗೆ ಬಂದು ಊರಹೊರಗಿನ ಪಾಳುದೇಗುಲದಲ್ಲಿ ವಾಸಿಸುತ್ತ ಅಲ್ಲಿದ್ದ ಪಾಶ್ಚಿಮಾತ್ಯ ವಿದ್ವಾಂಸನೊಬ್ಬನಿಂದ ಮೂರು ತಿಂಗಳುಗಳ ಕಾಲ ಸಂಸ್ಕೃತವನ್ನು ಕಲಿಯುತ್ತಾನೆ. ಲೌಕಿಕ, ಪಾರಮಾರ್ಥಿಕ ವಿದ್ಯೆಗಳೆರಡನ್ನು ಅರಿಯಬೇಕೆಂಬ ಆಕಾಂಕ್ಷೆ ಗುರುಕಾರುಣ್ಯ ಮೂರ್ತಿಯಾದ ಮಹದೇಶನಲ್ಲಿ ಅಪರಿಮಿತವಾಗಿದ್ದಿತು.

ಸಂಸ್ಕೃತದ ಹೆಚ್ಚಿನ ವಿದ್ಯಾಭ್ಯಾಸವನ್ನು ಮಾಡಬೇಕೆಂದು, ಮೈಸೂರು ಮಹಾರಾಜ ಮುಮ್ಮಡಿ ಕೃಷ್ಣರಾಜ ಒಡೆಯರ ರಾಜಮನ್ನಣೆಯೊಂದಿಗೆ ಕಾಶಿಕ್ಷೇತ್ರಕ್ಕೆ ಮಹದೇವ ಯೋಗಿ ಪ್ರಯಾಣ ಬೆಳೆಸುತ್ತಾನೆ. ಕಾಶಿನರೇಶನ ಅರಮನೆಯಲ್ಲಿ ಅತಿಥಿಯಾಗಿದ್ದುಕೊಂಡು ಕಾಶಿವಿದ್ಯಾಪೀಠದಲ್ಲಿ ಸಂಸ್ಕೃತ ಅಧ್ಯಯನ ಆರಂಭಿಸಿದ ಮಹದೇವ ಸತತ ಅಧ್ಯಯನದಿಂದ ಹೆಚ್ಚಿನ ಸಂಸ್ಕೃತಜ್ಞಾನ, ಶಾಸ್ತ್ರಜ್ಞಾನ ಮತ್ತು ಯೋಗ ರಹಸ್ಯಗಳನ್ನು ಅರಿಯುತ್ತಾನೆ. ಇಂದಿನ ಎಂ.ಎ. ಪದವಿಗೆ ಸಮನಾದ ಸಂಸ್ಕೃತ 'ಶಿರೋಮಣಿ' ಯನ್ನು ಅಭ್ಯಾಸ ಮಾಡುತ್ತಾನೆ.

ವಿದ್ಯಾಪೀಠದ ಘಟಿಕೋತ್ಸವದ ವಾರ್ಷಿಕ ಸಭೆಯಲ್ಲಿ ಅಧ್ಯಕ್ಷ ಸ್ಥಾನವನ್ನು ಅಲಂಕರಿಸಿ, ಪಂಡಿತರೆಲ್ಲ ಪರವಶರಾಗುವಂತೆ ಸಂಸ್ಕೃತದಲ್ಲಿ ಭಾಷಣ ಮಾಡಿ ತನ್ನ ಪಾಂಡಿತ್ಯ ಪ್ರದರ್ಶನ

ಮಾಡುತ್ತಾನೆ ಮಹದೇವಯೋಗಿ. ಸಭೆಯಲ್ಲಿ ಪರಾಭವಗೊಂಡ ಪಂಡಿತರ ಖಿನ್ನಮನಃಸ್ಥಿತಿಯನ್ನು ಕಂಡು ಮಹದೇವನ ಮನಸ್ಸಿಗೆ ನೋವೆನಿಸುತ್ತದೆ. ಸೋಲುಗೆಲುವಿನ, ಸ್ತುತಿನಿಂದೆಗಳ, ವಾದವಿವಾದಗಳಿಗೆ ಕಾರಣವಾದ ಲೌಕಿಕವಿದ್ಯೆಯ ಪ್ರದರ್ಶನಕ್ಕೆ ತಿಲಾಂಜಲಿಯನ್ನೀಯಲು ನಿರ್ಧರಿಸುತ್ತಾನೆ. ಲೌಕಿಕ ಪಾಂಡಿತ್ಯ ಶುಷ್ಕವಾದ್ದೆಂದು ಅರಿಯುತ್ತಾನೆ. ತನ್ನಲ್ಲಿದ್ದ ಎಲ್ಲ ಗ್ರಂಥಗಳನ್ನು ಕೂಡಲೆ ಗಂಗೆಗೆ ಸಮರ್ಪಿಸಿ ನಿಶ್ಚಿಂತನಾಗುತ್ತಾನೆ.

ಕಾಶಿವಿದ್ಯಾಪೀಠದಲ್ಲಿ ಲೌಕಿಕ ವಿದ್ಯೆಯ ಅಲ್ಪತೆಯನ್ನು ಅರಿಯುವುದರೊಂದಿಗೆ ಪಾರಮಾರ್ಥ ವಿದ್ಯೆಯ ಮಹತ್ವವನ್ನು ಮನಗಾಣುತ್ತಾನೆ. ಹರಿಶ್ಚಂದ್ರ ಘಾಟ್ ನಲ್ಲಿ ಏಕಾಂತ ಧ್ಯಾನ ಮಾಡುತ್ತಾ, ಗಂಗಾ ನದಿಯ ನಡುಗಡ್ಡೆಯಲ್ಲಿ ಏಕನಾಥನ ಗವಿಯಲ್ಲಿ ತಪಸ್ಸಾಧನೆಗೈದು ಅನ್ನಪೂರ್ಣೆಯನ್ನು ಸಾಕ್ಷತ್ಕರಿಸಿಕೊಂಡು ಆಕೆಯಿಂದ ಅಕ್ಷಯಪಾತ್ರೆಯ ಅನುಗ್ರಹಿತನಾಗುತ್ತಾನೆ. ಮಹೋನ್ನತ ಸಾಧನೆಗೆ ಮಾರ್ಗದರ್ಶಿ ಗುರು ಹಿಮಾಲಯದಲ್ಲಿರುವನೆಂದು ಅರಿಯುತ್ತಾನೆ. ಹುಣ್ಣಿಮೆಯ ರಾತ್ರಿ ಗಂಗಾತೀರದಲ್ಲಿ ಧ್ಯಾನಗೈದು ಗಂಗೆಯ ದರ್ಶನ ಪಡೆದು, ತಾಯಿ ಗಂಗೆಯಿಂದ" ಲೋಕಕಲ್ಯಾಣಕ್ಕಾಗಿ ಹೊರಡು" ಎಂಬ ಆದೇಶವನ್ನು ಪಡೆಯುತ್ತಾನೆ.

ಅನ್ನಪೂರ್ಣೆಯ ಆದೇಶವನ್ನನುಸರಿಸಿ, ಪರಮೋನ್ನತ್ತಸಾಧನೆಯ ಗುರುವನ್ನು ಅರಸಿ ಹಿಮಾಲಯಕ್ಕೆ ಮಹದೇವಯೋಗಿ ಹೊರಡುತ್ತಾನೆ. ಹರಿದ್ವಾರ, ಋಷಿಕೇಶದಲ್ಲಿ ಸಂಚರಿಸುತ್ತ, ನಾಥಪಂಥದ ಗುರುನಾಥ ಯೋಗಿನಾಥರನ್ನು ಕಾಣುತ್ತಾನೆ. ಕೇದಾರ, ಬದರಿ, ಕಾಶ್ಮೀರಗಳನ್ನು

ಸಂಚರಿಸಿ, ಒಂದು ಬೆಳದಿಂಗಳ ರಾತ್ರಿ ಯೋಗಿನಾಥರಿಂದ ನಿರ್ವಿಕಲ್ಪ ಸಮಾಧಿ ರಹಸ್ಯವನ್ನು ಅರಿತು, ಬೆಳಗಾಗುವವರೆಗೂ ಧ್ಯಾನಸ್ಥಿತನಾಗುತ್ತಾನೆ.

ಅತಿದುರ್ಗಮವಾದ ಹಿಮಾಲಯದ ಮಧ್ಯೆಮೇಶ ಕ್ಷೇತ್ರದಲ್ಲಿ ಮೂರು ತಿಂಗಳಕಾಲ ಅನುಷ್ಠಾನಗೈದು ಶಿವಸಮಾಧಿಯ ಸುಖವನ್ನು ಅನುಭವಿಸಿದ. ಯೋಗಿ ಮಹದೇವನು ನೇಪಾಳ, ಕಾಶ್ಮೀರ ಮುಂತಾದ ಸ್ಥಳಗಳಲ್ಲಿ ಸಂಚರಿಸಿ, ಮುಂಬೈ ಬಳಿಯ ಶ್ರೀಶೈಲಪ್ರದೇಶದ ಶಿವ ಹಿಮಾಲಯದಲ್ಲಿ ಹನ್ನೆರಡು ವರ್ಷಗಳ ಉಗ್ರ ತಪಸ್ಸಾನ್ನಾಚರಿಸಿ ಮರಳಿ ಕರ್ನಾಟಕದ ಕಡೆಗೆ ಸಂಚರಿಸುತ್ತಾನೆ. ಮೈಸೂರು, ದೇವನೂರು, ಸುತ್ತೂರುಗಳ ಮೂಲಕ ಚಂದ್ರವಾಡಿಗೆ ಬಂದು ಕಾಳಿಕಾದೇವಿಯ ಗುಡಿಯಲ್ಲಿ ತಪೋನಿರತನಾಗುತ್ತಾನೆ. ನಂತರ ಸಂಗಮಕ್ಷೇತ್ರ ಎಡೆಯೂರಿಗೆ ಹೊರಟು ಅಲ್ಲಿ ಹನ್ನೆರಡು ವರ್ಷಗಳ ತಪಸ್ಸನ್ನಾಚರಿಸಿ ಕಾಲ್ನಡಿಗೆಯಿಂದ ರಾಮೇಶ್ವರ, ಶ್ರೀಲಂಕಕ್ಕೆ ಬರುತ್ತಾನೆ. ಹಲವು ವರ್ಷಗಳ ಕಾಲ ಶ್ರೀಲಂಕೆಯಲ್ಲಿದ್ದು, ಶ್ರೀಶೈಲಕ್ಕೆ ಬಂದು ಅಲ್ಲಿ ಕದಳಿವನದ ಗವಿಯಲ್ಲಿ ಎಂಟು ವರ್ಷಗಳ ಕಾಲ ತಪಸ್ಸಾಧನೆ ಮಾಡುತ್ತಾನೆ.

ಹೀಗೆ ಮಾದೇಶ ಶಿವಯೋಗಿಯು ಅಲೌಕಿಕ ಸಾಧನೆಯನ್ನು ಲೋಕದೂರನಾಗಿ ಮತ್ತು ಲೋಕಸನ್ನಿಹಿತನಾಗಿ ಮಾಡುವುದರ ಜೊತೆಗೆ ಮೂರುಬಾರಿ ವಿದೇಶ ಪ್ರವಾಸವನ್ನು ಕೈಗೊಂಡು ಆಫ್ರಿಕ, ಅಮೇರಿಕ, ಇಟಲಿ, ಜರ್ಮನಿ, ತಿಬೆಟ್, ಚೀನಾ, ರಷ್ಯಾ, ಅರಬ್ ರಾಷ್ಟ್ರಗಳಾದ ಮಕ್ಕಾ-ಮದೀನಗಳನ್ನು ದರ್ಶಿಸಿ ಬರುತ್ತಾನೆ. ಬೌದ್ಧ,

ಕ್ರೈಸ್ತ, ಇಸ್ಲಾಂ ಧರ್ಮದ ಗುರುಗಳ ಜೊತೆ ವಿಚಾರವಿನಿಮಯ ಮಾಡುತ್ತಾನೆ. ನಾಡಿನ ಸಮಕಾಲೀನ ಯೋಗಿಪುಂಗವ, ಸಾಧು, ಸಂತರಾದ ಹುಬ್ಬಳ್ಳಿಯ ಸಿದ್ಧಾರೂಢರು, ಗರಗದ ಮಡಿವಾಳಪ್ಪನವರು, ನವಲಗುಂದದ ನಾಗಲಿಂಗಪ್ಪನವರು, ಶಿಶುವಿನಾಳ ಷರೀಫ ಸಾಹೇಬ, ಹಾನಗಲ್ಲಕುಮಾರಸ್ವಾಮಿಗಳು, ಮುಂತಾದವರೊಡನೆ ಅನುಭವಗೋಷ್ಠಿಯಲ್ಲಿ ಪಾಲ್ಗೊಂಡು ತನ್ನ ಮಹಿಮೆಯನ್ನು ಮೆರೆಯುತ್ತಾನೆ.

ಮಹಾಮಹಿಮನೆನಿಸಿಕೊಂಡು ಜನರಿಂದ ದೂರ ಉಳಿಯದೆ ಲೌಕಿಕ ಮತ್ತು ಪಾರಲೌಕಿಕ ವಿದ್ಯೆಗಳೆರಡರಲ್ಲೂ ಮಹೋನ್ನತ ಸಾಧನೆಯಿಂದ ಸಿದ್ಧಿಯನ್ನು ಹೊಂದಿದ್ದರೂ ಲೋಕದ ಜನರಿಗೆ ತಿಳಿಗೊಡದಂತೆ ಮಹದೇವತಾತನು ಅನಕ್ಷರಸ್ಥನಂತೆ ಲೋಕವ್ಯವಹಾರದಲ್ಲಿ ಸಹಿ ಮಾಡದೆ ಹೆಬ್ಬಟ್ಟನ್ನು ಒತ್ತುತ್ತಾನೆ. ಪಾಂಡಿತ್ಯಪೂರ್ಣ ಶುದ್ಧವಾದ ನುಡಿಗೆ ಬದಲಾಗಿ ಅಜ್ಞಾನಿಯಂತೆ ಗ್ರಾಮ್ಯ ನುಡಿಗಳನ್ನಾಡುತ್ತಾ ಜನರೊಡನಾಟದಲ್ಲಿ ನಿರ್ಲಿಪ್ತ, ನಿರ್ಲೇಪ, ನಿರವಯನಾಗಿ, ನಿರಂಜನ ಪ್ರಭುವಾಗಿ, ಅಂತರಂಗಿಕವಾಗಿ, ಸದಾ ಸಾಧನೆಗೈಯುತ್ತ, ಸಾಧಕನ ಸಲ್ಲಕ್ಷಣವನ್ನು ಜಗಕೆ ಸಾರಿದ ಸಂತ, ಶಿವಯೋಗಿ, ಕಾರಣಿಕಪುರುಷ ಅಲ್ಲೀಪುರದ ಮಹದೇವ ತಾತನಾಗಿದ್ದಾನೆ.

ಸಿದ್ಧಿಯ ಸಂಪದ

ಅಂಜನ ಸಿದ್ಧಿಯ ಸಾಧಿಸುವ ಅಣ್ಣಗಳ ಕಣ್ಮನಕ್ಕೆ
ಮಂಜುಗವಿಸಿ ಹೊರಗಾದನು ನೋಡಾ ಪರಶಿವನು
ಘಟಿಕಾ ಸಿದ್ಧಿಯ ಸಾಧಿಸುವ ಅಣ್ಣಗಳ ಕಣ್ಮನಕ್ಕೆ
ಸಟೆಯ ತೋರಿಸಿ ಹೊರಗಾದನು ನೋಡಾ ಪರಶಿವನು
ಯಂತ್ರ, ಮಂತ್ರ, ತಂತ್ರ ಸಿದ್ಧಿವಾದ ವಶ್ಯೈವ ಸಾಧಿಸುವ
ಅಣ್ಣಗಳ ಕಣ್ಮನಕ್ಕೆ ಗಾಢಕತ್ತಲೆಗವಿಸಿ ಹೊರಗಾದನು
ನೋಡಾ ಪರಶಿವನು. ಭಕ್ತಿಸಿದ್ಧಿಯ ಸಾಧಿಸುವ ಅಣ್ಣಗಳ
ಮನಕ್ಕೆ ಮುಕ್ತಿಯ ಬೆಳಗನೆ ತೋರಿ ಒಳಗಾಗಿರ್ಪನು
ನೋಡಾ ನಮ್ಮ ಅಖಂಡೇಶ್ವರನೆಂಬ ಪರಶಿವನು

-ಷಣ್ಮುಖ ಶಿವಯೋಗಿ.

ಶಿವಯೋಗ ಸಿದ್ಧಿಸಂಪನ್ನನಾದ ಮಹದೇವ ತಾತನು ತನ್ನ ಸಾಧನೆಯನ್ನು ಲೌಕಿಕರೊಡನಿದ್ದುಕೊಂಡು ನಡೆಸುತ್ತಾನೆ. ಸಾಮಾನ್ಯರಂತೆ ಜೀವಿಸಿ, ಅಸಾಮಾನ್ಯ ಶಕ್ತಿಯ ಸಂಚಯ

ಮಾಡಿಕೊಳ್ಳುತ್ತಾನೆ. ಲೀಲಾಮೂರ್ತಿಯ ಲೌಕಿಕ ಜೀವನದ ಜಾಡನ್ನು ನಿಖರವಾಗಿ ಅರಿಯುವುದು ಅಸಾಧ್ಯವಾದ ಮಾತಾಗಿದೆ.

ಲೋಕಸಂಚಾರ ಮಾಡುತ್ತ ಅಲ್ಲಲ್ಲಿನೆಲೆನಿಂತು ಜನರ ಸಂಕಷ್ಟಗಳನ್ನು ದೂರಮಾಡುತ್ತ, ಜನರು ಸನ್ಮಾರ್ಗದಲ್ಲಿ ಮುನ್ನಡೆಯಲು ಮಾರ್ಗದರ್ಶಿಯಾಗುತ್ತಾನೆ. ಮೂಡಗೆರೆಯ ಬಸವಮಂದಿರದಲ್ಲಿ ಶಿವಾನುಷ್ಠಾನ ಗೈದು ಶಿವದರ್ಶನ ಪಡೆಯುತ್ತಾನೆ. ಒಂದು ವರ್ಷಗಳ ಕಾಲ ಅಲ್ಲಿದ್ದು ಬಸವಪುರಾಣವನ್ನು ಮಾಡಿಸುತ್ತಾನೆ. ಹರಿಹರದ ದಾರಿಯಲ್ಲಿಯ ಹಳ್ಳಿಮಠದಲ್ಲಿ ಮಠದ ದಂಪತಿಗಳಿಗೆ ಅಕ್ಕ ಮಾವಂದಿರೆಂದು ಸಂಭೋಧಿಸುತ್ತ ದನ ಕಾಯ್ದುಕೊಂಡಿರುತ್ತಾನೆ. ಮಕ್ಕಳಿರದ ಮಠದಯ್ಯನು ಎರಡನೆ ಮದುವೆಗೆ ಯೋಚಿಸಿದಾಗ ಅಕ್ಕನಿಗೆ ಮಕ್ಕಳಾಗುತ್ತವೆ ಎರಡನೆ ಮದುವೆ ಬೇಡವೆಂದು ಮಠದಯ್ಯನಿಗೆ ಹೇಳಿ ಮುಂದೆ ಸಾಗುತ್ತಾನೆ.

ಸಿದ್ಧಾರೂಢರ ಶಿವಾನುಭವ ಗೋಷ್ಠಿಯಲ್ಲಿ ಸಿದ್ಧನೆನಿಸಿಕೊಳ್ಳುತ್ತಾನೆ. ಚಂದ್ರವಾಡಿಯ ಗ್ರಾಮದಲ್ಲಿ ವಟವೃಕ್ಷದ ಕೆಳಗಿನ ಕಾಳಿಕಾದೇವಿ ಗುಡಿಯಲ್ಲಿ ತಪಸ್ಸಾಧನೆಗೈದು ಕಾರ್ಯಗ್ರಾಮದ ಶಂಬಪ್ಪನ ಮನೆಯಲ್ಲಿ ಪುನಃ ದನಗಾಯಿ ಕೆಲಸದಲ್ಲಿ ತೊಡಗುತ್ತಾನೆ. ಅಣಿಮಾದಿಸಿದ್ದಿಗಳನ್ನು ಪ್ರದರ್ಶಿಸಿ ಮಹಾತ್ಮನೆನಿಸಿಕೊಳ್ಳುತ್ತಾನೆ. ಆರು ವರ್ಷಗಳಕಾಲ ನೊಂದಜೀವಿಗಳ ಸಂಜೀವಿನಿಯಾಗಿ ಕಾರ್ಯಗ್ರಾಮದಲ್ಲಿದ್ದು ಕಾರ್ಯಸ್ವಾಮಿ ಎಂದೆನಿಸಿಕೊಳ್ಳುತ್ತಾನೆ ಮಹದೇವ ತಾತ.

ಆರಾಧನಾಹಳ್ಳಿಯ ಜನರ ಸಂಕಷ್ಟವನ್ನರಿತು, ಅಲ್ಲಿಗೆ ನಡೆದ ತಾತ ದನ ಕಾಯುವ ಕೆಲಸ ಮಾಡುತ್ತಾ ಊರಿಗೆ ಬಂದ ಸಾಂಕ್ರಾಮಿಕ ರೋಗ ದೂರ ಮಾಡುತ್ತಾನೆ. ನಾಲ್ಕೈದು ತಿಂಗಳ ಆರಾಧನಾ ಹಳ್ಳಿವಾಸದಿಂದ ಊರವರೆಗೆ ನೆಮ್ಮದಿ ಎನಿಸುತ್ತದೆ. ತಾತನ ದರ್ಶನ ಪಡೆದ ಮೈಸೂರ ದೊರೆ ಮುಮ್ಮಡಿ ಕೃಷ್ಣರಾಜ ಒಡೆಯರು, ಅವರ ಅಲೌಕಿಕ ತೇಜಸ್ಸಿಗೆ ಶಿರಬಾಗಿ ಅರಮನೆಗೆ ಕರೆದೊಯ್ದು ಶಿವಪೂಜೆ ಗೈಯುತ್ತಾರೆ. ರಾಜನಿಗೆ ಶಿವಾನುಭವ ಬೋಧೆಗೈದ ತಾತನವರು ಅಶ್ವಶಾಲೆಯಲ್ಲಿ ಕೊಬ್ಬಿದ ಪಟ್ಟದ ಕುದುರೆಯನ್ನು ಬಗ್ಗಿಸಿ, ಸವಾರಿಗೈದು ಯೋಧನೂ ಹೌದು, ಯೋಗಿಯೂ ಹೌದೆಂಬುದನ್ನು ಪರಿಚಯಿಸಿಕೊಳ್ಳುತ್ತಾನೆ.

ನೇಪಾಳದ ರಾಜನ ಅರಮನೆಗೆ ಪ್ರವೇಶಿಸಿದ ತಾತನು ಲಲನೆಯರ ಲಾವಣ್ಯದ ಮಧ್ಯ, ಚಿತ್ತಚದುರದ ಶ್ರೇಷ್ಠಯತಿಯೆಂದಿನಿಸಿಕೊಂಡು ರಾಜಮನ್ನಣೆ ಪಡೆಯುತ್ತಾನೆ. ನೇಪಾಳದಲ್ಲಿ ಲಿಂಗಸ್ಥಾಪನೆಗೈದು ಕಂಬಳಿಸ್ವಾಮಿ ಎಂದು ಕರೆಯಿಸಿ ಕೊಳ್ಳುತ್ತಾನೆ.

ಶಿವಯೋಗ ಮಂದಿರದ ಕುಮಾರಸ್ವಾಮಿಗಳ ಸೇವೆಗೈಯುತ್ತ ಹಸುಗಳನ್ನು ಕಾಯ್ದುಕೊಂಡು ರಾತ್ರಿ ವೇಳೆಯಲ್ಲಿ ನದಿತೀರದಲ್ಲಿ ಏಕಾಂತವಾಗಿ ಯೋಗಸಾಧನೆಯಲ್ಲಿ ತೊಡಗಿ ಶಿವಯೋಗಿಗಳಿಂದ ಅನುಗ್ರಹಿತನಾದ ಮಹದೇವತಾತನು ನಾಲತ್ವಾಡದ ವೀರೇಶ ಶರಣರಿಂದ ಪೂಜೆಗೊಳ್ಳುತ್ತಾನೆ.

ಆಂಧ್ರನಾಡಿಗೆ ಆಗಮಿಸಿ ನಗರೂರಿನ ಧನಿಕ ನರಸಾರೆಡ್ಡಿಯ ಹೊಲದಲ್ಲಿ ವಾಸ್ತವ್ಯ ಮಾಡಿ ಬರುವ ಭಕ್ತರ ಕುಡಿಯುವ ನೀರಿಗಾಗಿ ಸ್ವತಃ ಬಾವಿ ತೆಗೆದು, ಬಾವಿಯ ಒಳಗೆ ಧ್ಯಾನ ಮಂದಿರ ನಿರ್ಮಿಸಿ, ಶಿವಲಿಂಗ ಪ್ರತಿಷ್ಠಾಪಿಸಿ ಪುಣ್ಯಕ್ಷೇತ್ರವನ್ನಾಗಿಸಿದ ತಾತನು, ಆದವಾನಿಯ ಗವಿಮಠ ಮತ್ತು ಲಕ್ಷ್ಮಮ್ಮನ ಗುಡಿಯಲ್ಲಿವಾಸಮಾಡುತ್ತಾನೆ. ತದನಂತರ ತಾಯ್ನಾಡಿನ ಕಡೆಗೆ ಹೊರಟು ಬಳ್ಳಾರಿಯ ಮೂಲಕ ಅಲ್ಲೀಪುರಕ್ಕೆ ದಯಮಾಡಿಸುತ್ತಾನೆ.

ಶಿವಯೋಗಿಯು ಸಂದರ್ಶಿಸಲೇಬೇಕಾದ ಪುಣ್ಯಕ್ಷೇತ್ರವೇನಲ್ಲ ಅಲ್ಲೀಪುರ. ಇದೊಂದು ಸಾಮಾನ್ಯ ಕುಗ್ರಾಮ. ಭಕ್ತನ ಭಕ್ತಿಯ ಶಕ್ತಿ ಗುರುವಾರ ಗುರುವನ್ನು ಅಲ್ಲೀಪುರದತ್ತ ಎಳೆದು ತರುತ್ತದೆ. ಕಟ್ಟಡ ಕೆಲಸದ ಗುತ್ತಿಗೆದಾರ ಗಂಗಾಲಾಪುರದ ಹನುಮಂತಪ್ಪ ಆದವಾನಿಯ ಗವಿಮಠದ ಮುಂಭಾಗದಲ್ಲಿ ಸರಕಾರ ಕಟ್ಟಡವನ್ನು ಕಟ್ಟಿಸುತ್ತಿರುವಾಗ, ಆದವಾನಿ ಗವಿಮಠದಲ್ಲಿ ವಾಸ್ತವ್ಯ ಮಾಡಿದ್ದ ಮಹದೇವ ತಾತನು ಸಿದ್ಧಪುರುಷನೆಂಬುದು ಮನವರಿಕೆಯಾಗುತ್ತದೆ. ಪರಮಭಕ್ತಿಯಿಂದ ತಾತನ ಅನುಗ್ರಹವನ್ನು ಸಂಪಾದಿಸಿಕೊಂಡಿದ್ದ ಹನುಮಂತಪ್ಪ ಹಲವಾರು ಬಾರಿ ತಾತನನ್ನು ಅಲ್ಲೀಪುರಕ್ಕೆ ಬರುವಂತೆ ಕರೆದರೂ ಬಂದಿರಲಿಲ್ಲ. ಅನಿರೀಕ್ಷಿತವಾಗಿ ತಾತನೇ ಹನುಮಂತಪ್ಪನ ಮನೆಯ ಮುಂದೆ ಬಂದು ನಿಂತಾಗ, ಸಾಕ್ಷಾತ್ ಪರಶಿವನನ್ನೇ ಕಂಡಷ್ಟು ಆನಂದ ಹನಮಂತಪ್ಪನಿಗಾಗುತ್ತದೆ.

ಅಲ್ಲೀಪುರಕ್ಕೆ ಆಗಮಿಸಿದ ತಾತನು ಅಲ್ಲಿಯೇ ನೆಲೆನಿಲ್ಲುವ ಇಂಗಿತವನ್ನರಿತ ಹನುಮಂತಪ್ಪನು ನೆರವಿಗಾಗಿ ಕೇಳಲು, ತಾತನು ನಿರಾಕರಿಸುತ್ತಾನೆ. ಹೆಜ್ಜೆ ಹೆಜ್ಜೆಗೂ ತನ್ನ ಸಿದ್ಧಿಯ ಸಂಪದವನ್ನು ಹೊರಸೂಸುತ್ತ, ಈ ಭಾಗದ ಜನರ ಬದುಕಿನನೆಲೆ ನಿಲ್ಲುತ್ತಾನೆ. ತನ್ನ ನಿಜನಾಮಧೇಯದ ಜೊತೆಗೆ ಊರಿನ ಹೆಸರನ್ನು ತನ್ನದಾಗಿಸಿಕೊಂಡು ಅಲ್ಲೀಪುರದ ತಾತನೆಂದು ಖ್ಯಾತನಾಗುತ್ತಾನೆ.

ಹನುಮಂತಪ್ಪನ ಮನೆಯಲ್ಲಿ ಮೂರು ತಿಂಗಳ ಕಾಲ ನೆಲೆನಿಂತು ಲಿಂಗಪೂಜಾ ನಿರತನಾಗುತ್ತಾನೆ. ಹನುಮಂತಪ್ಪನ ಹೆಂಡತಿ ಮರೆಮ್ಮನಿಗೆ "ನೀನು ಮರೆಮ್ಮನಲ್ಲ, ಪರಿಶುದ್ಧಳಾದ ಗಂಗೆ" ಎಂದು. ಗಂಗಮ್ಮನೆಂದು ನಾಮಕರಣ ಮಾಡುತ್ತಾನೆ. ಮಕ್ಕಳಿಲ್ಲವೆಂಬ ಕೊರಗನ್ನು ಬಿಡಿಸಿ, ಗುರುಸೇವಾಕಾರ್ಯಕ್ಕೆ ತೊಡಗಿಸುತ್ತಾನೆ. ಮದ್ಯ, ಮಾಂಸವನ್ನು ಬಿಡಿಸಿ, ಶುದ್ಧಸೇವಾ ಜೀವನ ನಡೆಸಲು ದಂಪತಿಗಳಿಗೆ ಆಶೀರ್ವದಿಸುತ್ತಾನೆ.

ಹನುಮಂತಪ್ಪನೊಂದಿಗೆ ಹಂಪೆ, ಉಜ್ಜಯಿನಿಗಳನ್ನು ನೋಡಿಬಂದ ಮಹದೇವ ತಾತನು ತಾನು ವಾಸಿಸಲು ಬೇಕಾದ ಜಾಗದ ಪ್ರಸ್ತಾಪ ಮಾಡುತ್ತಾನೆ. ಹನುಮಂತಪ್ಪ ಕೊಡಬಂದ ಮೂರು ಎಕರೆ ಜಮೀನನ್ನು ನಿರಾಕರಿಸುತ್ತಾನೆ. ತಾನಿರಬೇಕಾದ ಜಾಗವನ್ನು ತಾತನೆ ತೋರಿಸುತ್ತಾನೆ. ಆದರೆ ಅದು ಸರಕಾರಿ ಜಾಗವಾಗಿದ್ದು, ವಿಶೇಷವಾಗಿ ಮಿಲಿಟರಿ ಆಡಳಿತಕ್ಕೊಳಪಟ್ಟು ಕಾಯ್ದಿರಿಸಿದ ಭೂಮಿಯಾಗಿರುವುದರಿಂದ, ಅದು ದೊರೆಯಲಾರದೆಂಬ ಆತಂಕ ಹನುಮಂತಪ್ಪನ ಮನದಲ್ಲಿ ಮೂಡಿದಾಗ, ಅದನ್ನರಿತ ತಾತ

"ಸರಕಾರದ ಎಲ್ಲರಿಗಿಂತ ಮೇಲಧಿಕಾರಿಯೆ ಬಂದು ಬೇಡಿದಷ್ಟು ಜಾಗವನ್ನು ಕೊಟ್ಟು ಹೋಗುತ್ತಾನೆ ನೆನಪಿಟ್ಟುಕೊ" ಎಂದು ಹೇಳುತ್ತಾನೆ. ಅಂತಯೇ ತಾನರಸಿದ ಜಾಗದ ನಿರ್ಜನ ಪ್ರದೇಶದಲ್ಲಿ ಕುಟೀರವನ್ನು ನಿರ್ಮಿಸಿ ಕಾವಿ ಧ್ವಜವನ್ನು ಹಾರಿಸುತ್ತಾನೆ. ಅದೇ ಸಮಯದಲ್ಲಿ ಮದರಾಸು ಪ್ರಾಂತ್ಯದ ಆಂಗ್ಲ ಗವರ್ನರ್ ಲೆಫ್ಟಿನೆಂಟ್ ಕರ್ನಲ್ ಅರ್ಚ್ ಬಾಲ್ಡ್ನೆಯವರು, ಜಿಲ್ಲಾಕಲೆಕ್ಟರ್ ಅನಂತರಾಮನ್ ಅವರೊಡಗೂಡಿ ಹೊಸಪೇಟೆಯ ತುಂಗಭದ್ರ ಆಣೆಕಟ್ಟಿನ ಕಟ್ಟಡ ಶಂಕುಸ್ಥಾಪನಾ ಕಾರ್ಯಕ್ಕಾಗಿ ಇದೇ ಮಾರ್ಗವಾಗಿ ಹೋಗುತ್ತಾರೆ. ಮಾರ್ಗಮಧ್ಯ ಎಡಭಾಗದ ಅಡವಿಯಲ್ಲಿ ತಲೆ ಎತ್ತಿ ಹಾರಾಡುತ್ತಿದ್ದ ಕೇಸರಿ ಧ್ವಜವನ್ನು ಗವರ್ನರ್ ಕಂಡು, ಕಲೆಕ್ಟರ್ ನನ್ನು ಏನೆಂದು ವಿಚಾರಿಸಲು ತಾತನ ಮಹಿಮೆಯನ್ನು ಅರಿತಿದ್ದ ಜಿಲ್ಲಾ ಕಲೆಕ್ಟರರು ತಾತನ ಬಗೆಗೆ ಗವರ್ನರರಿಗೆ ತಿಳಿಸುತ್ತಾರೆ.

ತಾತನ ದರ್ಶನ ಬಯಸಿ ಬಂದ ಗವರ್ನರು ತಾತನ ಪಾದಗಳಿಗೆರಗಿ, ತಾನು ಮಾಡಬೇಕಾದ ಸೇವೆಯೇನೆಂದು ಅರಕೆಮಾಡಿಕೊಳ್ಳುತ್ತಾನೆ. ತಾತನ ಬಳಿಯಿದ್ದ ಭಕ್ತರು ಭೂಮಿಯ ಪ್ರಸ್ತಾಪ ಮಾಡಿದಾಗ, ಎಷ್ಟು? ಎಲ್ಲಿ? ಬೇಕಂಬ ನಿರೂಪವನ್ನು ಕಳುಹಿಸುವಂತೆ ಜಿಲ್ಲಾಕಲೆಕ್ಟರ್ ಅನಂತರಾಮನ್ನರಿಗೆ ಗವರ್ನರ್ ಆದೇಶಿಸುತ್ತಾನೆ. ಅಂತೆಯೆ ತಾತನು ಬೇಡಿದಷ್ಟು ಭೂಮಿಯನ್ನು ಕೊಡುತ್ತಾನೆ. ಅಂದು ಹನುಮಂತಪ್ಪನಿಗೆ ಹೇಳಿದ ಮಾತು ಇಂದು ನಿಜವಾದಾಗ ಭಕ್ತರಿಗೆ ಎಲ್ಲಿಲ್ಲದ ಅನಂದವಾಗುತ್ತದೆ.

ಒಮ್ಮೆ ಮಳೆ ಬಾರದೆ ಕಂಗಾಲಾದಾಗ ಭಕ್ತರಿಗೆ ಶಿವಪಂಚಾಕ್ಷರಿ ಅಖಂಡ ಭಜನೆಯನ್ನು ಐದು ದಿನಗಳ ಕಾಲ ಮಾಡಿಸಿ ಸಮೃದ್ಧಿಯಾಗಿ ಮಳೆಯಾಗುವಂತೆ ಮಾಡಿದ ತಾತನು ಐದನೇದಿನ ಗಣರಾಧನೆಗೆ ಅಪ್ಪಣೆ ಕೊಡಿಸುತ್ತಾನೆ. ನಿರೀಕ್ಷೆಗೂ ಮೀರಿದ ಭಕ್ತರ ಆಗಮನ ಕಾರ್ಯಕರ್ತರಿಗೆ ಕಳವಳವನ್ನುಂಟು ಮಾಡಿದಾಗ "ಅನ್ನಪೂರ್ಣೆಯೇ ಸಾಕ್ಷಾತ್ ಇರುವಾಗ ಅನ್ನಕ್ಕೇಕೆ ಕಳವಳಗೊಳ್ಳುವಿರಿ" ಎಂದು ತಾತ ಅಭಯ ನೀಡುತ್ತಾನೆ. ಅನ್ನ ಅಕ್ಷಯವಾಗುತ್ತದೆ. ಶಿವಗಣಾರಾಧನೆ ನಿರಾತಂಕವಾಗಿ ಸಾಗುತ್ತದೆ.

ಪರಮಭಕ್ತರಾದ ನಾಲ್ವಾಡದ ಬಸಪ್ಪನವರ ಅಂಗಡಿಯಲ್ಲಿ ಅಕ್ಕಿಯ ಚೀಲಗಳ ನಿಟ್ಟುಜಾರಿ ಬಸಪ್ಪನವರ ಮೇಲೆ ಬೀಳುವಲ್ಲಿ ಹೆದರಿ "ಹೇ ಮಹದೇವಾ" ಎಂದು ಕೂಗಿ ಕೈ ಎತ್ತಿದರೆ ಬೀಳಲಿದ್ದ ಭಾರವಾದ ಅಲಮಾರು ಬೀಳದೆ ನಿಲ್ಲುತ್ತದೆ. ಮಠದಲ್ಲಿ ಕುಳಿತ್ತದ್ದ ತಾತ ಭಕ್ತರೊಡನೆ ಮಾತನಾಡುತ್ತ ಒಮ್ಮೆಲೆ ಕೈ ಮೇಲೆತ್ತಿ ನೆರೆದಿದ್ದ ಭಕ್ತರಿಗೆ ಹೇಳುತ್ತಾನೆ "ನಾಲ್ವಾಡದ ಬಸಣ್ಣ ಸಾಯುತ್ತಿದ್ದ ನನ್ನನ್ನು ಕೂಗಿ ಕರೆದ ನಾನು ಅವನನ್ನು ಕಾಪಾಡಿದೆ" ಎಂದನಂತೆ. ಅವಘಡದಿಂದ ಹೌಹಾರಿದ ಬಸಣ್ಣನಿಗೆ ಜ್ವರ ವಿಪರೀತವಾಯಿತು. ಮನೆಯಲ್ಲಿ ಯಾರೂ ಇರಲಿಲ್ಲ. ಜ್ವರದ ತಾಪ ಏರಿದಂತೆ ನೋವು ಉಲ್ಬಣವಾದಂತೆ ಗುರು ಸ್ಮರಣೆಯನ್ನು ಎಡಬಿಡದೆ ಮಾಡುತ್ತಿರಲು ಭಕ್ತನ ಮೊರೆ ಕೇಳಿಸಿಕೊಂಡ ತಾತ ರಾತ್ರಿ ಕತ್ತಲಲ್ಲಿ ಕೋಲನ್ನು ಊರುತ್ತ ನಾಲ್ವಾಡದ ಬಸಪ್ಪನ ಮನೆಗೆ ಬಂದು ಎಬ್ಬಿಸಿ ತನ್ನ ವರದ ಹಸ್ತದಿಂದ ತಲೆಯನ್ನು

ನೇವರಿಸಲು ಕೆಂಡದಂತೆ ದಹಿಸುತ್ತಿದ್ದ ಜ್ವರದ ತಾಪ ಕ್ರಮೇಣ ಇಳಿಮುಖವಾಯಿತು.

ಗೋಟೂರ ಚನ್ನಯ್ಯನೆಂಬ ಭಕ್ತನ ಸತಿಯ ಬೇನೆಯನ್ನು ಕಳೆದ, ಚನ್ನಯ್ಯನ ಮಗಳು ಶಾರದೆಯ ಹೂಗಣ್ಣನ್ನು ಪಾದೋದಕ ಹಾಕಿ ಚಿಕಿತ್ಸೆ ಮೂಲಕ ಪರಿಹರಿಸಿದ. ಹಡಗಲಿಯ ಕೊಟ್ರಬಸಪ್ಪನ ಮಗನ ಉನ್ಮಾದ ರೋಗಕ್ಕೆ ಗೋಮಯದಿಂದ ನೂರೊಂದು ಲಿಂಗಗಳನ್ನು ಮಾಡಿ ಇಪ್ಪತ್ತೊಂದು ದಿನ ಪೂಜೆ ಮಾಡಿ ನಂತರ ತಮ್ಮ ಬಳಿ ತರಲು ಹೇಳಿದಂತೆ ನೂರೊಂದು ಲಿಂಗಗಳನ್ನು ಪೂಜಿಸಿ ತರುತ್ತಾರೆ. ಲಿಂಗಗಳನ್ನು ಹಳ್ಳದಲ್ಲಿ ವಿಸರ್ಜಿಸಲು ಸೂಚಿಸಿದಾಗ ಎಲ್ಲಿಯೂ ನೀರಿಲ್ಲ. ತಾತನೇ ಗತಿಯೆಂದು ಅರಿತಾಗ ಹಳ್ಳ ಹರಿಯಿತು ಲಿಂಗ ವಿಸರ್ಜನೆ ಮಾಡಿದರು. ಹುಡುಗನು ರೋಗದಿಂದ ಮುಕ್ತನಾದನು.

ಹಂಪಸಾಗರದ ಧನಿಕ ಯಾತಗಿರಿ ಸಿದ್ಧಲಿಂಗಪ್ಪ ಹಾಗೂ ಬಳ್ಳಾರಿಯ ರಾಜಗೋಪಾಲಶೆಟ್ಟರ ಆಯುಸ್ಸನ್ನು ವರ್ಧಿಸಿದನು. ತಾತನ ಕೃಪೆಯಿಂದ ಅದವಾನಿಯ ಕುಂಬಾರ ಮಲ್ಲಪ್ಪ, ಧಾರಾವಾಡದ ರೈತ ಅಗಳವಾಡಿಯ ರಾಯಪ್ಪನೆಂಬ ಭಕ್ತರಿಗೆ ಹಾವು ಕಚ್ಚಿ ಅಪಮೃತ್ಯುವಿಗೀಡಾಗುವಲ್ಲಿ ಬದುಕುಳಿದರು. ಕೊಪ್ಪಳದ ವಕೀಲ ಡಂಬಳದ ಸೋಮಪ್ಪನವರ ಮಗ ಬಸವರಾಜ ನಾಲ್ಕನೇ ವರ್ಷದಲ್ಲಿ ಅಪಸ್ಮಾರ ರೋಗದಿಂದ ಮೃತನಾದಾಗ ತಾತನ ಭಕ್ತರು ತಂದೆ - ತಾಯಂದಿರು ತಾತನ ಪಟದ ಮುಂದೆ ಮಗುವಿನ ಕಳೇಬರ ಹಾಕಿ ಬೇಡಲು ಸತ್ತ ಹದಿನೆಂಟು ತಾಸಿನ ನಂತರ ತಣ್ಣಗಾಗಿದ್ದ ಶರೀರ ಬಿಸಿಯಾಗುತ್ತ ಹುಡುಗ ಕಣ್ಣುತೆರೆದ. ಎರಡು ವರ್ಷದ ನಂತರ ಈ

ಬಸವರಾಜನ ತಂಗಿ ಮೂರು ವರ್ಷದ ಸಂಧ್ಯಾ ಸಾಯಲು, ಬಾಲಕ ಬಸವರಾಜ ಅಳುತ್ತ ತಾತನ ಪಟದ ಮುಂದೆ ಊದುಬತ್ತಿ ಆರುವ ಮೊದಲೇ ಸಂಧ್ಯಾ ಬದುಕುತ್ತಾಳೆ. ಬಾಲಕನ ಬೇಡಿಕೆಯನ್ನು ಈಡೇರಿಸಿದ ತಾತ ಭಕ್ತಕಂಪಿತನಾಗಿದ್ದಾನೆ.

ಆಪತ್ ಬಂಧುವಾದ ಮಹದೇವ ತಾತ ಭಕ್ತರ ಮೊರೆಯನ್ನು ಆಲಿಸಿ ಆತುರನಾಗಿ ನೆರವಿಗೆ ಬರುತ್ತಾನೆ. ಬಳ್ಳಾರಿಯ ಸೌದ್ರಿ ಷಣ್ಮುಖಪ್ಪನವರ ಮಗಳು ಪರಂಜ್ಯೋತಿಯು ತನ್ನ ಪತಿಯೊಂದಿಗೆ ಚಿಕ್ಕ ಮಕ್ಕಳೆರಡನ್ನು ಎತ್ತಿಕೊಂಡು ಬೊಂಬಾಯಿಯ ವಿಕ್ಟೋರಿಯ ಟರ್ಮಿನಲ್ ನಿಂದ ದಾದರ್ ಗೆ ಬಂದು ಮಾರುಕಟ್ಟೆ ಮಾಡಿಕೊಂಡು ಮನೆಗೆ ಮರುಳುವಾಗ ಕಿಕ್ಕಿರಿದ ಜನಸಂದಡಿಯಲ್ಲಿ ಪತಿ-ಪತ್ನಿಯರು ಬೇರಾಗುತ್ತಾರೆ. ಗಾಬರಿಗೊಂಡ ಪರಂಜ್ಯೋತಿ ಗಂಡನಿಗಾಗಿ ರಾತ್ರಿ ಎಂಟರವರೆಗೂ ಹುಡುಕಿದರೂ ದೊರೆಯದಾಗ ಭೀತಳಾಗಿ ಅನವರತ ಕಾಪಾಡುವ ಅನಾಥಬಂಧು ಗುರುಮಹದೇವ ತಾತನನ್ನು ಸ್ಮರಿಸುತ್ತಿರಲು ನೆರೆದ ಜನರ ಗುಂಪಿನಿಂದ ನಡುವಯಸ್ಸಿನ ಸಾತ್ವಿಕಕಳೆಯ ವ್ಯಕ್ತಿಯೊಬ್ಬ ಬಂದು ಪರಂಜ್ಯೋತಿಯನ್ನು ಸಂತೈಸಿ ದಾದರ್ ನಿಂದ ರೈಲಿನಲ್ಲಿ ಕರೆದೊಯ್ದು ಮನೆಗೆ ಮುಟ್ಟಿಸಿದಾಗ ಮನೆಗೆ ಗಂಡನು ಬಾರದಿರಲು ಆ ವ್ಯಕ್ತಿ ಪಕ್ಕದವರನ್ನು ಎಚ್ಚರಿಸಿ ಅವರಿಗೆ ತಿಳಿಹೇಳಿ ಜೋಪಾನವಾಗಿ ನೋಡಿಕೊಳ್ಳಲು ತಿಳಿಸಿ, ಸ್ವಲ್ಪ ಹೊತ್ತಿನಲ್ಲೇ ಗಂಡ ಬರುವನೆಂದು ತಿಳಿಸಿ, ಹೊರಟು ಹೋಗುತ್ತಾನೆ. ಮಧ್ಯರಾತ್ರಿಮನೆಗೆ ಬಂದ ಗಂಡ, ಹೆಂಡತಿಯನ್ನು ಕಂಡು ಚಕಿತನಾಗುತ್ತಾನೆ. ನಡೆದ ವೃತ್ತಾಂತ ಕೇಳುತ್ತಾನೆ, ಆಪತ್ತಿನಲ್ಲಿ ಬಂದು

ರಕ್ಷಿಸಿದ ಮಹಾತ್ಮ ಮಹದೇವತಾತನಲ್ಲದೆ ಬೇರಲ್ಲವೆಂದು ಸತಿ ಪತಿಗಳು ಅರಿಯುತ್ತಾರೆ. ಅನನ್ಯ ಭಕ್ತಿಯಿಂದ ಸ್ಮರಿಸುತ್ತಾರೆ.

ಎಮ್ಮಿಗನೂರಿನ ಬಸಪ್ಪನವರು ತಾತನವರ ಅಂತರಂಗದ ಭಕ್ತರಲ್ಲೊಬ್ಬರು. ಬಸಪ್ಪ ಧಣಿ ಎಂದು ಕರೆಯಿಸಿಕೊಳ್ಳುತ್ತಿದ್ದವರು ತಾತನವರ ದಾಸಾನುದಾಸರಾಗಿ, ಆಳಾಗಿ ಸೇವಾಮರಿಯಂತೆ ಕೆಲಸ ಮಾಡಿದ ಪುಣ್ಯಜೀವಿಗಳು. ತಾತನವರನ್ನು ಅವರು ಮೊದಲು ಭೇಟಿಯಾದದ್ದು ತಮ್ಮ ೨೧ನೇ ವರ್ಷದಲ್ಲಿ, ಬಾಲಕ ನರೇಂದ್ರ ಶ್ರೀ ರಾಮಕೃಷ್ಣರ ಮೊದಲ ಭೇಟಿಯಲ್ಲಿಯೇ ಅವರ ಪ್ರಭಾವಲಯಕ್ಕೆ ಒಳಗಾಗಿ ಆತ್ಮೀಯ ಶ್ರೇಷ್ಠ ಶಿಷ್ಯನಾದಂತೆ ಬಸಪ್ಪ ಧಣಿಯವರು ತಾತನವರ ಕೃಪಾಶೀರ್ವಾದಕ್ಕೆ ಒಳಗಾಗಿ ಜನರಿಂದ "ಚಿಕ್ಕಬುದ್ಧಿಯೋರು" ಎಂದು ಕರೆಯಿಸಿಕೊಳ್ಳುತ್ತಿದ್ದರು.

ಶ್ರೀಮಂತಿಕೆ, ದೃಢಕಾಯ, ಯೌವನ ಮುಪ್ಪರಿಗೊಂಡು ಯಾರಿಗೂ ತಲೆಬಾಗದ, ಹೋರಾಟದ ಹುರುಪಿನಲ್ಲಿದ್ದವರು ಬಸ್ಸಪ್ಪ ಧಣಿಗಳು. ಕರ್ನಾಟಕ ಏಕೀಕರಣ ಹೋರಾಟದ ಸಮಯದಲ್ಲಿ ಬಳ್ಳಾರಿಯನ್ನು ಕರ್ನಾಟಕದಲ್ಲಿ ಉಳಿಸಬೇಕೆಂಬ ಹೋರಾಟದಲ್ಲಿ ಪಾಲ್ಗೊಂಡ ಎಮ್ಮಿಗನೂರಿನ ೨೨ ಯುವಕರು ಬಳ್ಳಾರಿ ಜೈಲನ್ನು ಸೇರಿದ್ದರು. ಅವರಲ್ಲಿ ಎಮ್ಮಿಗನೂರು ಬಸಪ್ಪನವರೊಬ್ಬರು. ೨೨ ದಿನಗಳ ನಂತರ ಯುವಕರನ್ನು ಜೈಲಿನಿಂದ ಬಿಡುಗಡೆ ಮಾಡಿದಾಗ ಇವರನ್ನು ಬರಮಾಡಿಕೊಳ್ಳಲು ಬಳ್ಳಾರಿ ಗಣ್ಯರಾದ ಶ್ರೀ ಅಲ್ಲಂ ಕರಿಬಸಪ್ಪನವರು, ಶ್ರೀ ಹರಗಿನಡೋಣಿ ಸಣ್ಣಬಸವನಗೌಡರು ಮುಂತಾದವರು ಬಂದಿದ್ದರಂತೆ. ಇವರನ್ನು ನೇರವಾಗಿ ಊರಿಗೆ

ಹೋಗಲು ಬಿಡದೆ "ಜೈಲಿನಲ್ಲಿದ್ದ ನೀವು ನೇರವಾಗಿ ಮನೆಗೆ ಹೋಗಬಾರದು, ಅಲ್ಲೀಪುರತಾತನವರ ಮಠಕ್ಕೆ ಹೋಗಿ ತಾತನವರ ಆಶೀರ್ವಾದ ಪಡೆದು ಹೋಗಬೇಕು" ಎಂದು ಹೇಳಿ ಎಲ್ಲರನ್ನು ಅಲ್ಲಿಪುರ ಮಠಕ್ಕೆ ಕರೆದೊಯ್ಯುತ್ತಾರೆ.

ಶ್ರೀ ಮಠದ ಕಟ್ಟೆಯ ಮೇಲೆ ತಾತನವರು ಕುರ್ಚಿಯಲ್ಲಿ ಕುಳಿತು ಮೈಕೈ ಕುಣಿಸುತ್ತಿದ್ದರಂತೆ. ಇದನ್ನು ನೋಡಿದ ಬಸಪ್ಪನವರು ಮನಸ್ಸಿನಲ್ಲಿ "ಅರೆಹುಚ್ಚನ ಬಳಿ ಕರೆತಂದರು, ಸುಮ್ಮನೆ ಬಂದೆವಲ್ಲ" ಎಂದುಕೊಂಡರಂತೆ. ಕೊಡಲೇ ತಾತನವರು ಗುಂಪಿನ ಮಧ್ಯದಲ್ಲಿದ್ದ ಬಸಪ್ಪನವರ ಕಡೆ ಬೆರಳು ಮಾಡಿ ತೋರಿಸಿ "ಬಾರಲೇ, ಅವನ ಕರೆಕಂಬಾರಲೇ, ಲೇ ಶಂಕರಗೌಡ, ತಗೊ ಕೊಡ, ನಡಿ ಬಾವಿ ಬಳಿಗೆ" ಎಂದರಂತೆ. ಬಸಪ್ಪನವರನ್ನು ಕರೆದುಕೊಂಡು ಹೋಗಿ ಶಂಕರಗೌಡರಿಂದ ಬಾವಿಯಿಂದ ಕೊಡ ನೀರು ಸೇದಿಸಿ, ಬಸಪ್ಪನವರನ್ನು ಕೊಡಿಸಿ, ತಲೆಯ ಮೇಲೆ ತಾತನವರು ತಮ್ಮ ಕಾಲನ್ನಿಟ್ಟು "ಆಕಲೇ ನೀರು" ಎಂದು ತಲೆಯ ಮೇಲಿಂದ ಕೊಡ ನೀರು ಸುರಿಸಿದರಂತೆ. ಪವಾಡದಂತೆ ಆ ಕ್ಷಣದಿಂದಲೇ ಬಸಪ್ಪ ಧಣಿಯವರಲ್ಲಿದ್ದ ಅಹಂಕಾರ, ದರ್ಪ ಉಡಿಗಿಹೋಯಿತಂತೆ, ಮಾತ್ರವಲ್ಲದೆ ಅಂದಿನಿಂದ ಮಹಾದೇವತಾತನವರ ದಾಸಾನುದಾಸರಾಗಿ ಮನದಲ್ಲಿ ಭಕ್ತಿ ನೆಲೆಗೊಂಡಿತಂತೆ.

ಮನೆ, ಮಡದಿ ಎನ್ನದೆ ಬಸಪ್ಪನವರು ತಾತನವರ ಹಿಂದೆ ಹೋದಲ್ಲಿಗೆಲ್ಲ ಹೋಗಿ ಸೇವೆಯಲ್ಲಿ ತೊಡಗಿಸಿಕೊಳ್ಳುತ್ತಿದ್ದರಂತೆ. ತಾತನವರೊಡನಿದ್ದಾಗಿನ ತಮ್ಮ ಅನುಭವವನ್ನು ಹೇಳಿರೆಂದು

ಕೇಳಿದರೆ, "ಹುಲಿಯೊಂದಿಗಿನ ಸಹವಾಸ ಅಬ್ಬಾ!" ಎಂದು ಉದ್ಗರಿಸುತ್ತಾರೆ. ಭಕ್ತಿಕಂಪಿತ ಮಹಾದೇವತಾತನವರು ಬಸಪ್ಪನವರ ಮನದಲ್ಲಿ ನೆಲೆನಿಂತಿದ್ದನೆಂಬುದಕ್ಕೆ, ಬಸಪ್ಪನವರು ಒಮ್ಮೆ ಊರಿನ ಸಹಕಾರಿ ಸಂಘದ ಕಾರ್ಯ ನಿಮಿತ್ತ ಬೆಂಗಳೂರಿಗೆ ಹೋಗಿ, ಕೆಲಸದ ನಂತರ ತಮ್ಮ ಒಡನಾಡಿಗಳನ್ನು ಅವರಿಗೆ ಕಳಿಸಿ ತಾವೊಬ್ಬರೇ ಎಡೆಯೂರಿನಲ್ಲಿ ಸಿದ್ಧಲಿಂಗೇಶ್ವರ ಮತ್ತು ತಾತನವರನ್ನು ಏಕಕಾಲದಲ್ಲಿ ದರ್ಶನ ಮಾಡಬೇಕೆಂದು ಸಂಕಲ್ಪಿಸಿಕೊಂಡು ಎಡೆಯೂರಿಗೆ ಹೋದರಂತೆ. ರಾತ್ರಿ ಸಿದ್ಧಲಿಂಗೇಶ್ವರನ ಗುಡಿಯಲ್ಲಿ ಮಲಗಿದ್ದಾಗ, ರಾತ್ರಿ 12.00ಕ್ಕೆ ತಾತನವರು ಎಡೆಯೂರ ಮಠಕ್ಕೆ ಬಂದು, ಮಲಗಿದ್ದ ಬಸಪ್ಪನವರನ್ನು ಎಬ್ಬಿಸಿದರಂತೆ. ಅವಾಕ್ಕಾದ ಬಸಪ್ಪನವರು ಇದು ಕನಸೋ, ನನಸೋ ಎಂದು ನಿಂತಿರಲು, ತಾತನೊಂದಿಗೆ ಕಾರಿನಲ್ಲಿ ಬಂದಿದ್ದ ಗೋಟೂರು ಚನ್ನಯ್ಯಸ್ವಾಮಿ, ಚೆಳ್ಳಗುರ್ಕಿ ನಾಗಪ್ಪ, ಚನ್ನನಗೌಡ್ರು "ನಾವು ಮಲೆಮಹದೇಶ್ವರ ಬೆಟ್ಟದಿಂದ ಕಾರಿನಲ್ಲಿ ಹೊರಟು ಕೊಳ್ಳೆಗಾಲಕ್ಕೆ ಬರುತ್ತಿದ್ದಂತೆ, ನಿಮ್ಮ ತಾತ ಒಮ್ಮೆಲೆ ಕಾರು ತಿರುಗಿಸಿ ಹೊಡಲೇ ಎಡೆಯೂರಿಗೆ, ಹೊಡಲೇ ಎಂದು ಒಂದೇ ಸಮನೆ ಅವಸರ ಮಾಡುತ್ತ ಜೋರಾಗಿ ಓಡಿಸಿಕೊಂಡು ಬಂದನಪ್ಪ" ಎಂದರಂತೆ, ಸಂಕಲ್ಪದಂತೆ ತಾತನ ಹಾಗೂ ಸಿದ್ಧಲಿಂಗೇಶನ ದರ್ಶನ ಏಕಕಾಲದಲ್ಲಿ ಸಂಕಲ್ಪಸಿಕೊಂಡಂತೆ ಆದದ್ದು ಬಸಪ್ಪನವರಿಗೆ ಮಹದಚ್ಚರಿಯನ್ನುಂಟು ಮಾಡಿತಂತೆ.

ಹುಲ್ಲಹಳ್ಳಿಯ ಸಂಗಮ ಕ್ಷೇತ್ರವನ್ನು ಆರಿಸಿ ಹೊರಟ ಪ್ರಸಂಗವು ಆಶ್ಚರ್ಯಕರವಾಗಿದೆ. ಬಳ್ಳಾರಿಯಿಂದ ಎರಡು ಕಾರುಗಳಲ್ಲಿ

ಭಕ್ತರೊಡನೆ ಮಹಾದೇವ ತಾತನವರು ಹೊರಟರಂತೆ. ಹಿರಿಯೂರು ತಲುಪುತ್ತಿದ್ದಂತೆ ಒಂದು ಕಾರು ಕೆಟ್ಟುಹೋಗಲು, ರಿಪೇರಿಗೆ ತೊಡಗಿದರು. ಅಲ್ಲಿ ಪರಿಚಿತರಾರು ಇಲ್ಲ. ಎಲ್ಲರಿಗೂ ಆತಂಕ. ರಾತ್ರಿ ಎಂಟರ ಸುಮಾರಿಗೆ ಎಲ್ಲರಿಗೂ ಹಸಿವಾಗುತ್ತಿದೆ. ಆಗೊಬ್ಬ ಭಕ್ತ ಎಲ್ಲಿಂದಲೋ ಬಂದು ತಾತನವರನ್ನು ತನ್ನ ಮನೆಗೆ ಪ್ರಸಾದಕ್ಕೆ ಆಹ್ವಾನಿಸಿದನಂತೆ. ತಾತನವರು ಹೋಗಲು ಒಪ್ಪದೇ "ಇವರನ್ನು ಕರ್ಕೊಂಡು ಹೋಗಿ ಪ್ರಸಾದ ಮಾಡಿಸು" ಎಂದು ಹೇಳಿ ಕಾರಿನ ಬಳಿ ಕುಳಿತುಕೊಳ್ಳುತ್ತಾರೆ. ಭಕ್ತ ತನ್ನ ಮನೆಯಲ್ಲಿ ಖೀರು, ಪೂರಿ ಮಾಡಿಸಿ ಎಲ್ಲರಿಗೂ ಪ್ರಸಾದ ಮಾಡಿಸಿ ತೃಪ್ತಪಡಿಸುತ್ತಾನೆ. ಬರುವಾಗ ಬಸಪ್ಪ ಧಣಿಯವರು ತಾತನಿಗಾಗಿ ಬಾಳೆಹಣ್ಣುಕೊಂಡು ಸ್ವೀಕರಿಸಲು ಕೊಡುತ್ತಾರೆ.

"ಈ ಕಾರು ರಿಪೇರಿ ಆಗೋದಿಲ್ಲ" ಎಂದು ತಾತನವರು ನುಡಿಯುತ್ತಾರೆ. ಬೇರೆ ಹೊಸದಾಗಿದ್ದ ಕಾರೊಂದನ್ನು ಬಾಡಿಗೆಗೆ ತರಲು, ಅದರಲ್ಲಿ ಹೊರಡಲು ತಾತನವರು ನಿರಾಕರಿಸುತ್ತಾರೆ. ಮತ್ತೊಂದು ಕಾರನ್ನು ತಂದಾಗ ಅದರಲ್ಲಿ ಕುಳಿತು ಪ್ರಯಾಣ ಬೆಳೆಸುತ್ತಾರೆ. ಎಡೆಯೂರು ತಲುಪಿದ ನಂತರ ಕಾರನ್ನು ಮೈಸೂರಿಗೆ ಹೊಡಿ ಎನ್ನುತ್ತಾರೆ. ಮೈಸೂರು ತಲುಪಿದಾಗ ನಂಜನಗೂಡಿಗೆ ಹೊಡಿ ಎನ್ನುತ್ತಾ ಮುಂದೆ ಹುಲ್ಲಳ್ಳಿ, ಕಡೆನೂರು, ಕಪ್ಪಸೋಗಿಗೆ ಬಂದರಂತೆ. ಕಾರಲ್ಲಿದ್ದ ಭಕ್ತರಿಗೆ ಈ ದಾರಿ ಅಪರಿಚಿರತವಾಗಿದ್ದು ಇಂದೇ ಮೊದಲ ಬಾರಿಗೆ ಬಂದಿದ್ದರಂತೆ. ಅಲ್ಲಿಂದ ಎದೆ ಆಳದ ಗುಪ್ತಗಾಮಿನಿ ನದಿ ನೀರಲ್ಲಿ ಊರ ಜನಗಳೊಂದಿಗೆ ದಾಟಿಕೊಂಡು ಬಂದು, ಈಗಿರುವ

ಸಂಗಮ ಮಠದ ಜಾಗದಲ್ಲಿ ಕಲ್ಲಿನ ಮೇಲೆ ಕುಳಿತು, ಮಠ ಕಟ್ಟುವ ವಿಚಾರ ತಿಳಿಸಿ ಜಾಗ ಬೇಡಿದರಂತೆ. ತಾತನ ಬಗೆಗೆ ಏನೂ ಅರಿಯದ ಜನ "ಮಳೆ ಇಲ್ಲಪ್ಪ ಬರಗಾಲ ಆಗ್ಯೆತಿ" ಎಂದಾಗ "ಹೌದೇನಪ್ಪ ರಾತ್ರಿ ಮಳೆ ಬರ್ತತಪ್ಪ" ಎಂದರಂತೆ. ಎಲ್ಲರಿಗೂ ಆಶ್ಚರ್ಯ ರಾತ್ರಿ ಹನ್ನೊಂದು ಆದರು ಆಕಾಶವೆಲ್ಲ ಶುಭ್ರವಾಗಿ ಮಳೆ ಬರುವ ಲಕ್ಷಣವಿಲ್ಲ. ಬಸಪ್ಪ ಧಣಿಯವರಿಗೆ ಆತಂಕ ಆರಂಭವಾಯಿತಂತೆ. ರಾತ್ರಿ 12.00ಕ್ಕೆ ಸರಿಯಾಗಿ ಎಲ್ಲಿಂದಲೋ ಮೋಡಗಳು ಆಕಾಶದಲ್ಲಿ ಕವಿದು, ಗುಡುಗು ಸಿಡಿಲಿನ ಆರ್ಭಟದಿಂದ ಧಾರಾಕಾರವಾಗಿ ಮಳೆ ಸುರಿದು, ಕೆರೆ, ಹಳ್ಳ, ನದಿಗಳು ತುಂಬಿ ಹರಿದವಂತೆ. ಮಾರನೇ ದಿನ ಸುತ್ತ ಮುತ್ತಲಿನ 32 ಹಳ್ಳಿಗಳ ಜನ ಜಾತ್ರೆಯೋಪಾದಿಯಲ್ಲಿ ತಾತನವರಿದ್ದ ಜಾಗಕ್ಕೆ ಆಗಮಿಸಿ ತಾತನವರನ್ನು ಮಹಾತ್ಮ ಮಹಾಯೋಗಿಯೆಂದು ಕೊಂಡಾಡುತ್ತಾ ಜಾಗ ಕೊಡಲು ಒಪ್ಪಿದರಂತೆ. ಅಂದು ತಾತನವರ ಮುಂದೆ ಭಕ್ತಿಯಿಂದ ಸಲ್ಲಿಸಿದ ಕಾಣಿಕೆಯು ಕುಳಿತ ಮನುಷ್ಯನೆತ್ತರಕ್ಕೆ ರಾಶಿಯಾಗಿದ್ದಿತಂತೆ.

ತಾತನವರು ಒಮ್ಮೆ ಮೈಸೂರಿಗೆ ಹೋದಾಗ ಅರಮನೆ ಬಾಗಿಲ ಮುಂದೆ ನಿಂತು ಕಣ್ಣುಗಳಲ್ಲಿ ನೀರು ತುಂಬಿಕೊಂಡರಂತೆ. ಅಚ್ಚರಿಗೊಂಡ ಬಸಪ್ಪನವರು ಏನಾಯಿತೆಂದು ಕೇಳಲು ತಾತನವರು "ನಾನು ಇಲ್ಲಿದ್ನೆಪ್ಪ ಅದರ ನೆನಪಾತು. ಮೊದಲ ಅರಮನಿ ಸುಟ್ಹೋತು. ಈ ಎರಡನೇ ಅರಮನೆ ಭೂಮಿ ಪೂಜೆ ಮಾಡಿ ನಾನೇ ಅಡಿಗಲ್ಲು ಹಾಕೀನಿ. ಕೊಳ್ಳೆಗಾಲದ ಅಪ್ಪಾಜಪ್ಪ, ನಾಗಲಿಂಗಪ್ಪ, ಸಿದ್ಧಲಿಂಗಪ್ಪ ಶಿಲ್ಪಿಗಳಿಂದ ಇದನ್ನು ಕಟ್ಟಿಸಲಾಯಿತು" ಎಂದರಂತೆ. ಬಸಪ್ಪನವರ

ಹೆಗಲ ಮೇಲೆ ಕೈಹಾಕಿ ಅರಮನೆಯನ್ನೆಲ್ಲ ಸುತ್ತಿ ಬೆಳ್ಳಿಬಾಗಿಲುಗಳುಳ್ಳ ಪೂಜಾ ಕೋಣೆ ಮುಂದೆ ಬಂದು" ಇಲ್ಲೇ ನಾನು ಪೂಜೆ ಮಾಡ್ಕೋತಿದ್ನಪ" ಎಂದು ಹೇಳಿದರಂತೆ. "ಈ ವೈಭವ ಬಿಟ್ಟು ಯಾಕ ಹೋದಪ" ಎಂದು ಕೇಳಿದಾಗ "ಒಂದಿನ ಪೂಜೆ ಮಾಡ್ಕೊಳ್ಳುತ್ತಿದ್ದಾಗ ಚಾಮುಂಡೇಶ್ವರಿ ಬಂದು ಇಲ್ಲಿರಬೇಡ ಹೋಗು ಎಂದಳು ಅದಕ್ಕೆ ಹೋದ್ನೆಪ" ಎಂದರಂತೆ.

ಬಸಪ್ಪನವರಿಗೆ ಸಂತಾನವಿರಲಿಲ್ಲ. ಸಂಗಮ ಮಠದಲ್ಲಿದ್ದಾಗ ಒಂದು ದಿನ ತಾತನವರು "ನಿನಗೆ ಸಂತಾನ ಇಲ್ಲಲೇ ಆದ್ರು ನಾನು ಕೊಡ್ತೀನಿ" ಎಂದರಂತೆ. ಮತ್ತೋಮ್ಮೆ "ನಿನ್ನ ಹೆಂಡ್ತಿಗೆ ಉಡಿ ತುಂಬಿ ಬೆನ್ನು ಚಪ್ಪರಿಸಿ ಬಂದನೆಲೇ" ಎಂದರಂತೆ. ಅಚ್ಚರಿಯಿಂದ ಬಸಪ್ಪನವರು "ಏನ್ ತುಂಬಿ ಬಂದೆಪ" ಎಂದಾಗ "ಎಲಿ ಅಡಿಕೆ, ಅಕ್ಕಿ ಮೊಸಂಬಿ ಹಣ್ಣುತುಂಬಿ ಬಂದೆ. ಚನ್ನಬಸವಣ್ಣ ಹುಟ್ತಾನಲೆ" ಎಂದರಂತೆ, ಇತ್ತ ಬಸಪ್ಪನವರ ಪತ್ನಿ ಮುತ್ತಮ್ಮನವರ ಕನಸಿನಲ್ಲಿ ತಾತನವರು ಬಂದು ತಾನಂದ ರೀತಿಯಲ್ಲೇ ಉಡಿ ತುಂಬಿ ಬೆನ್ನಿಗೆ ಬಡಿದರಂತೆ. ಕೂಡಲೇ ಎಚ್ಚರವಾಗಿ ನಡೆದ ಸಂಗತಿಯನ್ನು ಸಂಗಮದಲ್ಲಿದ್ದ ಬಸಪ್ಪನವರಿಗೆ ಪತ್ರ ಬರೆದಿದ್ದರಂತೆ.

ತಾತನ ಆರ್ಶಿವಾದದಂತೆ ಹುಟ್ಟಿದ ಮಗುವಿಗೆ "ಜಡೇಶ" ನೆಂದು ನಾಮಕರಣ ಮಾಡಿದರಂತೆ. ತಾತನವರೊಮ್ಮೆ "ಮಗನಿಗೆ ಏನೆಸರಿಟ್ಟಿರಲೇ" ಎಂದರಂತೆ "ಜಡೇಶ" ಎಂದಾಗ "ಆ ಹೆಸರುಯಾಕಲೇ ನಾನು ಕೊಟ್ಟದ್ದು. ನನ್ನ ಹೆಸರಿಡಲೇ" ಎಂದಾಗ, ಬಸಪ್ಪನವರು "ಅದೆಂಗಪ ನಾನು ನಡೆಕೊಳ್ಳೊದು ಜಡೇಶಪ್ಪಗೆ"

ಅಂದಾಗ "ಅಂಗೇನಪ, ಅಂಗಾರ ತಾ ಐದು ಸಾವಿರ ರೂಪಾಯಿ" ಎಂದು ಬಸಪ್ಪನವರಿಂದ ಬಿಡದೇ ಹಣ ಪಡೆದರಂತೆ. ನಂತರ ಇಬ್ಬರು ಗಂಡು ಮಕ್ಕಳು ಜನಿಸುತ್ತಾರೆ. ಮತ್ತೊಮ್ಮೆ "ಅಕ್ಕಮಹಾದೇವಿ ಬರ್ತೀನಿ ಅಂತಾಳಲಪ" ಎಂದರಂತೆ. "ಯಾ ಅಕ್ಕಮಹಾದೇವಿ ಎಲ್ಲಿಗೆ ಬರತಾಳ" ಎಂದು ಕೇಳಲು,"ಏನೋ ನಿನ್ನ ಮನಿಗೆ ಬರ್ತಾಳಂತಪ" ಎಂದರಂತೆ. ಅಂತೆಯೇ ಬಸಪ್ಪ ದಂಪತಿಗಳಿಗೆ ಹೆಣ್ಣುಮಗು ಜನನವಾಗುತ್ತದೆ. ಅಕ್ಕಮಹಾದೇವಿ ಎಂದು ನಾಮಕರಣ ಮಾಡುತ್ತಾರೆ.

ತಾತನವರು 1981 ರಿಂದ ಇಷ್ಟಲಿಂಗ ಪೂಜೆಯನ್ನು ಮಾಡಿಕೊಳ್ಳುವುದನ್ನು ಬಿಟ್ಟುಬಿಡುತ್ತಾರೆ. ವಿಶೇಷವೆಂದರೆ ಎಂದಿನಂತೆ ತಾತನವರು ರಾತ್ರಿ ಪೂಜೆ ಮಗಿಸಿಕೊಂಡು ಪ್ರಸಾದ ಸ್ವೀಕರಿಸಿ ಹೋದರಂತೆ, ಹಾಸಿದ್ದ ಗದ್ದಿಗೆ ಕಂಬಳಿಯನ್ನು ತೆಗೆದಿಡುವುದನ್ನು ಬಸಪ್ಪನವರು ಮರೆತು ಮಲಗಿದರಂತೆ, ಬೆಳಿಗ್ಗೆ ಎದ್ದು ನೋಡಲು ಕಂಬಳಿಗೆಲ್ಲ ಗೆದ್ದಲು ಹುಳು ಹತ್ತಿ ಕಂಬಳಿಯನ್ನೆಲ್ಲ ಛಿದ್ರಗೊಳಿಸಿದ್ದವಂತೆ. ಇದನ್ನು ಕಂಡ ಬಸಪ್ಪನವರಿಗೆ ಏನೋ ಅನಾಹುತ ಕಾದಿದೆ ಎಂದು ಭಯಭೀತರಾದರಂತೆ. ತಾತನವರು ಒಳಗಿನಿಂದ ಬಂದು "ಇವತ್ನಿಂದ ಪೂಜೆಲ್ಲಪೋ" ಎಂದರಂತೆ. "ಯಾಕಪ" ಎಂದು ಕೇಳಲು "ಭಟ್ಟಿ ವಿಕ್ರಮಾದಿತ್ಯ ನನ್ನ ಪೂಜಾಸಾಮಾನೆಲ್ಲ ತಗಂಡೋದ್ನಪೋ" ಎಂದರಂತೆ. ಅಂದಿನಿಂದ "ತನುವೆಂಬ ಗುಡಿಯೊಳಗೆ ಮನವೆಂಬ ಸಿಂಹಾಸನವನಿಕ್ಕಿ, ಘನ ಮಹಾಲಿಂಗವ ಮೂರ್ತಿಗೊಳಿಸಿ, ಸಕಲಕರಣಂಗಳಿಂದೇ

ಪೂಜೋಪಚಾರವ ಶೃಂಗರಿಸಬಲ್ಲರೇ ಘನಕೆ ಘನಮಹಿಮನೆಂಬೆನಯ್ಯ" ಎಂಬ ಷಣ್ಮುಖ ಶಿವಯೋಗಿಗಳ ವಚನದಂತೆ ಬಾಹ್ಯ ಇಷ್ಟಲಿಂಗವ ಪೂಜೆ ಬಿಟ್ಟು ಸಕಲಕರಣಂಗಳಿಂದೇ ಆತ್ಮನನ್ನು ಪೂಜಿಸುತ್ತಾ ಘನಕ್ಕೆ ಘನವಾಗಿ ಮಹಾದೇವತಾತ ನಿಲ್ಲುತ್ತಾನೆ.

ಪರಮಪೂಜ್ಯ ಜಗದ್ಗುರು ಶ್ರೀ ಸಂಗನಬಸವಮಹಾಸ್ವಾಮಿಗಳು ಒಮ್ಮೆ ತಾತನವರನ್ನು ಪುರಾಣಕ್ಕೆ ಆಹ್ವಾನಿಸಲು ಬಂದಿದ್ದರಂತೆ. ಬಸಪ್ಪನವರು ಸುದ್ದಿ ತಿಳಿಸಲು "ಹೌದೇನಪ ಎಲ್ಲರಿಗೂ ಕುರ್ಚಿ ಹಾಕಪೋ" ಎಂದರಂತೆ. ಜಗದ್ಗುರುಗಳು ಪುರಾಣಕ್ಕೆ ಆಹ್ವಾನಿಸಿದಾಗ "ನನಗ ಕಣ್ಣುಕಾಣಲ್ಲ ಕಿವಿಕೇಳಲ್ಲ ಯಾಕಪ" ಎಂದರಂತೆ. ಜೊತೆಗೆ ಜಗದ್ಗುರುಗಳಿಗೆ "ಗುರುವಿರಕ್ತರಲ್ಲಿ ಭೇದ ಮಾಡಬಾರದಪ. ಒಂದು ಪಿಪೀಲಕಮಾರ್ಗ ಮತ್ತೊಂದು ವಿಹಂಗಮಮಾರ್ಗ. ಬೇರು ಮೂಸಿ ಹಣ್ಣಿಗೆ ಮರ ಏರಿಹೋಗೋ ಇರುವೆಯಂತೆ ಪಿಪೀಲಕಮಾರ್ಗ. ಆಕಾಶದಲ್ಲಿ ರೆಕ್ಕೆಬಡಿದು ಹಾರಾಡ್ತಾ ಹುಡುಕೋದು ವಿಹಂಗಮಾರ್ಗ. ವಿಹಂಗಮ ಮಾರ್ಗ ಶ್ರೇಷ್ಠವಾದದ್ದು. ಪಿಪೀಲಕಮಾರ್ಗ ಸುಲಭವಾದದ್ದು. ಭೇದ ಮಾಡಬಾರದಪ್ಪ" ಎಂದು ಹೇಳಿ ಬಾಳೆಹಣ್ಣು ಆಶೀರ್ವದಿಸಿ ಕಳುಹಿಸಿದರಂತೆ.

ಮತ್ತೊಮ್ಮೆ ಯಾವುದೋ ಗಾಳಿ ಸುದ್ದಿ ಕೇಳಿ ಜಗದ್ಗುರುಗಳು, ಸಂಗನಕಲ್ಲು ಶರಣಪ್ಪ, ಅಲ್ಲಂ ಕರಿಬಸಪ್ಪ, ಧಾರಾವಾಡದ ವಕೀಲರೊಡಗೂಡಿ ಹಳ್ಳಿಮಠಕ್ಕೆ ಮಧ್ಯರಾತ್ರಿ ಹೋದರಂತೆ. ಆಗ ತಾತನವರು ಮಠದ ಒಳಗಿನಿಂದ ಎದ್ದುಬಂದು

ಬರಮಾಡಿಕೊಂಡರಂತೆ. ಜೊತೆಗೆ ಹಳ್ಳಿಮಠದಲ್ಲಿ ಜಗದ್ಗುರುಗಳಿಗೆ ಪೂಜಮಾಡಿಕೊಂಡು ಹೋಗಲು ಅಪ್ಪಣೆ ಮಾಡಿ ಪೂಜೆ ಮಾಡಿಸಿ ಬೀಳ್ಕೊಟ್ಟರಂತೆ.

ತಾತನವರು ಸಾಂಧರ್ಭಿಕವಾಗಿ ಅಂದು ಆಡುತ್ತಿದ್ದ ಹಲವಾರು ಮಾತುಗಳ ಅರ್ಥ ಒಗಟಿನಂತಿದ್ದು ಅರ್ಥವಾಗುತ್ತಿರಲಿಲ್ಲ. ಆದರೆ ಅವು ಬರೀ ಮಾತುಗಳಾಗಿರದೇ ಕಾಲಜ್ಞಾನ ನುಡಿಗಳಾಗಿರುತ್ತಿದ್ದವು ಎನ್ನುವುದಕ್ಕೆ ಅನೇಕ ಸಂಗತಿಗಳು ಎಮ್ಮಿಗನೂರು ಬಸಪ್ಪ ಧಣಿಗಳ ಸ್ಮರಣೆಯಲ್ಲಿ ದೊರೆಯುತ್ತವೆ. ಅವುಗಳಲ್ಲಿ ಅತ್ಯಂತ ಅಚ್ಚರಿ ಮೂಡಿಸುವ ಮಾತೆಂದರೆ, ತಾತನವರು ಒಮ್ಮೆ "ನನ್ನ ಮಠದ ಕಲ್ಲಾಗ ಮನುಷ್ಯರು ಕಾಣಬೇಕಲೇ. ನಿಂತುನೋಡಿದರೆ ಕಂಬದಾಗ ಕಾಣಬೇಕಲೇ" ಎನ್ನುತ್ತಿದ್ದರಂತೆ. ಆಗ ಬಸಪ್ಪನವರಿಗೆ "ಏನೇನೋ ಮಾತಾಡ್ತಾನ, ಕಲ್ಲಾಗೆಲ್ಲಾರ ಮನುಷ್ಯರು ಕಾಣ್ತಾರಾ? ಏನೋ ಹುಚ್ಚು" ಎಂದು ಮನಸ್ಸಿನಲ್ಲಿ ಅಂದುಕೊಳ್ಳುತ್ತಿದ್ದರಂತೆ. ಆ ಮಾತಿನ ಅರ್ಥ ಇಂದು ತಾತನ ಶ್ರೀಮಠಗಳು ಕನ್ನಡಿಯಂತೆ ಹೊಳಪಾಗಿರುವ ಗ್ರ್ಯಾನೈಟ್ ಕಲ್ಲುಗಳಿಂದ ನವೀಕರಣಗೊಂಡಿರುವುದು, ಆ ಕಲ್ಲುಗಳಲ್ಲಿ ಪ್ರತಿಬಿಂಬ ಕಾಣುವಂತಿರುವುದನ್ನು ನೋಡಿದರೆ, ತಾತನ ದಿವ್ಯದೃಷ್ಟಿಗೆ ಶ್ರೀಮಠದ ವೈಭವ ಅಂದೇ ಗೋಚರಿಸಿತ್ತೆಂಬುದು ಅವರ ಮಾತಿನಿಂದ ವೇದ್ಯವಾಗುತ್ತದೆ.

ಒಮ್ಮೆ ಮೈಸೂರಿನ ಮಾರ್ವಾಡಿಯೊಬ್ಬ ನಲವತ್ತೆಂಟು ಸಾವಿರ ರೋಪಾಯಿಗಳನ್ನು ಬ್ಯಾಂಕಿನಿಂದ ತನ್ನ ಗುಮಾಸ್ತನೊಂದಿಗೆ ಕಾರಿನಲ್ಲಿ ಹೊರಟು ಅಂಗಡಿ ತಲುಪುವಮಾರ್ಗ ಮಧ್ಯ, ಕಾರಿನ ಚಾಲಕ,

ಗುಮಾಸ್ತ ಮತ್ತು ತಾನು ಚಹಾ ಕುಡಿದು ಮರಳಿ ಬಂದು ನೋಡಿದಾಗ, ಹಣ ಕಾಣೆಯಾಗಿರುತ್ತದೆ. ಮಾರ್ವಾಡಿಗೆ ಆಶ್ಚರ್ಯವಾಗುತ್ತದೆ. ಕಾರಿನ ಎಲ್ಲಾ ಕಿಡಿಕಿ, ಬಾಗಿಲು ಭದ್ರಪಡಿಸಿರುವಾಗ ಹಣ ಕಾಣೆಯಾದದ್ದಕ್ಕೆ ಚಿಂತಿತನಾಗುತ್ತಾನೆ. ಪರಿಚಿತರೊಬ್ಬರ ಸೂಚನೆಯಂತೆ ತಾತನನ್ನು ಕೇಳಲು ಸಂಗಮಮಠಕ್ಕೆ ಬರುತ್ತಾನೆ. ಆಗ ತಾತನವರು ಪೂಜೆ ಮುಗಿಸಿ ಒಳಗೆ ಕುಳಿತಿರುತ್ತಾರೆ. ಮಾರ್ವಾಡಿ ಬಂದು ಬಾಗಿಲಲ್ಲಿದ್ದ ಎಮ್ಮಿಗನೂರು ಬಸಪ್ಪನವರಿಗೆ ತಾನು ಬಂದ ಸಂಗತಿ ತಿಳಿಸುತ್ತಾನೆ.

ಬಸಪ್ಪನವರು ಒಳಗೆ ಹೋಗಿ, ತಾತನವರನ್ನು ಪ್ರಸಾದಕ್ಕೆ ಕರೆದು ಮಾರ್ವಡಿ ಬಂದ ಸಂಗತಿ ತಿಳಿಸುತ್ತಾರೆ. ಆಗ ತಾತನವರು "ಅಬಬ! ಎಂಥ ಸೌಕಾರಲೇ ಅವ್ನು! ನಲವತ್ತೆಂಟು ಸಾವಿರ ಇಟಗಂಡಾನಂದ್ರೆ!" ಎಂದರಂತೆ. "ಕಳದವಲ್ಲೆಎಂಗಪ" ಎಂದರೆ "ಮಗ್ಲಗಿದ್ದವರು ತಗಂಡಾರಲೇ ಎಲ್ಲೀ ಹೋಗಿಲ್ಲ" ಎಂದು ತಾತನವರು ಪ್ರಸಾದ ಮುಗಿಸಿ ಕಂಬಳಿ ಹೊದ್ದು ಮಲಗಿದರಂತೆ. ಆಗ ಹೊರಬಂದು ಬಸಪ್ಪನವರು ಮಾರ್ವಡಿಗೆ ತಾತನ ಮಾತನ್ನು ತಿಳಿಸಲು ಮಾರ್ವಡಿ ನಂಬಲಿಲ್ಲವಂತೆ. ಬಸಪ್ಪನವರೇ ಮುಂದುವರೆದು "ಏನೋ, ತಗಂಡೋರ ವಂಶ ಉಳಿಸಲ್ಲ ಅಂದ ನೋಡಪ್ಪ" ಎನ್ನುತ್ತಿದ್ದಂತೆ, ಕಾರಿನ ಚಾಲಕ "ನಾನೇ ತಗಂಡಿನಿ. ಇಸ್ರೀ ಅಂಗಡಿಯಲ್ಲಿ ಇಟ್ಟೀನಿ" ಎಂದು ಒಪ್ಪಿಕೊಂಡು, ಇಟ್ಟಿದ ಹಣವನ್ನು ಕೊಟ್ಟನಂತೆ. ಮಾರನೆಯ ದಿನ ಮಾರ್ವಾಡಿ ಸಂಗಮಕ್ಕೆ ಬಂದು, ತಾತನವರಿಗೆ ಕೃತಜ್ಞತೆಯಿಂದ ನಮಸ್ಕರಿಸಿ, ಕಾಣಿಕೆ ಸಲ್ಲಿಸಿ ಹೋದನಂತೆ.

ಇಂತಹುದೇ ಇನ್ನೊಂದು ಘಟನೆ ತಾತನವರು ಹಳ್ಳಿಮಠದಲ್ಲಿದ್ದಾಗ (ಶಿವಕಂಚಿಮಠ), ತಾತನವರ ಪರಮ ಭಕ್ತಳಾದ ಹರಗಿನಡೋಣಿ ತಾಯಮ್ಮನವರು ತಮ್ಮೊಂದಿಗೆ ಸಂಗನಕಲ್ಲು ಪೊಂಪಣ್ಣನವರ ಧರ್ಮಪತ್ನಿ ಶ್ರೀಮತಿ ಲಕ್ಷ್ಮಮ್ಮನವರನ್ನು ಕರೆದುಕೊಂಡು ಕಾರಿನಲ್ಲಿ ಬಳ್ಳಾರಿಯಿಂದ ಹಳ್ಳಿಮಠಕ್ಕೆ(ಶವಕಂಚಿಮಠ) ತಾತನವರ ದರ್ಶನಕ್ಕೆ ಬರುತ್ತಾರೆ. ಶ್ರೀಮಠಕ್ಕೆ ಬಂದ ನಂತರ, ಶೀಮತಿ ಲಕ್ಷ್ಮಮ್ಮನವರ ವಜ್ರಖಚಿತ ಮೂಗುತಿ ಕಳೆದು ಹೋಗಿರುವುದು ಅವರ ಅರಿವಿಗೆ ಬರುತ್ತದೆ. ಆ ವಿಷಯವನ್ನು ಅವರು ಶ್ರೀಮತಿ ಹರಗಿನಡೋಣಿ ತಾಯಮ್ಮನವರಿಗೂ ಮತ್ತು ಎಮ್ಮಿಗನೂರು ಬಸಪ್ಪನವರಿಗೆ ತಿಳಿಸುತ್ತಾರೆ. ಕಳವಳಗೊಂಡ ಬಸಪ್ಪನವರು ತಾಯಮ್ಮನವರೊಡಗೂಡಿ ತಾತನವರಲ್ಲಿ "ತಾತ, ಪೊಂಪಣ್ಣ ಅಣ್ಣನ ಹೆಂಡತಿಯವರ ಬೆಲೆಬಾಳುವ ವಜ್ರದ ಮುಕ್ಕುಬೊಟ್ಟು ಕಳೆದು ಹೋಗಿದೆ ಯಂತಪ್ಪ" ಎನ್ನುತ್ತಾರೆ. ಅದಕ್ಕೆ ತಾತನವರು "ಎಲ್ಲಿ ಕಳೆದೈತಲೇ ಅದು ಕಾರಿನಾಗೆ ಬಿದ್ದೈತೆ ನೋಡಲೇ" ಎನ್ನುತ್ತಾರೆ. ಆಗ ಮೂರು ಜನ ಸೇರಿ ಕಾರುನಲ್ಲಿ ಬಹಳ ಹೊತ್ತು ಹುಡುಕುತ್ತಾರೆ. ಅ ವಜ್ರದ ಮೂಗುತಿ ಸಿಗುತ್ತದೆ. ಬಹಳ ಸಂತೋಷಗೊಂಡು ಶ್ರೀಮತಿ ಲಕ್ಷ್ಮಮ್ಮನವರು ಮತ್ತು ಶ್ರೀಮತಿ ತಾಯಮ್ಮನವರು ಭಕ್ತಿಯಿಂದ ತಾತನವರ ಪಾದಕ್ಕೆರಗಿ, ತಾತನವರ ಅಪ್ಪಣೆಯಂತೆ ಪ್ರಸಾದ ಸ್ವೀಕರಿಸಿ ನಂತರ ಬಳ್ಳಾರಿಗೆ ಬರುತ್ತಾರೆ.

ತಾತನವರು ಸಂಗಮ ಕ್ಷೇತ್ರದಲ್ಲಿದ್ದಾಗ, ಒಬ್ಬ ಮಾರ್ವಾಡಿಯು ತನ್ನ ಮಗನನ್ನು ಕರೆದುಕೊಂಡು ಬಂದು ತಾತನವರಿಗೆ ನಮಸ್ಕರಿಸಿ "ತಾತ, ಇವನು ನನ್ನ ಮಗ, ಹೆಸರು ಸೀತಾರಾಮ, ಇವನಿಗೆ ತಲೆ ಸರಿಯಾಗಿಲ್ಲ, ಕೆಲವು ವರ್ಷಗಳಿಂದ ಇವನು ಬುದ್ಧಿಮಾಂದ್ಯನಾಗಿದ್ದಾನೆ. ಅವನಿಗೆ ಮಾತು ಬಾರದಾಗಿದೆ. ಬಹಳಷ್ಟು ವೈದ್ಯರಲ್ಲಿ ತೋರಿಸಿದರೂ ಪ್ರಯೋಜನವಾಗಿಲ್ಲ. ನಿಮ್ಮಲ್ಲಿಗೆ ಕರೆತಂದಿರುವೆನು ತಾತ, ಇವನನ್ನು ರೋಗಮುಕ್ತನನ್ನಾಗಿ ಮಾಡಿ ಅನುಗ್ರಹಿಸಿರಿ" ಎಂದು ಶ್ರೀ ಚರಣದಲ್ಲಿ ಅರಿಕೆ ಮಾಡಿಕೊಳ್ಳುತ್ತಾನೆ. ತಾತನವರು ಆ ಹುಡುಗನನ್ನು ಕೆಲಕಾಲ ಇಲ್ಲಿಯೇ ಬಿಟ್ಟು ಹೋಗಿರೆಂದು ತಿಳಿಸಲು, ಮಾರ್ವಾಡಿಯು ತನ್ನ ಮಗ ಸೀತರಾಮನನ್ನು ತಾತನವರ ಬಳಿಯಲ್ಲಿ ಬಿಟ್ಟು ತಮ್ಮ ಊರಿಗೆ ಹೋಗುತ್ತಾರೆ. ಒಂದು ದಿನ ತಾತನವರು ಎಮ್ಮಿಗನೂರು ಬಸಪ್ಪನವರನ್ನು ಕರೆದು "ಲೇ ಬಸಪ್ಪ ಈ ಹುಡ್ಗನ್ನ ಧಾರಾವಾಡದ ಮಠಕ್ಕೆ ಕರೆದುಕೊಂಡು ಹೋಗು, ಅಲ್ಲಿ ಶಾಲ್ಮಲ ನದಿ ದಂಡೆಯಲ್ಲಿ ಇವನನ್ನು ಕೂಡಿಸಿ, ಒಂದು ನೂರು ನಿಂಬೆ ಹಣ್ಣನ್ನು ಕೊಯ್ದು, ತಲೆಗೆ ಚೆನ್ನಾಗಿ ತಿಕ್ಕಿ, ಶಾಲ್ಮಲ ನದಿಯ ನೀರಿನಿಂದ ಸ್ನಾನ ಮಾಡಿಸಿಕೊಂಡು ಬಾ" ಎಂದರಂತೆ. ಬಸಪ್ಪನವರು ಸೀತಾರಾಮನನ್ನು ಧಾರಾವಾಡ ಮಠಕ್ಕೆ ಕರೆದುತಂದು, ತಾತನವರು ಹೇಳಿದಂತೆ ಒಂದು ನೂರು ನಿಂಬೆಹಣ್ಣು ಕೊಯ್ದು, ಆ ಹುಡುಗನ ತಲೆಗೆ ಚೆನ್ನಾಗಿ ತಿಕ್ಕಿ, ಸ್ನಾನ ಮಾಡುಸುತ್ತಾರೆ. ಸಂಗಮಕ್ಷೇತ್ರಕ್ಕೆ ಮರಳಿ ಬಂದ ಮೇಲೆ, ಎರಡು ದಿನದಲ್ಲಿ ಆ ಹುಡುಗನು ಮೊದಲಿನಂತೆ ಆರೋಗ್ಯವಂತನಾಗುತ್ತಾನೆ. ಚೆನ್ನಾಗಿ ಮೊದಲಿನಂತೆ ಮಾತನಾಡುತ್ತಾನೆ. ಆಮೇಲೆ ಸುಮಾರು

ಐದು ವರ್ಷಗಳು ಅದೇ ಮಠದಲ್ಲಿ ತಾತನವರು ಹೇಳಿದ ಎಲ್ಲಾ ಕೆಲಸಗಳನ್ನು ಮಾಡುತ್ತ, ಬೇಸಾಯ ಮಾಡುವುದು, ಕಟ್ಟಿಗೆ ಕಡಿಯುವುದು, ದನ ಕಾಯುವುದು, ಕಸ ಗುಡಿಸುವುದು ಮುಂತಾದ ಸೇವಾ ಕಾರ್ಯಗಳನ್ನು ಮಾಡಿಕೊಂಡಿರುತ್ತಾನೆ. ಕೆಲ ದಿನಗಳಾದ ಮೇಲೆ ಸೀತಾರಾಮನ ತಂದೆ-ತಾಯಿ ಬಂದು ತಾತನ ಅಪ್ಪಣೆ ಪಡೆದು ಮಗನನ್ನು ಕರೆದುಕೊಂಡು ಹೋಗುತ್ತಾರೆ.

ನಂಬಿದ ಭಕ್ತರು ಹಂಬಲಿಸದಿದ್ದರೂ, ಕರೆದು ದರ್ಶನ ಆಶೀರ್ವಾದಗಳನ್ನು ಅನುಗ್ರಹಿಸುತ್ತಿದ್ದರು ಮಹಾದೇವತಾತನವರು ಎಂಬ ಮಾತಿಗೆ ನಿದರ್ಶನವೆಂಬಂತೆ, ಸಂಗನಕಲ್ಲು ಹಿಮಂತರಾಜರಿಗೆ ತಾತನವರ ದರ್ಶನವನ್ನು ಮಾಡಬೇಕೆಂಬ ಆಕಾಂಕ್ಷೆ ಪ್ರಬಲವಾಗಿ ಮೂಡುವುದಲ್ಲದೇ, ತಾತನವರೇ ಕರೆದಂತಾಗುತ್ತದೆ. ಏಕೆ ಹೀಗಾಗುತ್ತದೆ ಎಂಬ ವಿಚಾರದಲ್ಲಿ ಗೊಂದಲವಾಗಿ, ಅವರು ತಮ್ಮ ಶ್ರೀಮತಿಯವರಾದ ನಾಗರತ್ನಮ್ಮನವರನ್ನು ಕೇಳಲು, ಅವರು ನೀವು ಹೋಗಿ ತಾತನವರ ದರ್ಶನ ಮಾಡಿಕೊಂಡು ಬನ್ನಿರೆಂದು ಹೇಳುತ್ತಾರೆ. ಆಗ ತಾತನವರು ಸಂಗಮ ಮಠದಲ್ಲಿರುತ್ತಾರೆ.

ಹಿಮಂತರಾಜರು ತಮ್ಮೆರಡು ಮಕ್ಕಳನ್ನು ಕರೆದಕೊಂಡು ತಾತನವರ ದರ್ಶನಕ್ಕೆ ಹೋಗುತ್ತಾರೆ. ಮೈಸೂರಿನಲ್ಲಿ ಬಾಡಿಗೆ ರೂಮಿನಲ್ಲಿ ಉಳಿದು, ನಂತರ ಸಂಗಮಮಠಕ್ಕೆ ಹೊರಟು, ಮೈಸೂರಿನಿಂದ ಹೆಗ್ಗಡೆದೇವನಕೋಟೆಗೆ ಹೋಗುವ ರಸ್ತೆಯಲ್ಲಿ ಬರುವ ಹೊಮ್ಮರಗಳ್ಳಿಗೆ ಇಳಿಯುತ್ತಾರೆ. ಅಲ್ಲಿಂದ ಸಂಗಮ ೫ ಕಿ.ಮೀ. ದೂರವಿದ್ದು, ವಾಹನ ಸೌಕರ್ಯಗಳಿಲ್ಲ. ನಡೆದು ಇಲ್ಲವೇ ಸೈಕಲ್

ಮೇಲೇ ಹೋಗಬೇಕು. ಮಕ್ಕಳು ಜೊತೆಯಲ್ಲಿದ್ದರಿಂದ, ಹಿಮಂತರಾಜರು ಬಾಡಿಗೆಗೆ ಸೈಕಲ್ ಪಡೆದು ಮಕ್ಕಳೊಂದಿಗೆ ಸಂಗಮಮಠಕ್ಕೆ ತೆರುಳುತ್ತಾರೆ. ಮಠದ ಅಂಗಳದಲ್ಲಿ ಎಮ್ಮಿಗನೂರು ಬಸಪ್ಪ ಮತ್ತು ಸೀತಾರಾಮ ಎಂಬ ಮಾರ್ವಾಡಿ ಹುಡುಗ ಅಕ್ಕಿ ಹರವಿಕೊಂಡು ಅರಳು ಆರಿಸುತ್ತಿರುತ್ತಾರೆ.

ಹಿಮಂತರಾಜರು ತಾವು ಬಂದ ವಿಚಾರವನ್ನು ಎಮ್ಮಿಗನೂರು ಬಸಪ್ಪನವರಿಗೆ ತಿಳಿಸುತ್ತ "ತಾತನವರು ಯಾವಾಗ ಹೊರಗೆ ಬರುತ್ತಾರೆ" ಎಂದರೆ, ಆಶ್ಚರ್ಯದ ಸಂಗತಿಯೊಂದು ಬಸಪ್ಪನವರಿಂದ ತಿಳಿಯುತ್ತದೆ. ಶಿವಮೊಗ್ಗದಿಂದ ಒಬ್ಬ ಭಕ್ತ ತಾತನವರ ದರ್ಶನಕ್ಕೆಂದು ಬಂದು ಮೂರು ದಿನವಾಯಿತಂತೆ, ಆತ ಬಂದ ದಿನದಿಂದ ತಾತನವರು ಕೋಣೆಯೊಳಗಿಂದ ಹೊರಗೆ ಬಂದೇ ಇಲ್ಲವೆಂದು, ಆ ವ್ಯಕ್ತಿ ಈಗ ಸ್ವಲ್ಪ ಮುಂಚೆ ಹೊರಗೆ ಹೋಗಿರುವನೆಂದು ಎಮ್ಮಿಗನೂರು ಬಸಪ್ಪನವರಿಂದ ತಿಳಿದ ಹಿಮಂತರಾಜರಿಗೆ ಆತಂಕ ಉಂಟಾಗುತ್ತದೆ. ಮನದಲ್ಲಿಯೇ "ತಾತನ ದರ್ಶನ ಹೇಗಪ್ಪ?" ಎಂದುಕೊಳ್ಳುತ್ತಿದ್ದಂತೆ, ತಾತನವರು ಬಾಗಿಲು ತೆಗೆದು ಹೊರಬಂದು "ಯಾರ ಬಂದಾರಲ್ಲಪ್ಪ?" ಎಂದು ಪ್ರಶ್ನಿಸುತ್ತಾರೆ. ಹಿಮಂತರಾಜ ಮತ್ತು ಅವರ ಮಕ್ಕಳನ್ನು ನೋಡಿ ಹರ್ಷಿಸುತ್ತಾರೆ. ಅವರು ತಾತನಿಗಾಗಿಯೇ ತಂದಿದ್ದ ಅಂಬಾಳ ನಶ್ಯದ ಡಬ್ಬಿಯನ್ನು ಖುಷಿಯಿಂದ ಪಡೆದು, "ಇವರಿಗೆ ಪ್ರಸಾದ ಕೊಡಪ್ಪ" ಎಂದು ಎಮ್ಮಿಗನೂರು ಬಸಪ್ಪನವರಿಗೆ ಹೇಳಿ ಪುನಃ ಕೋಣೆಯ ಒಳಗೆ ಹೋಗಿ ಬಾಗಿಲು ಹಾಕಿಕೊಳ್ಳುತ್ತಾರೆ. ತಾತನವರು

ಸಾಮಾನ್ಯವಾಗಿ ಯಾರಿಗೂ ಪ್ರಸಾದ ಕೊಡುತ್ತಿರಲಿಲ್ಲ. ತಮ್ಮಿಚ್ಛೆ ಬಂದವರಿಗೆ ಮಾತ್ರ ಪ್ರಸಾದಕ್ಕೆ ಅಪ್ಪಣೆ ಕೊಡುತ್ತಿದ್ದರು.

ಹಿಮಂತರಾಜ ಮತ್ತು ಮಕ್ಕಳು ಪ್ರಸಾದ ಮಾಡುತ್ತಿರುವುದನ್ನು ನೋಡಲು ತಾತನವರು ಮತ್ತೊಮ್ಮೆ ಬಾಗಿಲು ತೆರೆದುಕೊಂಡು ಬಂದು ಬಾಗಿ ನೋಡಿ ಪುನಃ ಒಳಗೆ ಹೋಗಿ ಬಾಗಿಲು ಮುಚ್ಚಿಕೊಳ್ಳುತ್ತಾರೆ. ಪ್ರಸಾದದ ನಂತರ ಮುಂದೇನು? ಎಂಬ ಆತಂಕ ಹಿಮಂತರಾಜರಿಗೆ ಅವರಿಸುತ್ತದೆ. ಊರಿಗೆ ಮರಳಲು ತಾತನವರ ಅಪ್ಪಣೆ ಪಡೆಯಬೇಕು. ಹೀಗಂದುಕೊಳ್ಳುತ್ತದ್ದಂತೆ ತಾತನವರು ಬಾಗಿಲು ತೆಗೆದು ಹೊರಬಂದು "ನೀವಿನ್ನು ಹೋಗ್ರಪ. ಮಳಿ ಬರತ್ತದ ಹೋಗ್ರಿ" ಎಂದು ಹೇಳಿ ಪುನಃ ಬಾಗಿಲು ಹಾಕಿಕೊಂಡು ಒಳಸೇರುತ್ತಾರೆ. ನೆನೆದವರ ಮನದಲ್ಲಿಮಹದೇವನಿಪ್ಪ ಎಂಬಂತೆ ಹಿಮಂತರಾಜರ ಮನದ ದನಿಗೆ ಕ್ಷಣಾರ್ಧದಲ್ಲಿ ಓಗೊಟ್ಟು ದರ್ಶನ ಆಶೀರ್ವಾದವನ್ನು ಅನುಗ್ರಹಿಸುತ್ತಾನೆ. ಕಳೆದ ಮೂರು ದಿನಗಳಿಂದ ತಾತನವರ ದರ್ಶನಕ್ಕಾಗಿ ಬಂದಿದ್ದ ಶಿವಮೊಗ್ಗದ ಭಕ್ತನಿಗೆ ದರ್ಶನ ನೀಡದೇ, ತಾನು ಹೊರಬರುವ ಸಮಯಕ್ಕೆ ಆತನನ್ನು ಹೊರ ಹೋಗುವಂತೆ ಮಾಡಿ, ಹಿಮಂತರಾಜರನ್ನು ಕರೆಸಿಕೊಂಡು ದರ್ಶನವಿತ್ತು ಹರಿಸಿ, ಹೋಗೆಂದುದು ತಾತನ ಸಂಕಲ್ಪವಲ್ಲದೆ ಬೇರಲ್ಲ.

ಈ ಸಂಗತಿ ಸತ್ಯಸಾಕ್ಷಿ ಎಂಬುದಕ್ಕೆ "ಮಳೆ ಬರತ್ತದೆ ನೀವಿನ್ನು ಹೋಗ್ರಿ" ಎಂಬ ನುಡಿಯಿಂದ ವೇದ್ಯವಾಗುತ್ತದೆ. ಬಿರುಬಿಸಿಲು, ಗಾಳಿ ಮಳೆ ಬರುವ ಯಾವ ಲಕ್ಷಣಗಳು ಇಲ್ಲ. ಹಿಮಂತರಾಜರು ಮರಳಿ ಸಂಗಮದಿಂದ ಮಕ್ಕಳೊಂದಿಗೆ ಹೊಮ್ಮರಗಳ್ಳಿಗೆ ಬರುವಹೊತ್ತಿಗೆ

ಆಕಾಶದಲ್ಲೆಲ್ಲ ಕಾರ್ಮೋಡ ಆವರಿಸಿ, ಗುಡುಗು ಸಿಡಿಲಿನ ಅರ್ಭಟ ಆರಂಭವಾಗುತ್ತದೆ. ಹಿಮಂತರಾಜರು ಮಕ್ಕಳೊಂದಿಗೆ ಹೊಮ್ಮರಗಳ್ಳಿಯಿಂದ ಮೈಸೂರಿಗೆ ತೆರಳಲು ಬಸ್ಸನ್ನು ಹತ್ತುತ್ತಿದ್ದಂತೆ ಧಾರಾಕಾರವಾಗಿ ಆಲಿಕಲ್ಲಿನ ಮಳೆ ಸುರಿಯುತ್ತದೆ.

ಈ ಸಂಗತಿಯನ್ನು ಹಿಮಂತರಾಜರು "ತಾತನವರು ನನಗೆ ಅಂತಿಮ ದರ್ಶನ ನೀಡಲೆಂದೇ ಈ ರೀತಿ ಮಾಡಿದರೇನೋ, (ಮಾರನೇ ವರ್ಷ ೧೯೮೭ರಲ್ಲಿ ಶಿವೈಕ್ಯರಾಗುತ್ತಾರೆ.) ಮತ್ತೆ ತಾತನವರ ದರ್ಶನವಾಗಲಿಲ್ಲ ಎಂದು ಭಕ್ತಿಭಾವುಕರಾಗಿ ಹೇಳುತ್ತಾರೆ.

ನೆರೆ ನಂಬಿದ ಭಕ್ತರಿಗೆ ಬಯಸದಿದ್ದರೂ ದರ್ಶನ ಆಶೀರ್ವಾದದ ಭಾಗ್ಯವನ್ನು ಮಹದೇವ ತಾತನವರು ಕರುಣಿಸುತ್ತಿದ್ದರೆಂಬುದಕ್ಕೆ ಎಮ್ಮಿಗನೂರಿನ ಬೆಟಗೇರಿ ಸೂಗಪ್ಪ ಧಣಿಯವರ ಬಾಳಿನಲ್ಲಿ ನಡೆದ ಘಟನೆ. ಸೂಗಪ್ಪ ಧಣಿಯವರಿಗೆ ಐವತ್ತರ ವಯಸ್ಸು. ಅವರ ಏಕೈಕ ಪುತ್ರ ಮಲ್ಲಿಕಾರ್ಜುನನಿಗೆ ಐದು ವರ್ಷ, ತಾಯಿಯ ತವರು ಮನೆ ಎರೆಹಂಚಿನಾಳಿಗೆ ಹೋದಾಗ ಅನಿರೀಕ್ಷಿತವಾಗಿ ಸಾವನ್ನಪ್ಪುತ್ತಾನೆ. ಎಮ್ಮಿಗನೂರಿಗೆ ಸುದ್ದಿ ಬಂದಾಗ ಸೂಗಪ್ಪ ಧಣಿ ಬಳ್ಳಾರಿ ಮಠಕ್ಕೆ ಪುರಾಣಕ್ಕೆ ಬಂದಿರುತ್ತಾರೆ. ಸುದ್ದಿಮುಟ್ಟಿಸಲು ಎಮ್ಮಿಗನೂರು ಬಸಪ್ಪನವರನ್ನು ಬಳ್ಳಾರಿ ಮಠಕ್ಕೆ ಕಳುಹಿಸುತ್ತಾರೆ. ಮಠಕ್ಕೆ ಬಂದಾಗ ಸೂಗಪ್ಪ ಧಣಿ ಪ್ರಸಾದಕ್ಕೆ ಕುಳಿತಿರುತ್ತಾರೆ.ಸಾವಿನ ಸುದ್ದಿಯನ್ನು ಹೇಗೆ ಈ ಸಮಯದಲ್ಲಿ ಹೇಳುವುದೆಂಬ ಸಂಕೋಚದಲ್ಲಿ ವೈ.ಬಸಪ್ಪನವರು ಅಲ್ಲೇ ಕುಳಿತಿದ್ದ ತಾತನವರಿಗೆ ನಮಸ್ಕರಿಸುತ್ತಾರೆ. ತಾತನವರು 'ಯಾರದು' ಎಂದಾಗ 'ನಾನಪ್ಪ ಎಮ್ಮಿಗನೂರು ಬಸಪ್ಪ. ಸೂಗಪ್ಪ ಧಣಿ

ಮಗ ಸತ್ತಾನ. ಹೇಳಾಕ ಬಂದೀನಿ' ಎನ್ನುತ್ತಾರೆ. "ಅವ್ನು ಸೂಗಪ್ಪ ಎಲ್ಲಿ ಏನ್ಮಾಡ್ತನ" ಎಂದು ಕೇಳಲು 'ಪ್ರಸಾದಕ್ಕೆ ಕುಂತಾನ' ಎನ್ನುತ್ತಿದ್ದಂತೆ ತಾತನವರು "ಆಗ್ಲಿ ಏಳಲೇ ಹೋಗ್ಲಿ ನಾನು ಇನ್ನೊಬ್ಬ ಮಗನ ಕೊಡ್ತಿನಲೇ" ಎನ್ನುತ್ತಾನೆ.

ಊಟ ಮುಗಿಸಿ ಬಂದ ವೈ.ಸೂಗಪ್ಪ ತಾತನವರಿಗೆ ನಮಸ್ಕರಿಸಲು ಬರುತ್ತಿದ್ದಂತೆ ' ಲೇ ಸೂಗಪ್ಪ ನಿನ್ನ ಮಗ ಸತ್ತಾನಂತೆ, ನೀನು ಏನ ಅನ್ಕಬೇಡ. ನಾನೇ ಇನ್ನೊಬ್ಬ ಮಗನ್ನ ಕೊಡ್ತಿನಿ "ಹೋಗು' ಎಂದು ಆಶೀರ್ವಾದಿಸುತ್ತಾನೆ. ಮಾತಿನಂತೆ ಮರು ವರ್ಷವೇ ರೇವಣಸಿದ್ಧರ ಅದೇಶದಂತೆ ಸೊನ್ನಲಿಗೆಯ ಮೊರಡಿಯ ಮುದ್ಧಯ್ಯ ಸುಗ್ಗವ್ವೆಯವರಿಗೆ ಸಿದ್ಧರಾಮನು ಜನಿಸಿದಂತೆ, ವೈ.ಸೂಗಪ್ಪನವರಿಗೆ (೧೯೫೭ ರಲ್ಲಿ) ಮತ್ತೊಬ್ಬ ಮಗ ಜನಿಸುತ್ತಾನೆ. ಅವರೇ ಶ್ರೀ ಸದಾಶಿವಪ್ಪನವರು. ಹತ್ತು ವರ್ಷದ ನಂತರ ಎಮ್ಮಿಗನೂರು ಜಡೆಸಿದ್ಧೇಶರ ಮಠಕ್ಕೆ ಬಂದ ತಾತನವರು ತಮ್ಮ ಜೊತೆಗೆ ಬಂದಿದ್ದ ಎಚ್.ಎಂ. ಬಸಯ್ಯ, ಶಿವಾರೆಡ್ಡೆಪ್ಪ, ಮೆಟ್ರಿಮಹಾದೇವ ತಾತ, ಎಮ್ಮಿಗನೂರು ಬಸಪ್ಪನವರಿಗೆ 'ನಾನು ಕೊಟ್ಟ ಆ ಸೂಗಪ್ಪನ ಮಗ ಎಂಗದನಲೇ' ಎಂದು ಕೇಳುತ್ತಾರೆ. 'ಇಲ್ಲೇ ಅದನಪ' ಎಂದು ಅಂಗಳದಲ್ಲಿ ಆಡುತ್ತಿದ್ದ ಸದಾಶಿವಪ್ಪನನ್ನ ಕರೆ ತಂದಾಗ ತಾತನವರು ಮೆಟ್ರಿ ಮಹಾದೇವ ತಾತನವರಿಗೆ 'ಸೂಗಪ್ಪಗ ನಾನ ಕೊಟ್ಟಿನಿ ನೋಡಪ್ಪ ಇವ್ನ' ಎಂದು ತೋರಿಸುತ್ತಾರೆ.

ಬಾಲಕ ಸದಾಶಿವಪ್ಪ ತಾತನವರ ಬಳಿಗೆ ಅಂಜುತ್ತಲೇ ಬಂದು ಎರಡು ಕಾಲುಗಳನ್ನು ಹಿಡಿದು ನಮಸ್ಕರಿಸಿದಾಗ ತಾತನವರು 'ಲೇ ನಿಮ್ಮಣ್ಣರ (ಚಿಕ್ಕಪ್ಪನ ಮಕ್ಕಳು) ಜತೆ ಸೇರಿದರೆ ಒದಿತಿನಿ ನೋಡಲೇ' ಎಂದು ಗದರಿಸುತ್ತಾನೆ. ಮತ್ತೋರ್ವರನ್ನು ನಮಸ್ಕರಿಸಲು ಕರೆದಾಗ "ಅವ್ನ ಕೂಟ ನಮಸ್ಕಾರ ಮಾಡಿಸಬೇಡ. ಅವ್ನು ಬಸವ ತತ್ವದಲ್ಲಿಲ್ಲ ಬೇಡ" ಎಂದು ನಮಸ್ಕಾರವನ್ನು ಮಾಡಿಸಿಕೊಳ್ಳುವುದಿಲ್ಲ.

ಶ್ರೀಸಂಗನಕಲ್ಲು ಹಿಮಂತರಾಜರನ್ನು ತಾತನವರು ತಮ್ಮಲ್ಲಿಗೆ ಬರಮಾಡಿಕೊಂಡು ಆಶೀರ್ವದಿಸಿ ಪ್ರಸಾದ ಮಾಡಿಸಿ ಕಳುಹಿಸಿಕೊಟ್ಟಂತೆಯೇ, ತನ್ನ ವರ ಪುತ್ರನಾದ ಎಮ್ಮಿಗನೂರು ಸೂಗಪ್ಪ ಧಣಿಯರ ಮಗ ಸದಾಶಿವಪ್ಪನವರನ್ನು ತನ್ನ ಲಿಂಗೈಕ್ಯದ ಹಿಂದಿನ ದಿನ ಕರೆಸಿಕೊಳ್ಳುತ್ತಾನೆ. ಎಮ್ಮಿಗನೂರಲ್ಲಿದ್ದ ಸದಾಶಿವಪ್ಪನವರನ್ನು ತಾತನವರು "ಬಾರಲೇ ಬಾಳದಿವ್ಸ ಬರ್ಲಿಲ್ಲ" ಎಂದು ಕೂಗಿ ಕರೆದಂತಾಗುತ್ತದೆ. ತಾತನವರ ಅಶರೀರವಾಣಿಯನ್ನು ಆಲಿಸಿ ಕೂಡಲೇ ತಾತನು ಇದ್ದ ಸಂಗಮ ಮಠಕ್ಕೆ ತೆರಳುತ್ತಾರೆ. ಆಗ ತಾತನವರು ಲಿಂಗೈಕ್ಯರಾಗುತ್ತಾರೆಂಬ ಸುದ್ದಿಯಿಂದ ಮಠದ ಮುಂದೆ ಸಹಸ್ರಾರು ಜನರು ನೆರೆದಿರುತ್ತಾರೆ. ತಾತನವರು ಕಳೆದ ಐದು ದಿನಗಳಿಂದ ಹೊರಗೆ ಬಾರದೇ ಬಾಗಿಲ ಮುಚ್ಚಿಕೊಂಡು ಕೋಣೆಯಲ್ಲಿಯೇ ಇರುತ್ತಾರೆ. ಸದಾಶಿವಪ್ಪನವರು ಮಠದ ಮುಂದಿನ ದೃಶ್ಯ ಕಂಡು ಚಕಿತರಾದರು. ತಾತನವರು ಕೂಡಲೇ ಒಳಗಿಂದ ಬರುತ್ತಾರೆ. ಸದಾಶಿವಪ್ಪನವರು ತಾತನ ಕಾಲಿಗೆ ನಮಸ್ಕರಿಸಲು, ಯಾರದು? ಎನ್ನುತ್ತಾರೆ. 'ನಾನು ಎಮ್ಮಿಗನೂರಿಂದ ಬಂದೆ ತಾತ'

ಎನ್ನುತ್ತಾನೆ. "ಯಾರು, ಸೂಗಪ್ಪನ ಮಗ ಏನು?" ಎನ್ನುತ್ತಾರೆ ತಾತ. 'ಹೌದಪ' ಎಂದಾಗ ತಾವು ಕುಳಿತ ಕಂಬಳಿ ತೋರಿಸಿ. 'ಇದನ್ನು ಜಾಡಿಸಿ ಕೊಂಡ್ ಬಾ' ಎಂದು ಹೇಳುತ್ತಾರೆ. ಕಂಬಳಿ ಜಾಡಿಸಿ, ತಂದು ಹಾಸಿದ ಸದಾಶಿವಪ್ಪನಿಗೆ 'ಪ್ರಸಾದ ಮಾಡು' ಎಂದು ಹೇಳಿ ಒಳಗೆ ಹೋಗುತ್ತಾರೆ ತಾತ. ಸದಾಶಿವಪ್ಪನವರು ಬಳ್ಳಾರಿಗೆ ಮರಳುತ್ತಾರೆ. ಕೂಡಲೇ ತಾತನ ಲಿಂಗೈಕ್ಯ ಸುದ್ದಿ ಕೇಳಿ ದುಃಖಿಸುತ್ತಾರೆ.

ಹೀಗೆ ಮಹದೇವತಾತನ ಸಿದ್ದಿ ಸಂಪತ್ತನ್ನು ಬರೆಯುತ್ತ ಹೋದರೆ ಬರವಣಿಗೆ ನಿಲ್ಲಬಹುದೇ ವಿನಃ ಮಹಿಮೆ ಮುಗಿಯಲಾರವು. ನಡೆದು ನಡೆದು ಕಾಲು ಸೋಲಬಹುದಲ್ಲದೆ ದಾರಿ ಮುಗಿಯಬಲ್ಲದೆ? ಅಳೆದು ಅಳೆದು ಕೈಗಳು ಬಳಲಬಹುಲ್ಲದೆ ಬಳ್ಳ ಬಳಲಬಲ್ಲದೆ? ಎಂಬಂತೆ ಭಕ್ತರ ಪ್ರಿಯ, ಭಕ್ತಿಯ ಪ್ರಿಯನಾದ ಮಹದೇವತಾತನು ಅರ್ಥಿ ಎಂದು ಬಂದವರನ್ನು ಅನಂತ ಕರುಣೆಯಿಂದ ಅನುಗ್ರಹಿಸಿ ಪಾವನಗೊಳಿಸಿ ಗುರುದೇವ, ನಾಡಿನಲ್ಲೆಲ್ಲ ಸಂಚರಿಸಿ ನಾಡಿಗರ ಒಡಲಲ್ಲಿ ಭಕ್ತಿಯ ಬೆಳಸನ್ನು ಬೆಳೆಯಲು ಶ್ರಮಿಸಿದ ಸಂತ ಶ್ರೇಷ್ಠನೆಂದು ಕರೆಯಬಹುದು.

ಸದ್ಭೋದ ಪ್ರಭೆ

ಹರಸಿ ಮಾಡುವುದು ಹರಕೆಯ ದಂಡ,

ನೆರಸಿ ಮಾಡುವುದು ಡಂಬಿನ ಭಕ್ತಿ,

ಹರಸಬೇಡ, ಬೆರಸಬೇಡ,

ಬಂದ ಬರವನರಿದಡೆ ಕೂಡಿಕೊಂಡಿಪ್ಪ

ನಮ್ಮ ಕೂಡಲ ಸಂಗಮದೇವ

-ಬಸವಣ್ಣ

ಮಹದೇವ ತಾತನು ಮಠಗಳನ್ನು ಸ್ಥಾಪಿಸಿದ. ಮಠಾಧಿಪತಿ ಎಂದೆನಿಸಿಕೊಂಡು ಎಂದೂ ಆಶೀರ್ವಚನವನ್ನು ನೀಡಲಿಲ್ಲ. ಸಂಧರ್ಭಾನುಸಾರ ಭಕ್ತರ ವರ್ತನೆಗಳನ್ನು ಗಮನಿಸಿ ಅವರಿಗೆ ತೋರಿದ ಮಾರ್ಗದರ್ಶನ, ಬುದ್ಧಿವಾದಗಳಿಂದ ಅವರ ಅಂತರಾಳದ ಸದ್ಭೋದೆಯನ್ನು ತಿಳಿಯಬಹುದಾಗಿತ್ತು. ಒಮ್ಮೊಮ್ಮೆ ಪ್ರಸನ್ನಚಿತ್ತರಾಗಿ ಭಕ್ತರಿಗೆ ಉಪದೇಶಿಸಿದ್ದುಂಟು. ಪಂಡಿತ ಭಾಷೆಯಲ್ಲಿ ಶಾಸ್ತ್ರಗಳ ಸಾರವನ್ನು ಅವರು ಹೇಳುತ್ತಿರಲಿಲ್ಲ; ಕಾರಣ ಗ್ರಂಥವಿದ್ಯಾಪ್ರೌಢಮೆಯ ಆಳ ಎಷ್ಟೆಂದು ಅವರಿಗೆ ಅರಿವಾಗಿತ್ತು. ಜೊತೆಗೆ ಅದು ಪ್ರಯೋಜನಕ್ಕೆ

ಬಾರದೆಂದು ಈ ಹಿಂದೆಯೇ ಕಾಶಿವಿದ್ಯಾಪೀಠದಲ್ಲಿ ಅಧ್ಯಯನ ಮಾಡುತ್ತಿದ್ದಾಗ ಗ್ರಂಥಗಳನ್ನೆಲ್ಲಾ ಗಂಗೆಗೆ ಸಮರ್ಪಣೆ ಮಾಡಿದ್ದರು. ಹೀಗಾಗಿ ಅವರ ಸದ್ಬೋಧ ಜೀವನಾನುಭವದ ಸುಪ್ರಭೆಯಾಗಿರುತ್ತಿದ್ದಿತು.

ದೇಶ ಸಂಚಾರದಲ್ಲಿ ಧರ್ಮಸ್ಥಳಕ್ಕೆ ತಾತನವರು ಹೋದಾಗ, ಕನ್ನಡದ ಕಬೀರ ನೆನಸಿಕೊಂಡ ಶಿಶುವಿನಹಾಳ ಶರೀಫ ಸಾಹೇಬರ ಭೇಟಿಯಾಗುತ್ತದೆ. ಶರೀಫರ ತತ್ವಪದಗಳಿಗೆ ಪುರಸ್ಕರಿಸಿದ ತಾತ, ಶರೀಫರ 'ಗಾಂಜಾ ಸೇವನೆಯನ್ನು ತಿರಸ್ಕರಿಸುತ್ತಾರೆ. ಆಗ ಶರೀಫರು "ಗಾಂಜಾ ಸೇವನೆ ಅಖಂಡ ಸಾಧನೆಯಲ್ಲಿ ಮನಸ್ಸನ್ನು ಏಕಾಗ್ರಗೊಳಿಸಲು ಇದೊಂದು ಸಾಧನೆ" ಎಂದು ಗಾಂಜಾ ಸೇವನೆಯನ್ನು ಸಮರ್ಥಿಸಿಕೊಳ್ಳುತ್ತಾರೆ. ಆಗ ತಾತನು ಶರೀಫರ ದೌರ್ಬಲ್ಯವನ್ನು ಖಂಡಿಸುತ್ತಾ" ಶರೀಫ ಯೋಗದ ಹೆಸರಿನಲ್ಲಿ ನಿನ್ನ ಹೀನ ಚಟವನ್ನು ಸಮರ್ಥಿಸಿಕೊಳ್ಳುವ ವ್ಯರ್ಥ ಪ್ರಯತ್ನ ಮಾಡಬೇಡ. ದುಶ್ಚಟ ದುರ್ಮಾರ್ಗಗಳು ಯೋಗ ಮಾರ್ಗಕ್ಕೆಸಲ್ಲವು. ತಾಮಸ ವೃತ್ತಿ ಕಾಮಿಗಳಿಗಲ್ಲದೇ ಮೋಕ್ಷಗಾಮಿಗಳಿಗಲ್ಲ. ಗಾಂಜದ ಅಮಲಿನಲ್ಲಿ ಮನಸ್ಸಿನ ಗುಲಾಮನಾಗುವೆಯೇ ಹೊರತು ಗೆಲ್ಲಲಾರೆ. ವಿಷ ಕುಡಿದು ಮರಣವನ್ನು ಗೆದ್ದವರುಂಟೆ? ಗುರುವಿನ ಗುಲಾಮನಾಗಬೇಕೇ ಹೊರತು ಗಾಂಜಾ ಗುಲಾಮನಾಗಬಾರದು "ಎಂದು ಉಪದೇಶಿಸುತ್ತಾರೆ.

ಮೈಸೂರು ಪ್ರಾಂತದ ಆರಾಧನ ಹಳ್ಳಿಯಲ್ಲಿ ಬರಗಾಲ ಬಂದಾಗ, ತಾತನು ಅಲ್ಲಿಗೆ ಬಂದು ಗೋವುಗಳನ್ನು ಸಂರಕ್ಷಿಸಲು ದನ ಕಾಯುವ ಕೆಲಸದಲ್ಲಿ ನಿರತರಾದಾಗ, ಮೈಸೊರಿನ ದೊರೆ ಮುಮ್ಮಡಿ ಕೃಷ್ಣರಾಜ ಒಡೆಯರು ಗ್ರಾಮ ಪರ್ಯಟನೆ ಮಾಡುತ್ತ ಬರುವಾಗ, ಅಡವಿಯ ಹಾದಿಯ ಬಳಿ ದನ ಕಾಯುವ ತೇಜೋಮೂರ್ತಿಯನ್ನು ಕಂಡು ಸಾರೋಟನ್ನು ಇಳಿದು ಬಂದು ಯಾರೆಂದು ವಿಚಾರಿಸಿ, "ಸ್ವಾಮಿ, ಜಂಗಮವಟುಗಳಾದ ತಾವು ದನ ಕಾಯುವ ಕೆಲಸವನ್ನೇಕೆ ಮಾಡುವಿರಿ, ಯಾರಿಲ್ಲದ ದಟ್ಟವಾದ ಈ ಆಡವಿಯಲ್ಲಿ ಕ್ರೂರ ಮೃಗಗಳಿಂದ ನಿಮಗೆ ತೊಂದರೆಯಾಗುವುದಿಲ್ಲವೆ?" ಎಂದು ಕೇಳಿದಾಗ " ಗೋವುಗಳನ್ನು ಕಾಯುವುದು ಕೀಳು ಕೆಲಸವಲ್ಲ, ಸತ್ಯಕಾಮ ಜಾಬಾಲಿ ಋಷಿ, ರಾಜರ್ಷಿಯಾದ ದಿಲೀಪ, ವಿಷ್ಣು ಸ್ವರೂಪ ಶ್ರೀ ಕೃಷ್ಣಾದಿಗಳೆಲ್ಲ ಗೋಪಾಲಕರಾಗಿರಲಿಲ್ಲವೇ? ಮಹಾತ್ಮರೇ ಹೀಗಿರುವಾಗ ನನ್ನದೇನು ಮಹಾ. ಆರಾಧನ ಹಳ್ಳಿಯ ದುಸ್ಥಿತಿಗೆ ಪರಿಹಾರ ಮಾಡು" ಎಂದು ನುಡಿದು ಕಾಯಕದಲ್ಲಿ ಕೀಳ್ಗೆಣೆಸದೇ. ಕಾಯಕದ ಶ್ರೇಷ್ಠತೆಯನ್ನು ಸಾರಿದ್ದಾರೆ. ಜೊತೆಗೆ ಬರ ಪರಿಹಾರದ ಆದ್ಯ ಕರ್ತವ್ಯ ಪ್ರಜ್ಞೆಯನ್ನು ರಾಜನಲ್ಲಿ ಎಚ್ಚರಿಸುತ್ತಾರೆ.

ಮೈಸೂರು ಅರಸರಿಂದ ಸೇವೆಗೊಂಡ ತಾತನು ಹೆಚ್ಚಿನ ಸಂಸ್ಕೃತ ಆಧ್ಯಾಯನಕ್ಕೆ ಕಾಶಿವಿದ್ಯಾ ಪೀಠಕ್ಕೆ ಹೋಗುವ ಇಚ್ಛೆಯನ್ನು ವ್ಯಕ್ತಪಡಿಸುತ್ತಾನೆ. ಆಗ ರಾಜನು "ಗುರುವೇ ನೀನರಿಯದ ವಿದ್ಯೆ ಯಾವುದಿದೆ? ನೀನು ಸರ್ವವನ್ನು ಅರಿತ ಸರ್ವಜ್ಞ, ನೀನು ಕಾಶಿಗೆ ಹೋಗಿ ಕಲಿಯುವುದೇನಿದೆ? ನಿನಗೆ ಹೇಳಿಕೊಡುವ ಸಮರ್ಥರಾರು?

ಬೇಡ, ಇಲ್ಲಿಯೇ ನಿತ್ಯ ಪೂಜೆಗೊಂಡು ನಮ್ಮನ್ನು ಹರಸು" ಎಂದು ಬೇಡುತ್ತಾನೆ. ಆಗ ತಾತನವರು ವಿದ್ಯೆಯ ಮಹತ್ವವನ್ನು ಜಂಗಮತ್ವದ ಹಿರಿಮೆಯನ್ನು ಮೆರೆಸುವ ಮಾತುಗಳನ್ನಾಡುತ್ತಾರೆ. "ಅರಸಾ, ವಿದ್ಯೆ ನಿರವಧಿಕವಾದದ್ದು, ಅದಕ್ಕೆ ಆದ್ಯಂತಗಳಿಲ್ಲ. ಆಕಾಶದಂತೆ ವಿಶಾಲವಾದದ್ದು, ಅಂತ್ಯವಿಲ್ಲದ್ದು. ಅನವರತ ಕಲಿಯುತ್ತಲೇ ಇರಬೇಕಾದ್ದು. ಯೋಗಿಯಾದವನು ಒಂದಡೆ ಇರಬಾರದು. ಮಮಕಾರವಳಿಯಲು ಸದಾ ಚರಜಂಗಮನಾಗಿರಬೇಕು. ಗುರುಹಿರಿಯರ ದರ್ಶನದಿಂದ ಅಹಂಕಾರವಳಿಯುತ್ತದೆ. ಹೆಚ್ಚಿನ ಯೋಗಾನುಭವ ನನಗಾಗಬೇಕಾಗಿದೆ. ಅದ್ದರಿಂದ ನಾನು ಹೊರಡಲೇಬೇಕು" ಎಂದು ಕಿಂಕರಭಾವವನ್ನು ತೋರುತ್ತಾರೆ.

ವಿದೇಶ ಪ್ರವಾಸದಲ್ಲಿ ಜಪಾನ್ ದೇಶಕ್ಕೆ ಹೋದಾಗ, ಅಲ್ಲಿನ ಬೌದ್ಧರಿಗೆ ಪರದರ್ಮ ಸಹಿಷ್ಣುತೆ. ಅಹಿಂಸಾ ತತ್ತ್ವವನ್ನು ಮನವರಿಕೆ ಮಾಡಿಸುತ್ತಾರೆ. "ನೀವು ಬುದ್ದನ ಬಂದುಗಳು, ನಮ್ಮೀರ್ವರಿಗೂ ಅವಿನಾಭಾವ ಸಂಬಂಧವಿದೆ. ಸಂಬಂಧದ ಸ್ನೇಹಭಾವದಿಂದ ನಾನು ಮಾತನಾಡುವೆನು. ಬುದ್ದನು ಅಹಿಂಸಾವಾದಿ ಬುದ್ಧನ ಅನುಯಾಯಿಗಳಾದ ನೀವು ಮಾಂಸಹಾರಿಗಳಾಗಿದ್ದೀರಿ. ಇದು ಸಲ್ಲದು. ದಯಮಾಡಿ ಮಾಂಸಾಹಾರ ತ್ಯಜಿಸಿ ಸಸ್ಯಾಹಾರಿಗಳಾಗಿರಿ. ಇದರಿಂದ ಬೌದ್ಧಧರ್ಮಕ್ಕು, ನಿಮಗೂ ಶ್ರೇಯಸ್ಸಾಗುವುದು" ಎಂದು ಹೇಳಿ, ಅವರ ಆಚಾರ-ವಿಚಾರಗಳ ಅಂತರ ದೂರಗೊಳಿಸುತ್ತಾರೆ.

ಮಹದೇವ ತಾತನು ಶಿವಯೋಗ ಮಂದಿರದಲ್ಲಿ ಕುಮಾರ ಶಿವಯೋಗಿಗಳ ಸೇವೆಯಲ್ಲಿ ನಿರತನಾಗಿ ನಿತ್ಯ ಶಿವಯೋಗ ಸಾಧನೆಯನ್ನು ಗುಪ್ತವಾಗಿ ಮಾಡುತ್ತಿದ್ದನು. ದನಗಳನ್ನು ಕಾಯುತ್ತಾ ಜೀವಿಸುತ್ತಿದ್ದ ತಾತನು, ಒಂದು ದಿನ ವಟುಗಳು ಯೋಗದ ಗಹನವಾದ ವಿಷಯದ ಚರ್ಚೆಯಲ್ಲಿ ತೊಡಗಿ ಅರ್ಥವನ್ನು ಅರಿಯದಾದಾಗ ತಾತನು ಸರಳ, ಸುಂದರವಾಗಿ ಬಿಡಿಸಿ ಹೇಳಿದಾಗ, ತಾತನ ವರ್ತನೆಯ ಬಗೆಗೆ ಸಂಶಯ ಉಂಟಾಗುತ್ತದೆ. ಆಗ ಆ ವಟುಗಳು ಗುರುಗಳಲ್ಲಿ ನಿವೇದಿಸಿಕೊಂಡಾಗ ಕುಮಾರಸ್ವಾಮಿಗಳು ತಾತನ ದಿನಚರ್ಯೆಯನ್ನು ರಹಸ್ಯವಾಗಿ ಗಮನಿಸಿ ಆಶ್ಚರ್ಯಗೊಳ್ಳುತ್ತಾರೆ. ತಾತನನ್ನು ಕರೆದು ಪ್ರಶ್ನಿಸುತ್ತಾರೆ "ಯಾರು ನೀವು? ಯೋಗೀಶ್ವರರಾಗಿದ್ದು ತೋರಗೊಡದೆ ಗುಪ್ತವಾಗಿ ನಮ್ಮ ಸೇವೆ ಮಾಡಿ ನಮಗೆ ದುರ್ದೆಸೆ ತಂದೊದಗಿದಿರಲ್ಲಾ!" ಎಂದಾಗ "ನಾನೊಬ್ಬ ಪರದೇಶಿ. ನಾನು ಯಾವ ವಿಧದಲ್ಲೂ ತಮ್ಮ ಸೇವೆಯನ್ನು ಮಾಡಿಲ್ಲ." ಎನ್ನುತ್ತಾನೆ ತಾತ. ಅದಕ್ಕೆ "ಪತ್ರೆ ಪುಷ್ಪಗಳನ್ನು ತರುತ್ತೀರಲ್ಲವೆ. ಗೋವುಗಳನ್ನು ಕಾಯುತ್ತೀರಲ್ಲವೆ?" ಎಂದು ಕೇಳಲು "ಪತ್ರೆ ಪುಷ್ಪ ಶಿವಪೂಜೆಗಾಯಿತು. ನಿಮ್ಮ ಸೇವೆಯನ್ನು ನಾನು ಮಾಡಿಲ್ಲ. ತಾವು ಸಮಾಜಸೇವಾ ಧರ್ಮನಿರತ ಶಿವಯೋಗಿಗಳು. ಶಾಸ್ತ್ರಗಳು ಶಿವನಿಗೂ ಶಿವಯೋಗಿಗೂ ಅಭೇದವೆಂದು ಸಾರಿವೆ. ಹೀಗಿರುವಾಗ, ತಾವು ತಮಗೆಂದು ತಿಳಿದುಕೊಂಡ ಸೇವೆ ಶಿವನಿಗಾಯಿತಲ್ಲವೇ ತಮಗಲ್ಲ" ವೆನ್ನುತ್ತಾರೆ. ಕುಮಾರಸ್ವಾಮಿಗಳು ಪ್ರಸನ್ನ ಚಿತ್ತರಾಗುತ್ತಾರೆ. ಗುರು,ಲಿಂಗ,ಜಂಗಮಕ್ಕೆ ಮಾಡಿದ್ದನ್ನು, ಮಾಡಿದೆನೆನ್ನರೆಂದು ಸಾರಿದ

ಅಣ್ಣನ ವಚನದ ಸತ್ಯ ಸಾಕ್ಷಿ ನಿಧರ್ಶನ ತಾತನ ಸೇವೆಯಲ್ಲಿ ಅಡಗಿರುವುದನ್ನು ನಾವು ಇಲ್ಲಿ ಕಾಣಬಹುದಾಗಿದೆ.

ಮಹಾದೇವ ತಾತನವರ ಸಾಧನೆಯ ಬೋಧೆ ಒಮ್ಮೊಮ್ಮೆ ಮೃದುಮಧುರ ನುಡಿಯಿಂದ ಮುದ್ದು ಮಗುವಿಗೆ ಹೇಳಿದಂತಿದ್ದರೆ. ಮಗದೊಮ್ಮೆ ಹಠಮಾರಿ ಮಗುವಿಗೆ ಬೈದು, ಬಡಿದು ಬುದ್ಧಿ ಕಲಿಸಿದಂತಿರುತ್ತಿದ್ದಿತು. ಇದಕ್ಕೆ ನಿದರ್ಶನವಾಗಿ ಅಲ್ಲಿಪುರದ ಹನುಮಂತಪ್ಪನ ಜೀವನ ಪ್ರಸಂಗವೊಂದು ಹೀಗಿದೆ. ತಾತನು ಅಲ್ಲೀಪುರಕ್ಕೆ ಬಂದು ಹನುಮಂತಪ್ಪನ ಮನೆಯಲ್ಲಿ ಶಿವಪೂಜಾ ನಿರತನಾಗಿದ್ದಾಗ ಹನುಮಂತಪ್ಪನನ್ನು ಸದಾಚಾರಿ ಸದ್ಭಕ್ತನನ್ನಾಗಿಸಿದ ಪ್ರಸಂಗ. ಒಂದು ದಿನ ಶಿವಪೂಜಾದನಂತರ, ಹನುಮಂತಪ್ಪನಿಗೆ ತೀರ್ಥವನ್ನು ಕೊಡುತ್ತ ತಾತನು "ಹನುಮಂತಪ್ಪ ನಿನಗೆ ಹೇಳುವುದು ಬಹಳವಿದೆ. ಮಾಂಸ ತಿನ್ನಬೇಡ, ಮದ್ಯ ಕುಡಿಯಬೇಡ, ಬೀಡಿ, ಸಿಗರೇಟು, ತಂಬಾಕು ಸೇವಿಸಬೇಡ, ಸಮಯ ಕಳೆಯಲೆಂದರೂ ಇಸ್ಪೀಟು ಆಡಬೇಡ, ಜೂಜಾಡಬೇಡ, ಕಾಲಲ್ಲಿ ಕೆರಮೆಡಬೇಡ, ಇದರಂತೆ ನಡೆಯುವ ಮನಸ್ಸಿದ್ದರೆ, ಈ ಸತ್ಯವ್ರತ ಪಾಲಿಸುವ ಛಲವಿದ್ದರೆ, ಆತ್ಮಬಲವಿದ್ದರೆ, ಈ ತೀರ್ಥವನ್ನು ಕುಡಿ" ಎನ್ನುತ್ತಾನೆ.

ಮಾತುಕೊಡುವ ವಿಚಾರದಲ್ಲಿ ಹನುಮಂತಪ್ಪನಿಗೆ ಆತಂಕವುಂಟಾಗುತ್ತದೆ. ಮಾತು ತಪ್ಪಬಹುದಾದ ಭಯ ಆವರಿಸುತ್ತದೆ. ನಡುಕ ಆರಂಭವಾಗುತ್ತದೆ. ಆಗ ಮಾಂಸಪ್ರಿಯನಾದ ಹನುಮಂತಪ್ಪನಿಗೆ ನಾಲಿಗೆ ಚಪಲ ನಿಯಂತ್ರಿಸಲಾರದ ಅರಿವಾಗಿ

"ಅಪ್ಪಾ! ನಿನ್ನಪ್ಪಣೆಯಂತೆ ಎಲ್ಲವನ್ನು ಬಿಡಬಲ್ಲೆ. ಆದರೆ ಮಾಂಸ ಬಿಡುವುದು ನನ್ನಿಂದಾಗದು" ಎನ್ನುತ್ತಾನೆ.

ತಾತ ಉಗ್ರನಾಗುತ್ತಾನೆ "ಮನೋಬಲವಿಲ್ಲದ ನಿನ್ನಂತವರಿಗಲ್ಲ ತೀರ್ಥ, ಕುರಿಕೋಣದ ಮಾಂಸ ತಿನ್ನುವ ನಿನ್ನಂತ ಮದಾಂಧ ನರಕುರಿಗಲ್ಲ ತೀರ್ಥ, ನಿನ್ನಂಥವರಿಗೆ ಅದು ಬರಿಯ ನೀರು. ಚಲ್ಲು ಗೋಡೆಗೆಚಲ್ಲು ಆ ತೀರ್ಥವನ್ನು" ಎಂದು ಗರ್ಜಿಸುತ್ತಾನೆ. ಹನುಮಂತಪ್ಪನ ಅಜ್ಞಾನ ಅಳಿಯುತ್ತದೆ. ದೃಡಚಿತ್ತದಿಂದ ತಾತನು ಕೊಟ್ಟ ತೀರ್ಥವನ್ನು ಭಕ್ತಿಯಿಂದ ಸ್ವೀಕರಿಸುತ್ತಾನೆ. ತನ್ನ ಜೀವನದ ಕೊನೆಯ ಉಸಿರಿರುವವರೆಗೂ ಅದನ್ನು ಚಾಚು ತಪ್ಪದೇ ಪಾಲಿಸಿಕೊಂಡು ಬರುತ್ತಾನೆ.

ಅಲ್ಲೀಪುರದ ಮಠವನ್ನು ಕಟ್ಟಿದ ನಂತರ ಭಕ್ತರು ಪ್ರಶಾಂತ ಪರಿಸರವನ್ನು ಕಂಡು ತಾತನಿಗೆ "ನಿನ್ನ ಮಹಿಮೆ ಅಪಾರ. ಕಾಡನ್ನು ನಾಡು ಮಾಡಿದೆ, ನಿನ್ನ ಪಾದ ಸ್ಪರ್ಶದಿಂದ ಇಂದು ಈ ಭೂಮಿ ಪಾವನವಾಗಿದೆ" ಎಂದಾಗ ತಾತನು ದೈವ ಸಂಕಲ್ಪದ ಸತ್ಯವನ್ನು ಈ ರೀತಿ ಬೋಧಿಸುತ್ತಾನೆ "ಜಗತ್ತು ನಡೆಯೋದು ಜಗದೀಶನ ಇಚ್ಛೆಯಂತೆ, ಕಾಡನ್ನು ನಾಡು ಮಾಡೋದು, ನಾಡನ್ನು ಕಾಡು ಮಾಡೋದು ಅವನ ಇಚ್ಛೆಯೇ" ಎಂದು ಹೇಳುತ್ತಾ, ಮುಂಬರಲಿರುವ ದಾರದ ಮಿಲ್ಲು, ತುಂಗಭದ್ರ ಕಾಲುವೆ, ರೈಲ್ವೆನಿಲ್ದಾಣ ಹಾಗೂ ಪಟ್ಟಣದ ಬೆಳವಣಿಗೆಯನ್ನು ತಿಳಿಸುತ್ತಾನೆ.

ಮಠದಲ್ಲಿ ಮಳೆಗಾಗಿ ಒಮ್ಮೆ ಅಖಂಡ ಭಜನೆ ನಡೆದಾಗ, ಎರಡನೆ ದಿನ ಧಾರಾಕಾರವಾಗಿ ಮಳೆ ಸುರಿಯುತ್ತದೆ. ಅದೇ ಸಮಯದಲ್ಲಿ ಕಂಪ್ಲಿಯಲ್ಲಿ ಕೋಮು ಗಲಭೆಯುಂಟಾದಾಗ ಆಯುಕ್ತ ಅಧಿಕಾರಿ ಹಾಗೂ ನಗರಸಭಾ ಅಧ್ಯಕ್ಷರು ಗಲಭೆ ಪೀಡಿತ ಪ್ರದೇಶಕ್ಕೆ ಹೊರಡುತ್ತಾರೆ. ದಾರಿ ಮಧ್ಯ ತಾತನ ಮಠದಲ್ಲಿ ಭಜನೆ ಕಂಡು ಆಯುಕ್ತ ಅಧಿಕಾರಿ ತಾತನ ದರ್ಶನಕ್ಕೆಂದು ಜೀಪನ್ನು ನಿಲ್ಲಿಸಿ ನಗರ ಸಭಾ ಅಧ್ಯಕ್ಷರನ್ನು ಕರೆಯುತ್ತಾನೆ. ಆಗ ಅಧ್ಯಕ್ಷರು ಬರದೆ "ವಕ್ತ್ ನಹೀ ಹೈ ಚಲೋ" ಎಂದು ನಿಲ್ಲದೆ ಹೋಗುತ್ತಾನೆ. ಈ ವಾರ್ತೆಯನ್ನು ತಾತನು ತಿಳಿದು ಅನುಕಂಪದಿಂದ "ಪಾಪ, ಸಾಹೇಬ ದುಡುಕಿದ. ಬರಗೊಡಲ್ಲ ವಿಧಿ. ಒಳಗೆ ಬಂದಿದ್ದರೆ ವಕ್ತ್ ಇರ್ತಿತ್ತು. ಬಾರದೆ ಕಳಕೊಂಡ, ಶಿವನಿಚ್ಚೆ!" ಎಂದು ಉಚ್ಚರಿಸುತ್ತಾನೆ. ಮಾತಿನ ಮರ್ಮ ಯಾರಿಗೂ ಅರ್ಥವಾಗುವುದಿಲ್ಲ. ಮಾರನೆ ದಿನದಂದು ನಗರ ಸಭಾಧ್ಯಕ್ಷನ ಸಾವಿನ ಸೂಚನೆ ಇದಾಗಿರುತ್ತದೆ.

ಮಠದ ಜಾಗ ಬೇಡಿದಷ್ಟು ಸದಾವಕಾಶ ಒದಗಿಬಂದಾಗ ಮೂರೇ ಎಕರೆ ಸಾಕೆಂದು ತಾತ ಹೇಳಿದಾಗ ಭಕ್ತರು "ಸರಕಾರದ ಭೂಮಿ ಕೇಳು" ಎಂದಾಗ "ಛೇ, ಛೇ, ಹೆಚ್ಚಿಗೆ ನನಗ್ಯಾಕರೋ, ಮುಂದೆ ಆಗಲಿರುವ ದಾರದ ಮಿಲ್ಲಿಗೆ ಭೂಮಿ ಬೇಕು. ನನಗೆ ನನ್ನ ಮಠಕ್ಕೆ ಸಾಕೇ ಸಾಕು ಮೂರೇ ಎಕರೆ" ಎಂದು ಹೇಳುವ ಮೂಲಕ "ಅತಿಯಾಸೆ ಬೇಡವೋ ಮನುಜ" ಎಂಬ ತತ್ತ್ವವನ್ನು ಆಡದೇ ಮಾಡಿ ತೋರಿಸುತ್ತಾನೆ ಮಹದೇವ ತಾತ.

ಒಂದು ದಿನ ಗದುಗಿನ ವೀರಪ್ಪನೆಂಬ ಭಕ್ತ ಸಲುಗೆಯಿಂದ ತಾತನಿಗೆ "ಇಷ್ಟು ಸುಂದರವಾದ ಮಠವನ್ನು ಈ ಆಡವಿಯಲ್ಲೇಕೆ ಕಟ್ಟಿಸಿದಿರಿ ತಾತ. ಇದು ಬಳ್ಳಾರಿಗೂ ದೂರ. ಅಲ್ಲೀಪುರಕ್ಕೂ ದೂರ. ಇಲ್ಲೇನು ಅಂತಹ ಮಹತ್ವವನ್ನು ಕಂಡು ಮಠ ಮಾಡಿದಿರಿ." ಎಂದಾಗ ತಾತನು "ಇಲ್ಲಿ ಶರಣರಿದ್ದಾರೆ, ಇವರಿರುವ ಕಾರಣದಿಂದ ಇದು ಮಹಾಕ್ಷೇತ್ರ ಅದಕ್ಕಾಗಿ ಇಲ್ಲಿ ಮಠ ಕಟ್ಟದೆ" ಎನ್ನುತ್ತಾರೆ ಮಾತ್ರವಲ್ಲ ಆತನಿಗೆ ಶರಣರ ಇರುವಿಕೆಯನ್ನು ಮನಗಾಣಿಸುತ್ತಾರೆ.

ತಾತನು ಒಂದಲ್ಲ ಒಂಬತ್ತು ಮಠಗಳನ್ನು ಕಟ್ಟಿಸುತ್ತಾನೆ. ಆಗ ಯಾರೋ ಒಬ್ಬರು "ತಾತ ನೀನಿರೋದು ಒಬ್ಬ, ನಿನಗೆ ಈಸೊಂದು ಮಠಗಳೇಕೆ" ಎಂದು ಪ್ರಶ್ನಿಸುತ್ತಾರೆ. ಆಗ ತಾತನು "ಮುಂದೆ ಬರೋ ಮಹಾತ್ಮರಿಗೆ ಬೇಕ್ರಪ. ಅವರ ಲೋಕಕಲ್ಯಾಣ ಕಾರ್ಯಗಳ ಕೇಂದ್ರಗಳಾಗಲಿಕ್ಕೆ ಬೇಕು. ಅಲ್ಲೀಪುರ ಮಠ, ಹಳ್ಳಿಮಠ, ಧಾರಾವಾಡ ಮಠಗಳಲ್ಲಿ ಆ ಮಹಾತ್ಮರು ಶಿವಪೂಜಾ, ಶಿವಧ್ಯಾನ, ಶಿವಜ್ಞಾನದಲ್ಲಿ ಮಗ್ನರಾಗಿದ್ದಾರೆ" ಎಂದು ಹೇಳುತ್ತಾನೆ.

ಆಶೀರ್ವಾದಕ್ಕೆಂದು ತಾತನ ಬಳಿ ಬರುತ್ತಿದ್ದ ನವದಂಪತಿಗಳಿಗೆ ತಾತನು "ಸತಿಪತಿಭಾವ ಬೆರೆಸಿರಬೇಕಪಾ, ಆದರ್ಶ ದಂಪತಿಗಳಾಗಿ ಬಾಳಿರಿ, ಪತಿಯೇ ದೇವರೆಂದು ತಿಳಿದು ಪತಿವ್ರತೆಯಾಗೆಂದು ವಧುವನ್ನು ಆಶೀರ್ವದಿಸಿದರೆ, ಏಕಪತ್ನಿವ್ರತಸ್ಥನಾಗೆಂದು ವರನಿಗೆ ಹೇಳಿ, ನೀವಿಬ್ಬರು ಸದ್ಗುಣಿಗಳಾಗಿ ಬಾಳಿದರೆ ನನ್ನ ಆಶೀರ್ವಾದ ಕಂಟಕಗಳನ್ನು ಕಳೆದು ಸದಾ ಸರ್ಪಗಾವಲಿನಂತಿರುತ್ತದೆ". ಎಂದು ಹರಸುತ್ತಿದ್ದನು. "ಮುಚ್ಚಿಟ್ಟುಕೊಂಡು, ಬಚ್ಚಿಟ್ಟುಕೊಂಡು ಬಾಳುವುದನ್ನು

ಕಲಿಯಿರಿ. ಜನಾನುರಾಗಕ್ಕಾಗಿ, ಕೀರ್ತಿಕಾಮನೆಗಳಿಗಾಗಿ, ಬಿಚ್ಚಿಟ್ಟುಕೊಂಡವನ ಬಾಳು ಗೋಳಿಗೀಡಾಗಿ ಹರಿದುಹಳ್ಳಗೂಡಿ ಹೋಗುತ್ತದೆ ಎಂಬುದನ್ನು ಅರಿಯಿರೆಂದು" ಹೇಳುತ್ತಿದ್ದರು.

ಒಂದು ದಿನ ಕುರುವಳ್ಳಿ ಶಂಕರಗೌಡನೆಂಬ ಪ್ರಿಯ ಶಿಷ್ಯನಿಗೆ ತಾತನು ತನಗೊಂದು ವಜ್ರ ನದಿಯಲ್ಲಿ ಸಿಕ್ಕಿತೆಂದು, ಅದನ್ನು ತಾನೊಬ್ಬ ಭಿಕ್ಷುಕನಿಗೆ ಕೊಟ್ಟೆನೆಂದು ಹೇಳುತ್ತಾ, "ಗೌಡ! ನರನು ಸಿರಿಯನ್ನು ಬಯಸಬಾರದು. ಅದು ತನಗೆ ತಾನೇ ಬರಬೇಕು. ಬಯಸಿ ಬಂದದ್ದು ಅಂಗಭೋಗ. ಬಯಸದೇ ಬಂದದ್ದು ಲಿಂಗಭೋಗ. ಅಂಗಭೋಗಕ್ಕೆ ಮನ ಸೋಲಬಾರದು. ಸಿರಿಬೇಕೆಂಬ ಬಯಕೆ ಇಲ್ಲದೆ, ಬರಲೆಂಬ ಆಸೆ ಇಲ್ಲದೆ. ಬರಲಿಲ್ಲೆಂಬ ಕೊರಗಿಲ್ಲದೆ, ಕಾಯಕ ಮಾಡಬೇಕು. ಕಾಯಕಮುಖದಿಂದ ಬಂದದ್ದೇ ನಿಜವಾದ ಸಿರಿ, ಹರನಿತ್ತ ಐಸಿರಿ. ಆಧ್ಯಾತ್ಮ ಜೀವಿಗೆ ಬಯಕೆ ಸಲ್ಲದು, ಬಯಕೆ ಇಲ್ಲದವನೆ ಯೋಗಿ. ಹೆಣ್ಣು, ಹೊನ್ನು, ಮಣ್ಣುಗಳನ್ನು ಕನಸು ಮನಸ್ಸಿನಲ್ಲಿಯೂ ಬಯಸದೆ ಜಯಿಸಬೇಕು. ಭವದ ಮೂಲ ಬಯಕೆ. ದುಃಖದ ಮೂಲ ಆಸೆ. ಗುರುಕರುಣೆ ಕ್ಷಣಾರ್ಧದಲ್ಲಿ ದೊರೆಯುತ್ತದೆ. ಆದರೆ ಸಾಧಕನ ಪೂರ್ವಸಿದ್ಧತೆ ಇರಬೇಕು. ದುರಿತ, ದುರ್ವಿಷಯ, ದುರಾಸೆಗಳಿಂದ ಮುಕ್ತವಾಗಿರುವುದೇ ಸಾಧಕನ ಪೂರ್ವಸಿದ್ಧತೆಯಾಗಿದೆ" ಎಂದು ಸಿರಿಯ ಕ್ಷಣಿಕತೆ, ಕಾಯಕದ ಮಹತ್ವ ಹಾಗೂ ಸಾಧಕನ ನಿರ್ವಂಚನೆಯ, ಸತ್ಯಶುದ್ಧ ಚಾರಿತ್ರ್ಯದ ಮಹತ್ವವನ್ನು ಮಹದೇವತಾತ ಬೋಧಿಸಿತ್ತಾನೆ.

"ಬಲಗೈಯಲ್ಲಿ ಕೊಟ್ಟು, ಎಡಗೈಯಲ್ಲಿ ಹೀಗೆ ತೆಗೆದುಕೊಳ್ಳುವವ ಗುರುವಲ್ಲಲೇ. ಗುರುವಾದವನು ಕೈಎತ್ತಿ ಆಶೀರ್ವಾದ ಮಾಡಿದರೆ, ಹತ್ತು ತಲೆಮಾರುಗಳ ತನಕ ಶಿಷ್ಯನಿಗೆ ಫಲ ದೊರಿಕಿರಬೇಕು" ಎನ್ನುತ್ತಿದ್ದ. ಅಂತೆಯೆ, ಅನೇಕ ಜನರನ್ನು ಆಶೀರ್ವಾದಿಸಿ, ಅನುಗ್ರಹಿಸಿದ ಗುರುಮೂರ್ತಿ ಮಹಾದೇವ ತಾತ.

ಎಮ್ಮಿಗನೂರು ಬಸಪ್ಪನೆಂಬ ಭಕ್ತನು ಒಮ್ಮೆ ತಾತನನ್ನು "ತಾತ ಮಾಂಸ ತಿನಬಾರದು ಅಂತಿಯಾ, ಅಮೇರಿಕದ ಜನ ಮಾಂಸತಿಂದೇ ಶ್ರೀಮಂತರಾಗಿದ್ದಾರೆ. ಅವರಂತ ಶ್ರೀಮಂತರು ಪ್ರಪಂಚದಾಗೆ ಇಲ್ಲಂತಾರೆ" ಎಂದಾಗ ತಾತನು "ಬಸಪ್ಪ, ನಿನಗೆ ಗೊತ್ತಿಲ್ಲಲೆ, ಆ ಜನಕ್ಕೆ ಜೀವನದಲ್ಲಿ ಶಾಂತಿ ಇಲ್ಲ. ತಾಮಸಾಹಾರದಿಂದ ತಾಮಸಗುಣವೇ ಬೆಳೆದು ಮಾನವ ದಾನವನಾಗ್ತಾನೆ. ದಾನವನಾದವನಿಗೆ ಆಧ್ಯಾತ್ಮಶಾಂತಿ ಲಭ್ಯವಾಗದು. ಭೂಮಿ, ಭಾಗ್ಯಾದಿ ಸಮುಪಾರ್ಜನೆಯಿಂದ ಭೌತಿಕಸುಖ ಲಭಿಸಬಹುದೇ ಹೊರತು, ಆಧ್ಯಾತ್ಮಶಾಂತಿ ಅಲಭ್ಯವೆಂಬುದನ್ನು ಮರೆಯಬೇಡ" ವೆಂದು ಉಪದೇಶಿಸುವ ಮೂಲಕ ಅಡಕಿಗೆ ನೆಚ್ಚಿದ ಸೊನಗ ಅಮೃತದ ಸವಿಬಲ್ಲುದೇ ಎಂಬ ಅಣ್ಣನ ವಾಣಿಯನ್ನೇ ಅನುಗ್ರಹಿಸುತ್ತಾರೆ.

ಮಂತ್ರಾಲಯಕ್ಕೆ ಹೋಗಿ ಬಂದ ಬಳ್ಳಾರಿಯ ದೇಸಾಯಿ ಶಂಕರಗೌಡರು ರಾಘವೇಂದ್ರಸ್ವಾಮಿಗಳ ದರ್ಶನದ ಬಗೆಗೆ ಹೇಳಿಕೊಂಡಾಗ ತಾತನು "ರಾಘವೇಂದ್ರಸ್ವಾಮೀಗಳಿಗೂ ನನಗೂ ಭೇದವಿಲ್ಲ. ನಾವಿಬ್ಬರು ಒಂದೇ. ಜಗತ್ತಿಗೆಲ್ಲ ಶ್ರೀಗುರುಒಬ್ಬನೇ. ಹಸುಗಳ ಬಣ್ಣ ಬೇರೆಬೇರೆಯಾದರೂ, ಹಾಲಿನ ಬಣ್ಣ ಒಂದೇ ಎಂದು

ತಿಳಿದರೆ ಸಾಕು ಗೌಡಪ್ಪ". ಎಂದು ಹೇಳುವುದರ ಮೂಲಕ "ಏಕಂ ಸತ್ ವಿಪ್ರಾ ಬಹುದಾ ವಧಂತಿ" ಎಂಬ ಆರ್ಯೋಕ್ತಿಯನ್ನು ಅರುಹಿದ್ದಾರೆ.

ಧರ್ಮ, ಮಹಾಪುರುಷರ ಬಗೆಗೆ ತಾತನು "ನುಡಿದು ತೋರುವುದು ಧರ್ಮವಲ್ಲ, ನಡೆದು ತೋರುವುದೇ ಧರ್ಮ. ತಾನಿರುವೆಡೆಗೆ ಜನನೆರೆದು ಬರುತ್ತಿರಬೇಕು. ಅದು ಮಹಾಪುರುಷರಿಗೆ ಮಾತ್ರ ಸಾಧ್ಯ. ಧರ್ಮಾಚರಣೆಯಿಂದ ಸಾರ್ಥಕ ಜೀವನ ಸಾಧ್ಯ. ನುಡಿದುದೆಲ್ಲ ಸತ್ಯವಾದರೆ, ನಡೆದುದೆಲ್ಲ ಧರ್ಮವಾದರೆ ಅವನೇ ಮಹಾಪುರುಷ. ಅಂತವನು ನಿಂತ ನೆಲವೇ ಅವಿಮುಕ್ತ ಕ್ಷೇತ್ರ" ವೆಂದು ತಿಳಿಸುತ್ತಿದ್ದನು.

ತಾತನೇ ಸರ್ವಸ್ವವೆಂದು ಅರಿತು ಬಾಳುವ ಭಕ್ತರಿಗೆಲ್ಲ ಬೋಧಿಸಿದ ಬೋಧನೆಗಳು ಸಾಧಕ ಸಂಜೀವಿನಿಯಂತಿವೆ. "ಸತ್ಯಸಂಧನಾಗಿ ಬಾಳು, ಧರ್ಮನಿರತನಾಗಿ ಬಾಳು, ಭಕ್ತನಾಗಿ ಬಾಳು, ಭುಕ್ತಿ, ಮುಕ್ತಿಗಳೆರಡಕ್ಕು ಭಕ್ತಿಯೇ ಮೂಲಮಂತ್ರ. ಎರಡು ತೊಡರುಗಳನ್ನು ಎದೆಗುಂದದೆ ಎದುರಿಸು. ಜೀವನ ವನವಾಗಬಾರದು, ತಪೋವನವಾಗಬೇಕು, ಸಾಲ ಮಾಡಬಾರದು, ಮಾಡಿದರೆ ಸಾಲವನ್ನು ಬಡ್ಡಿ ಸಹಿತ ಪ್ರಾಮಾಣಿಕವಾಗಿ ಕೊಡು" ಎನ್ನುತ್ತಿದ್ದರು. ಕರ್ಮಸಿದ್ಧಾಂತವನ್ನು ಕುರಿತಾಗಿ "ಅವರವರು ಮಾಡಿದ ಕರ್ಮ ಫಲವನ್ನು ಅವರವರುಂಡು ಉಪಭೋಗಿಸಲೇಬೇಕು. ತಪ್ಪಿದ್ದಲ್ಲ, ನನಗೂ ಬಿಟ್ಟಿದ್ದಲ್ಲ, ನಿನಗೂ ಬಿಟ್ಟಿದ್ದಲ್ಲ, ಯಾರಿಗೂ ಬಿಟ್ಟಿದ್ದಲ್ಲ, ಬ್ರಹ್ಮಜ್ಞಾನಿಗಳಿಗೂ, ಅವತಾರಪುರುಷರಿಗೂ ಬಿಟ್ಟಿಲ್ಲ ಕರ್ಮದ ಕಾಟ" ಎನ್ನುತ್ತಿದ್ದರು.

"ಧರ್ಮವೇ ಸುಖದ ಮೂಲ. ನಿಮ್ಮ ಧರ್ಮದಂತೆ ನೀವು ನಡೆಯಿರಿ. ಬಡತನವೆಂಬುದು ಬಳಿಸುಳಿಯದು. ಇದನ್ನು ಕೈಎತ್ತಿ ಹೇಳುವೆ. ನಂಬಿ ನಡೆಯಿರಿ". ಎಂದು ಹೇಳುತ್ತಿದ್ದರು. ಬಡಿಗೇರ ದಯಾನಂದನೆಂಬ ಭಕ್ತನಿಗೆ ತಾತನು ಹೇಳಿದ ಮಾತುಗಳು ಚಾಟಿಯ ಏಟಿನಂತಿವೆ. "ಚಟಕ್ಕೆ ಮಕ್ಕಳನ್ನು ಹಡಿಯುವುದಲ್ಲ, ಪಟುತರವಾದ ಒಳ್ಳೆಯ ಮಕ್ಕಳನ್ನು ಪಡೆಯುವುದು ಜೀವನದ ಗುರಿಯಾಗಬೇಕು. ದೈವವಶಾತ್ ಮಕ್ಕಳಾಗದಿದ್ದರೆ ಹಠದಿಂದ ಹಡೆದು ಈ ಕುಟಿಲ ಪ್ರಪಂಚದ ಕಷ್ಟಕಾರ್ಪಣ್ಯಗಳಿಗೆ ಅವರನ್ನು ಗುರಿಮಾಡಿ ಸಾಯುವುದರ ಬದಲು, ಶಿವನಿಚ್ಛೆಯೆಂದು ತಿಳಿದು ಸುಮ್ಮನಿರುವುದೇ ಲೇಸು" ಎಂದು ಹೇಳಿದರೆ, ಯಾದಗಿರಿ ಬಸವರಾಜಪ್ಪನಿಗೆ "ಆತ್ಮಜ್ಞಾನಿಯಾದವನಿಗೆ ಮಕ್ಕಳ ಚಿಂತೆ ಇರುವುದಿಲ್ಲ. ಅಪುತ್ರಸ್ಯಗತಿರ್ನಾಸ್ತಿ ಎಂಬ ಆರ್ಯೋಕ್ತಿಯ ಅರ್ಥವೇ ಬೇರೆ, ಅನ್ವಯ ಬೇರೆ, ಸಂತತಿಶೂನ್ಯರಿಗೆ ಸದ್ಗತಿ ಇಲ್ಲವೆಂಬುದು ಭ್ರಮೆ" ಎಂದು ಹೆಳುತ್ತಾರೆ.

ಖ್ಯಾತ ವಕೀಲರಾದ ಕೋ.ಚನ್ನಬಸಪ್ಪನವರು ತಾತನನ್ನು ಸಂದರ್ಶಿಸಿ "ತಾತ, ತಾವು ಕಾಶಿಯಲ್ಲಿದ್ದು ದೇವಭಾಷೆಯನ್ನು ಕಲಿತಿರೆಂದು ಕೇಳಿರುವೆ?" ಎಂದು ಕೇಳಿದಾಗ ತಾತನು "ಏಸೋ ಕಾಲ ಓದಿದೆ, ಕಲಿತೆ ನಿಜ, ಕಲಿತಿದ್ದನ್ನು ಮರೆತೆ. ನಿಜವಾದ ದೇವಭಾಷೆ ತಿಳಿಯಲಾರದು ಮತ್ತು ದೇವವಿದ್ಯೆ ಬಾರದೆಂಬ ಅರಿವಾಗಿ, ಗ್ರಂಥಗಳನ್ನೆಲ್ಲಾ ಕಟ್ಟಿ ಗಂಗಾಮಾತೆಗೆ ಅರ್ಪಿಸಿಬಿಟ್ಟೆ. ನಿಜವಾದ ವಿದ್ಯೆ ಗ್ರಂಥಗಳಲ್ಲಿಲ್ಲ" ಎನ್ನುತ್ತಾರೆ.

ಧಾರವಾಡದ ವಕೀಲ ಶಿವಪ್ಪ ಶೆಟ್ಟರಿಗೆ "ಶಿವಮತದ ಧರ್ಮಾನುರಕ್ಷಣೆಗೆ ಈ ಮಠಗಳು ಉಪಯೋಗಕ್ಕೆ ಬರುತ್ತವೆ. ಸಹಜ ವೈರಾಗ್ಯಭಾವ, ಬೌದ್ಧಿಕ ಶಕ್ತಿಯುಕ್ತವಾದ, ಸದ್ವಂಶ ಸಂಜಾತರಾದ ಮಾಹೇಶ್ವರ ವಟುಗಳೇ ಈ ಮಠಗಳಿಗೆ ಒಡೆಯರಾಗಿ, ಧರ್ಮನಿರತರಾಗಿ ಧರ್ಮಪ್ರಚಾರ ಮಾಡಬೇಕು. ಗುರು ವಿರಕ್ತರು ಸಮಾಜದ ಎರಡು ಕಣ್ಣುಗಳಾಗಬೇಕು. ಲಿಂಗಸಮಾಜ ಪುರುಷನ ಹೃದಯವಾಗಬೆಕು. ಗುರುವಿರಕ್ತರೆಂದರೆ ಸತ್ಯ, ಧರ್ಮಗಳು. ಜ್ಞಾನಕ್ರಿಯೆಗಳು ಮರೆಯಬಾರದು" ಎಂದು ತಿಳಿಸಿದರು.

ಹೀಗೆ ಮಹದೇವ ತಾತನವರು ಜೀವನಧರ್ಮಾಮೃತವನ್ನು ಬಸವಳಿದ ಭಕ್ತರಿಗೆ ಉಣಿಸಿದರು. ಅನುಕೂಲಸಿಂಧು ಆಚರಣೆ ಮಾಡುವವರನ್ನು ಕಂಡು "ನನಗೆ ಭಕ್ತಿ ಬೇಕು, ಯುಕ್ತಿ ಬೇಕಿಲ್ಲಪೋ" ಎನ್ನುತ್ತಿದ್ದರು. "ಛಪ್ಪನ್ನಾರು ದೇಶಕ್ಕೆ ನಾನೇ ಗುರು" ಎಂದು ತೊಡೆ ಚಪ್ಪರಿಸಿ ಹೇಳುತ್ತಿದ್ದರು. "ಕುಲ ಹದಿನೆಂಟು ಜಾತಿಗೆ ನಾನೇ ಗುರು" ಎಂದು ಉಗ್ಗಡಿಸಿದ ಗುರುಸಾರ್ವಭೌಮ "ನಂಬಿದರೆ ಒಬ್ಬನನ್ನು ನಂಬಬೇಕು" ಎಂದು ಅಪ್ಪಣೆ ಕೊಡುತ್ತಿದ್ದರು. ಸರಿಯಾಗಿ ಸಾಷ್ಟಾಂಗ ಹಾಕಿದಾಗ "ಆಂ ಹಂಗ ಗುರುವಿಗೆ ಶಿರಸಾಷ್ಟಾಂಗ ಹಾಕಬೇಕು. ಇಲ್ಲಾಂದ್ರೆ ಯಾರಲೆ ನಿಮ್ಮ ಗುರು? ಇದನ್ನಾ ಕಲಿಸ್ಯಾನ ಏನು? ಅಂತ ಅಂತಾರಲೇ" ಎಂದು ನಡೆಕಲಿಸುತ್ತಿದ್ದರು. ನುಡಿಗಲಿಸುತ್ತಿದ್ದರು.

ಅರಿಯದ ಅರಿವನ್ನು ಅರುವಿಗೆ ತಂದ ಬಳ್ಳಾರಿಯ ಸೌದ್ರಿ ಷಣ್ಮುಖಪ್ಪನವರ ಘಟನೆ ಬಹುಮಾರ್ಮಿಕವಾಗಿದೆ. ಧಾರವಾಡದ ಮಠದಲ್ಲಿದ್ದ ತಾತನವರ ದರ್ಶನಕ್ಕೆ ಹೋಗಿದ್ದ ಸೌದ್ರಿ

ಷಣ್ಮುಖಪ್ಪನವರು, ಮರಳುವಾಗ ತಾತನವರಿಗೆ ಕಾಣಿಕೆಯನ್ನು ಸಮರ್ಪಿಸಿ ಆಶೀರ್ವಾದ ಪಡೆಯಲು ಹೋಗುತ್ತಾರೆ. ಮೊದಲಿದ್ದ ಇಬ್ಬರು ಭಕ್ತರು ಕಾಣಿಕೆ ಸ್ವೀಕರಿಸಿದ ತಾತ, ಷಣ್ಮುಖಪ್ಪ ಕೊಟ್ಟಿದನ್ನು "ಷಣ್ಮುಖ ಯಾರದಲೇ ಇದು" ಎಂದು ಕೇಳುತ್ತಾರೆ. ಲೋಕಾಭಿರಾಮವಾಗಿ ಷಣ್ಮುಖಪ್ಪ "ನಂದಪ್ಪ" ಎಂದಾಗ ತಾತನ ಸೇವೆಯಲ್ಲಿದ್ದ ಕೂಡ್ಲಯ್ಯನೆಂಬ ಶಿಷ್ಯನನ್ನು ಗಟ್ಟಿಯಾಗಿ ಕೂಗಿ ಕರೆದು ಕೈಯಲ್ಲಿದ್ದ ಕಾಣಿಕೆಯನ್ನು ತೋರಿಸುತ್ತ "ಕೂಡ್ಲಯ್ಯ, ಇವನು ಷಣ್ಮುಖ, ನಂದು ಅಂತಾನೆ ನೋಡಪ್ಪಾ" ಎನ್ನುತ್ತಾರೆ. ಅರಿವು ಎಚ್ಚರಗೊಂಡು ಷಣ್ಮುಖಪ್ಪನವರು ಕೂಡಲೇ 'ನಿಂದಪ್ಪ, ತಪ್ಪಾತಪ್ಪ, ಕ್ಷಮಿಸಪ್ಪ" ಎಂದು ಬೇಡುತ್ತ ಸಾಷ್ಟಾಂಗ ಹಾಕಿದಾಗ "ಆಂ ಹಂಗನಬೇಕೆಪ್ಪಾ, ಹಂಗನ್ನೊದನ್ನ ಕಲೀಬೇಕಪ್ಪಾ" ಎಂದು ನಗುತ್ತ ಹಣವನ್ನು ಜೇಬಿನಲ್ಲಿಟ್ಟುಕೊಳ್ಳುತ್ತಾರೆ.

ಅರೆಮನಸ್ಸಿನಿಂದ ಬರುವ ಭಕ್ತರನ್ನು ಕಂಡು "ಇವರದು ಮಠಕ್ಕೆ ಮಂಗಳಾರತಿ, ಚಟಕ್ಕೆ ಶರಣಾರ್ಥಿಲೇ" ಎನ್ನುತ್ತಿದ್ದರು. ಬೇಡಲೆಂದು ಬರುವ ಭಕ್ತರನ್ನು ಕಂಡು "ಇಲ್ಲಿಗೆ ಅದು ಕೇಳಬೇಕು, ಇದು ಕೇಳಬೇಕು ಅಂತ ಬರಲೇಬಾರದಲೇ. ಗುರುವೆಂದರೆ ನಾನಲೇ, ನಾನೇ ಕೊಟ್ರಯ್ಯ, ನಾನೇ ರಾಷ್ಟ್ರಾಧ್ಯಕ್ಷ, ಭಾರತದ ಶ್ರೇಷ್ಠ ಪುತ್ರ ನಾನು. ಈ ಜಂಬೂ ದ್ವೀಪದ ಶ್ರೇಷ್ಠ ಪುತ್ರ ನಾನು. ಶನಿಯಾಗಿ ಕಾಡುವವನು ನಾನೇ, ಗುರುವಾಗಿ ಕೊಡುವವನು ನಾನೇ"ಎಂಬ ಮಾತುಗಳಿಂದ ತಾನ್ಯಾರೆಂಬುದನ್ನು ಜನಗಳಿಗೆ ಅರಿಯುವಂತೆ ಮಾಡುತ್ತಿದ್ದರು.

ಅರಿಯದ ಭಕ್ತನೊಬ್ಬ "ಎಲ್ಲರಿಗೂ ಬೇಕಾದಷ್ಟು ರೊಕ್ಕ ಕೊಟ್ಟೆ, ಆದರೆ ನನಗೆ ಏನೂ ಕೊಡಲಿಲ್ಲಪ್ಪ" ಎಂದು ಕೇಳಿದರೆ "ಹಿಂದಿನ ಜನ್ಮದಲ್ಲಿ ನೀನು ಗುರುವಿಗೆ ಕೊಟ್ಟಿದ್ದರೆ ಅದಕ್ಕೆ ಬಡ್ಡಿ ಹಾಕಿಕೊಡುತ್ತಿದ್ದೆನಪ. ನೀನು ಕೊಟ್ಟಿಲ್ಲ ನಾನೇನ ಮಾಡ್ಲಪಾ, ಈ ಜನ್ಮದಲ್ಲಿ ನಿನಗೆ ಅನ್ನ, ಬಟ್ಟೆ, ಮಾನ, ಮರ್ಯಾದೆ ಕೊಟ್ಟೇನಿ" ಎಂದು ಇನ್ನಾದರೂ ಕೊಟ್ಟು ಬದುಕಬೇಕೆಂಬಂತೆ ಉಪದೇಶಿಸಿದರು.

ತಾತನ ನಡೆಯೇ ನುಡಿಯಾಗಿ, ಆತನ ಆಚರಣೆಯೇ, ಆಚಾರವಾಗಿ, ಆತನ ಆಶ್ರಯವೇ ತವನಿಧಿಯಾಗಿ, ಮಠಕ್ಕೆ ಬರುವ ಭಕ್ತರ ಬದುಕನ್ನೇ ಪಾವನಗೊಳಿಸುತ್ತಿತ್ತು. ಸದಾಚಾರ ಸಂಪನ್ನರನ್ನಾಗಿಸುತ್ತಿತ್ತು. ಸಾಧನೆಗೆ ಹಾದಿಯನ್ನು ಕಲ್ಪಿಸುತ್ತಿತ್ತು. ಜೀವನಕ್ಕೆ ಮಾರ್ಗದರ್ಶಿಯಾಗುತ್ತಿದ್ದಿತು.

ಅಲೌಕಿಕಾನುಭೂತಿ

ಶರಣನೆನಸಿಕೊಂಬುದು ಅರಿದರಿದು ನೋಡಯ್ಯ
ಸತ್ಯವುಳ್ಳ ಸದ್ಭಕ್ತರೊಳಡಗಿರ್ದು ತನ್ನ ಕುರುಹು
ಲೋಕಕ್ಕೆ ತೋರದಂತಿರಬೇಕು. ಸಕಲ ಪ್ರಾಣಿಗಳ ಮೇಲೆ
ರೋಷವಿಲ್ಲದಿರಬೇಕು. ಇಂತಪ್ಪ ಶಿವಶರಣರಲ್ಲಿ
ಸನ್ನಿಹಿತನಯ್ಯ ನಮ್ಮ ಕೂಡಲ ಚನ್ನಸಂಗಮದೇವ

ಚನ್ನಬಸವಣ್ಣ

ಮಹದೇವ ತಾತನು ಲೌಕಿಕರೊಡನಿದ್ದುಕೊಂಡು ಅಲೌಕಿಕ ಶಕ್ತಿಯನ್ನು ಮೆರೆದಿದ್ದಾರೆ. ಬಾಲ್ಯದಲ್ಲಿಯೇ ನಂಜನಗೂಡಿನಲ್ಲಿ ಊರ ಹೊರಗಿನ ಶಿವಾಲಯಕ್ಕೆ ಭದ್ರವಾಗಿ ಬೀಗ ಹಾಕಿದ್ದರೂ, ಬೀಗ ತೆಗಿಯದೆ ಒಳ ಪ್ರವೇಶಿಸಿ, ಏಳೆಂಟು ದಿನ ನೀರು ಆಹಾರವಿಲ್ಲದೇ ಇದ್ದು, ನಗುತ್ತಾ ಹೊರಬಂದದ್ದು ಈ ಮೊದಲೇ ತಿಳಿದ ಸಂಗತಿಯಾಗಿದೆ.

ಕಾರ್ಯಗ್ರಾಮದಲ್ಲಿದ್ದು ಬೇಡುವ ಭಕ್ತರ ಭಾಗ್ಯನಿಧಿಯೆನಿಸಿಕೊಂಡು, ಸಂಗಮಕ್ಕೆ ಬಂದು ಕಾರ್ಯ ಸ್ವಾಮಿಯೆಂದು ಕರಿಸಿಕೊಂಡು, ಲೀಲೆಯಿಂದ ದನ ಕಾಯುವ

ಹುಡುಗರ ಸಹಾಯದಿಂದ ಜೀವಂತ ಸಮಾಧಿ ಹೊಂದಿ, ಆರಾಧನಹಳ್ಳಿಯ ಚಿಕ್ಕಮುದ್ದಯ್ಯನಿಗೆ ನಂಜನಗೂಡಿನ ಹತ್ತಿರ ಮಲ್ಲನಮಾಲೆ ಎಂಬ ಕಾಡಿನಲ್ಲಿ ಕುದುರೆಯನ್ನೇರಿ ಸವಾರಿ ಮಾಡುತ್ತಾ ದರ್ಶನ ನೀಡಿ, ಚಿಕ್ಕಮುದ್ದಯ್ಯನಿಗೆ ಅಲ್ಲಿ ಸಮಾಧಿಯಾದದ್ದು, ಇಲ್ಲಿ ನೀನು ನೋಡುತ್ತಿರುವುದು ಎರೆಡೂ ನಿಜವೆಂದು ಅದೃಶ್ಯನಾಗುತ್ತಾನೆ.

ಮೈಸೂರು ಅರಸ ಮುಮ್ಮಡಿ ಕೃಷ್ಣರಾಜರ ಆತಿಥ್ಯವನ್ನು ಪಡೆಯುತ್ತ ಶಿವಪೂಜಾ ನಿರತನಾಗಿರುವಾಗ ತಾಯಿ ಚಾಮುಂಡೇಶ್ವರಿಯ ಪೂಜೆ ಮಾಡಿ ತಾತನವರಾದಿಯಾಗಿ ರಾಜರಾಣಿಯರು ಚಾಮುಂಡೇಶ್ವರಿಗೆ ಪುಷ್ಪಗಳನ್ನರ್ಪಿಸಿದಾಗ, ಅವು ತಾತನವರ ಶ್ರೀಪಾದಗಳ ಮೇಲೆ ಬೀಳುತ್ತವೆ. ಚಕಿತರಾದ ರಾಜರು ಮತ್ತೊಮ್ಮೆ ಮಗದೊಮ್ಮೆ ಮಾರನೆಯ ದಿನವೂ ಪರೀಕ್ಷಿಸಿ ನೋಡಲು ಅಂತೆಯೇ ಜರುಗಲು ಮಹಾರಾಜನು, ತಾತನಾರೆಂದು ತಿಳಿಯಲು ಉತ್ಸುಕನಾಗುತ್ತಾನೆ. ಆಗ ತಾತನು ರಾಜನ ಮನೋ ಇಂಗಿತವನ್ನು ಅರಿತು, ಏಕಾಂತದಲ್ಲಿ ರಾಜನಿಗೆ" ನೀನು ಯಾರ ದರ್ಶನ ಭಾಗ್ಯದೊರೆಯಲಿಲ್ಲವೆಂದು ಪರಿತಪಿಸುತ್ತಿದ್ದೆಯೋ ಆ ಕಾರ್ಯಸ್ವಾಮಿಯೇ ನಾನು. ದೇಹ ತ್ಯಾಗ ಮಾಡಲಿಲ್ಲ. ಸಮಾಧಿಯಾಗಲಿಲ್ಲ. ಯೋಗಶಕ್ತಿಯನ್ನು ಪರೀಕ್ಷಿಸಲೋಸುಗ ನಾನು ಭೂಗತದೇಹಿಯಾದೆ. ಪುನರುತ್ಥಾನಗೊಂಡು, ನಿನ್ನ ಅಂತಃಕರಣದ ಕರೆಗೆ ತಡೆಯಲಾರದೆ ನಿನಗೆ ದರ್ಶನವೀಯುತ್ತಿದ್ದೇನೆಂದು," ತಮ್ಮ ಅಲೌಕಿಕ ಕಾರ್ಯವನ್ನು ಅರಸಿನಿಗೆ ತಿಳಿಸುತ್ತಾರೆ.

ಬಳ್ಳಾರಿಯ ದೇಸಾಯಿಶಂಕರಗೌಡರು ಮಂತ್ರಾಲಯ ಗುರುಗಳ ದರ್ಶನ ಮಾಡಿದ ಪ್ರಸಂಗದಲ್ಲಿ ತಾತನು ಎಲ್ಲವೂ ನಾನೇ, ನನಗೂ ಅನ್ಯಕ್ಕೂ ಬೇದವಿಲ್ಲವೆಂಬುದನ್ನು ಮಾತಿನ ಮೂಲಕ ಕೇಳಿದ್ದರು, ಅದನ್ನು ಸಾಕ್ಷಾತ್ ನೋಡುವ ಪ್ರಸಂಗವೊಂದು ಜರುಗುತ್ತದೆ. ತಾತನವರು ಒಮ್ಮೆ ಆದವಾನಿಯ ಕೆಂಜೋಳದ ವೀರಣ್ಣನವರ ಹೊಲದಲ್ಲಿ ಕಣ ಮಾಡುವಾಗ ಆಗಮಿಸಿ ಪಾದಪೂಜೆಗೊಂಡು ಮರಳಿ ಮನೆಗೆ ಬಂಡಿಯಲ್ಲಿ ಮರಳುತ್ತಾರೆ. ಬಂಡಿಯ ಹಿಂದೆ ದೇಸಾಯಿ ಶಂಕರಗೌಡರು ನಡೆದು ತಾತನನ್ನು ಹಿಂಬಾಲಿಸುತ್ತಿರುವಾಗ, ಬಂಡಿಯಲ್ಲಿ ಬಸವಣ್ಣ ಕಾಣಿಸುತ್ತಾನೆ. ಅಚ್ಚರಿಗೊಂಡ ಗೌಡರು ಕಣ್ಣೊರೆಸಿಕೊಂಡು ಮತ್ತೆ ಮತ್ತೆ ನೋಡಲು ಆಗಲೂ ಬಸವಣ್ಣನೆ ಕಂಡಾಗ ಓಡೋಡಿ ಬಂದು ಕಾಲಿಗೆರಗುತ್ತಾನೆ. ಆಗ ತಾತನವರು “ಯಾಕ ಗೌಡಪಾ, ಬರ್ತದಾರೀಲೆ ನಮಸ್ಕಾರ ಹೊಸ್ತಾಗಿ ಮಾಡ್ತಿ?” ಎಂದಾಗ ಮುಖವೆತ್ತಿ ನೋಡಲು ತಾತನವರಿದ್ದಾರೆ. ಬೆಕ್ಕಸ ಬೆರಗಾದ ಗೌಡರು “ಯಪ್ಪಾ ಈ ಮೊದಲು ಬಸವಣ್ಣನು ಕಂಡೆ, ಈಗ ನಿಮ್ಮನ್ನು, ಹೀಗೆ ಒಮ್ಮೆ ಬಸವಣ್ಣ, ಒಮ್ಮೆ ನೀವು” ಎಂದಾಗ ಮುಗುಳು ನಗೆಯಿಂದ ತಾತನು” ಗೌಡಪ್ಪ ನಾನು ಎಲ್ಲವೂ ಆಗಿದ್ದೇನೆ. ನನ್ನ ಬಿಟ್ಟು ಏನೂ ಇಲ್ಲ, ಯಾವುದೂ ಇಲ್ಲ. ನಾನೇ ಎಲ್ಲಾ” ಎನ್ನುತ್ತ ಲೋಕದ ತನ್ನಿರುವನ್ನು ಗೌಡರಿಗೆ ಪ್ರತ್ಯಕ್ಷ ದರ್ಶನ ಮಾಡಿಸುತ್ತಾರೆ.

ಎಲ್ಲವೂ ತಾನೆಂಬುದನ್ನು ಮತ್ತೊಮ್ಮೆ ಹಂಪಸಾಗರದ ಮಸಲವಾಡದ ವೀರಭದ್ರಪ್ಪ ಮತ್ತು ಆತನ ಮಗ ರುದ್ರಮುನಿಗೆ ಅವರ ಹೊಸಮನೆಯಲ್ಲಿ ಮುಹೂರ್ತ ಮಾಡಿ, ಎದುರಿಗಿದ್ದ ದೀಪದ ಕಡೆ

ಕೈತೋರಿಸುತ್ತಾ "ಅಲ್ಲಿ ನೋಡಿರೋ ದೀಪಾನಾ" ಎನ್ನುತ್ತಾರೆ. ತಂದೆ ಮಕ್ಕಳು ದೀಪದ ಕಡೆ ನೋಡಲು, ದೀಪದ ಮಧ್ಯೆ ತಾತನು ಕಾಣುತ್ತಾನೆ. ದೃಷ್ಟಿ ತಿರುಗಿಸಿ ತಾತನಿದ್ದ ಕಡೆ ನೋಡಲು ತಾತ ಅಲ್ಲಿಲ್ಲ. ದಿಗಿಲುಗೊಂಡ ತಂದೆ ಮಕ್ಕಳು ಮತ್ತೆ ದೀಪ ನೋಡಲು ಕ್ಷಣಾರ್ಧದಲ್ಲಿ ತಾತನು ಕಂಡು ಕಣ್ಮರೆಯಾಗುತ್ತಾನೆ. ಮೊದಲಿದ್ದ ಜಾಗದಲ್ಲಿ ಪ್ರತ್ಯಕ್ಷನಾಗಿರುವುದನ್ನು ಕಂಡು ತಂದೆ ಮಕ್ಕಳು "ತಾತ ನಿಮ್ಮನ್ನು ನಾವು ದೀಪದಲ್ಲಿ ಕಂಡೆವು" ಎಂದು ಉದ್ವೇಗದಿಂದ ಹೇಳಿ ಪಾದಕ್ಕೆರಗಲು ತಾತನು "ನಾನು ಸರ್ವಗತ. ಎಲ್ಲದರಲ್ಲಿಯೂ ನಾನಿದ್ದೇನೆ. ಎಲ್ಲವೂ ನನ್ನಲ್ಲಿದೆ" ಎನ್ನುತ್ತಾನೆ.

ಸರ್ವಗತ ಸರ್ವಾಂತರ್ಯಾಮಿ ಎಂದು ದೇವರನ್ನು ಸ್ತುತಿಸುವ ನಾವು ದೇವಾಲಯದಲ್ಲಿ ಮಾತ್ರ ದೇವರನ್ನು ಕಾಣಲು ಹೆಣಗುತ್ತೇವೆ. ಕಾರಣ, ಸರ್ವಶಕ್ತ, ಸರ್ವಾಂತರ್ಯಾಮಿ, ಸರ್ವಜ್ಞ ಮಂತಾದ ತತ್ವಗಳು ಹೇಳಲು, ಕೇಳಲು ಮಾತ್ರ ಬಲ್ಲವರಾದ ನಮಗೆ ಮನವರಿಕೆ ಮಾಡಲೆಂದೇ ಶಿವಯೋಗಿ ಮಹದೇವ ತಾತನು ಅನಂತ ಅಲೌಕಿಕ ಲೀಲೆಗಳನ್ನು ಪ್ರದರ್ಶಿಸುತ್ತಾನೆ. ಒಮ್ಮೆ ಕೊಪ್ಪಳದಲ್ಲಿ ಡಂಬಳದ ಸೋಮಪ್ಪನೆಂಬ ವಕೀಲರ ಮನೆಯಲ್ಲಿ ಶ್ರಾವಣ ಮಾಸದ ಕೊನೆಯ ಸೋಮವಾರದ ಶಿವಪೂಜೆಯನ್ನು ತೀರಿಸಿಕೊಂಡು ತಾತನವರು ಗದ್ದುಗೆಯ ಮೇಲೆ ಕುಳಿತಿದ್ದಾರೆ. ವಕೀಲರು ತಾತನಿಗೆ ತಾಂಬೂಲ ಕುಟ್ಟುತ್ತಿದ್ದಾರೆ. ಪ್ರಶಾಂತಚಿತ್ತನಾದ ತಾತನು "ಲೇ ವಕೀಲಿ ನಾನೀಗ ಇನ್ನೆರೆಡು ಕಡೆ ಶಿವಪೂಜೆ ತೀರ್‍ಸಿದಿನೆಲೆ" ಎನ್ನುತ್ತಾರೆ. ಎಲ್ಲೆನಲು, "ಧಾರವಾಡದ ಶೆಟ್ಟರ ವಕೀಲರ ಮನಿ, ಆದವಾನಿ ಸಾಹುಕಾರ್

ಶಾಂತಪ್ಪನ ಮನಿಯಲ್ಲಿ" ಎಂದು ಹೇಳುತ್ತಾರೆ. ತಾತನ ಮಾತು ಕುತೂಹಲಕರದಾಗಿದ್ದಿತ್ತು. ಹೇಗಂದು ತಾತನವರನ್ನು ಕೇಳುವ ಎದೆಗಾರಿಕೆ ವಕೀಲರಿಗಿರಲಿಲ್ಲ. ರಾತ್ರಿಯೆಲ್ಲ ತಾತನ ಮಾತಿನ ಗುಂಗು, ಮಾರನೆಯದಿನ ಸೋಮಪ್ಪ ವಕೀಲರಿಗೆ, ಪರೀಕ್ಷಿಸಿ ನೋಡಬೇಕೆಂಬುದು ತಾರ್ಕಿಕ ಕುತೂಹಲ ತಡೆಯಲಾಗಲಿಲ್ಲ. ಕೋರ್ಟಿಗೆ ಹೋಗುವಾಗ ದಾರಿಯಲ್ಲಿ ದೂರವಾಣಿಯ ಮೂಲಕ ಧಾರವಾಡದ ಶೆಟ್ಟರ್ ವಕೀಲರಿಗೆ ಕೇಳಿದಾಗ ಅವರು "ತಾತನವರು ರಾತ್ರಿ ಪೂಜೆ ಪ್ರಸಾದದ ನಂತರ ಕೊಪ್ಪಳಕ್ಕೆ ಹೋಗಬೇಕೆಂದು ಹೇಳಿ ಹೊರಟರು" ಎಂದರು. ನಂತರ ಆದವಾನಿಗೆ ಮಾತನಾಡಲು, ಶಾಂತಪ್ಪನವರು ಕೂಡ ತಾತನು ಬಂದ್ದಿದ ಸಂಗತಿಯನ್ನು ತಿಳಿಸುತ್ತ, ಎಲ್ಲಿಗೆ ಹೋದರೋ ತಿಳಿಯದು. ಆದರೆ ಕೂಡಲೇ ಹೊರಟರೆಂದು ತಿಳಿಸಿದರು. ಇದನ್ನು ಕೇಳಿದ ವಕೀಲ ಸೋಮಪ್ಪನವರ ಮೈ ರೋಮಾಂಚನಗೊಡು, ಕೋರ್ಟಿಗೆ ಹೋಗದೇ ಮರಳಿ ಮನೆಗೆ ಬಂದು ತಾತನಿಗೆ ಧೀರ್ಘದಂಡ ನಮಸ್ಕಾರ ಮಾಡುತ್ತಾ "ತಪ್ಪಾಯಿತಪ್ಪ ನನನ್ನು ಕ್ಷಮಿಸು" ಎಂದು ತಾನು ತಾತನವರ ಮಾತನ್ನು ಪರೀಕ್ಷಿಸಿ ನೋಡಿ ಅರಿತಿದ್ದನ್ನು ಹೇಳುತ್ತಾರೆ. ತಾತನು ವಿಚಲಿತನಾಗದೆ "ಅಂಗ ಮಾಡಬಾರ್ದಲೇ, ಆಯ್ತು ಹೋಗು, ಮೊದಲು ಕೋರ್ಟಿಗೆ ಹೋಗು, ಮೊದಲು ಕಾಯಕ" ಎಂದು ಗಹನವಾದ ಸಂಗತಿಯೇನಲ್ಲ ವೆಂಬಂತೆ ವಕೀಲರನ್ನು ಮರಳಿ ಕೋರ್ಟಿಗೆ ಕರ್ತವ್ಯ ನಿರ್ವಹಣೆಗೆ ಕಳುಹಿಸುತ್ತಾರೆ.

ತಾತನವರಿಗೊಮ್ಮೆ ಕೆಮ್ಮು ಹೆಚ್ಚಾಗುತ್ತದೆ. ಹನುಮಂತಪ್ಪನು ತಾತನವರಿಗೆ ವೈದ್ಯೋಪಚಾರ ಮಾಡಿಸುತ್ತಾನೆ. ವೈದ್ಯ ಬರೆದುಕೊಟ್ಟ ಔಷಧಿಗಳನ್ನು ತಂದು ತಾತನಿಗೆ ಕೊಡಲು ಹೋದರೆ "ನನಗ್ಯಾಕಲೆ ಔಷಧಿ? ಅವನ್ನ ಕಾಲುವಿಗೆ ಹಾಕ್. ತಾ ನನಗೊದು ಸಗರೇಟ್" ಎಂದು ಔಷಧಿಯನ್ನು ಕಾಲುವಿಗೆ ಹಾಕಿಸಿ, ಸಿಗರೇಟನ್ನು ಸೇದಿ ಕೆಮ್ಮನ್ನು ಕಳೆದುಕೊಳ್ಳುತ್ತಾನೆ. ವೈದ್ಯರಿಂದ ಪರೀಕ್ಷೆಗೊಳ್ಳುತ್ತಿರುವಾಗಲೂ, ಔಷಧಿಯನ್ನು ಕೊಂಡು ತರಲು ಹೋಗುತ್ತಿರುವಾಗಲೂ ಏನೆಂದು ಮಾತನಾಡದಿದ್ದ ತಾತನು, ಔಷಧಿ ಕುಡಿಸಲು ಹೋದಾಗ ಮಾತ್ರ ಪ್ರತಿಭಟಿಸುತ್ತಾನೆ. ಶಿಷ್ಟಾಚಾರವನ್ನು ಮೀರಿ ಕೆಮ್ಮು ತರುವ ಸಿಗರೇಟನ್ನೇ ಸೇದಿ ಕೆಮ್ಮು ಕಳೆದುಕೊಡದ್ದು ಕೇವಲ ಪವಾಡ ಪ್ರದರ್ಶನಕ್ಕಲ್ಲ, ಲೊಕವ್ಯವಹಾರದಲ್ಲಿ ಎಲ್ಲವನ್ನು ಅನುಸರಿಸುತ್ತಿರಬೇಕು, ಆದರೆ ಲೋಕದ ನಡೆಯ ಹಿಂದೆ ಅಲೌಕಿಕವಾದ ಶಕ್ತಿಯೊಂದಿದೆ ಎಂಬುದನ್ನು ಮರೆಯಬಾರದೆಂಬುದನ್ನು ಒಳಗಣ್ಣಿದ್ದವರಿಗೆ ತೋರಿಸಲೆಂದೇ ಆ ರೀತಿ ವರ್ತಿಸುತ್ತಾನೆ.

ನಾಗರಪಂಚಮಿಯ ಆಚರಣೆಯ ವಿಡಂಬನೆಯನ್ನು ಅಣ್ಣ ಬಸವಣ್ಣನು ತನ್ನ ವಚನದಲ್ಲಿ ಸಾರಿದರೆ, ತಾತನು ಒಮ್ಮೆ ಹೇಗೆ ಮಾಡಬೇಕೆಂಬುದನ್ನು ತೋರಿಸುತ್ತಾನೆ. ಭಾವಿಹಳ್ಳಿಯಲ್ಲಿ ಲಿಂಗನಗೌಡರ ಮಗ ಕೊಟ್ರಗೌಡನು ತಾತನವರು ಹಳ್ಳಿಯ ಮಠದಲ್ಲಿದ್ದಾಗ, ನಾಗರಪಂಚಮಿಯ ದಿನ ಮಡಿಯಿಂದ ತಾತನವರಿಗೆ ಪ್ರಸಾದ ತರುತ್ತಾನೆ. ಪ್ರಸಾದ ಸ್ವೀಕರಿಸಿದ ತಾತನು "ನಾಗರಪಂಚಮಿ ಇಂದೇನಾ? ನಾಗಪ್ಪನಿಗೆ ಹಾಲು ಕುಡಿಸಬೇಕು." ಎನ್ನುತ್ತ "ಬಾರಪ್ಪ

ನಾಗಪ್ಪ. ಎಲ್ಲಿದ್ದಿ ಬಾ. ಇವತ್ತು ನಿನ್ನ ಹಬ್ಬಂತೆ. ಹಾಲು ಕುಡಿದು ಹೋಗುಬಾ" ಎಂದು ಕರೆಯುತ್ತಾನೆ. ಕೂಡಲೇ ಎಲ್ಲಿಂದಲೋ ನಾಗರಹಾವು ಹರಿದುಬರುತ್ತದೆ. "ಕುಡಿ ನಾಗಪ್ಪ, ಹಾಲು ಕುಡಿ ಹಸಿದಿದ್ದಿ ಕುಡಿ" ಎಂದು ತಾತನು ಹೇಳಲು ಹಾವು ಹಾಲು ಕುಡಿದು ಹರಿದು ಹೋಗುತ್ತದೆ. ಬಳಿ ಇದ್ದ ಕೊಟ್ರಗೌಡ, ಇತರರಿಗೆ ಮೈ ಬೆವರೂರುತ್ತದೆ. ಕೈಕಾಲು ನಡಗುತ್ತವೆ.

ನೆರೆ ನಂಬಿದ ಶಿಷ್ಯರಿಗೆ ವರಗುರುವು ತನ್ನಂತೆ ಸಮರ್ಥರನ್ನಾಗಿ ಮಾಡಬಲ್ಲ ನೆಂಬುದನ್ನು ಜಗತ್ತಿನ ಕಣ್ಣಿಗೆ ಕಾಣುವಂತೆ ತಾತನು ತೋರಿಸಿದ್ದಾನೆ. ಈ ಹಿಂದೆ ಅಲ್ಲೀಪುರದ ಮಠದಲ್ಲಿ ಬಾವಿ ತೆಗೆಯುತ್ತಿರುವ ಸಂದರ್ಭದಲ್ಲಿ ಬಳ್ಳಾರಿ ಶಂಕರಗೌಡರಿಗೆ ನೀರಿನ ಸೆಲೆ ಎಲ್ಲಿದೆ ಹೇಳೆಂದು ಕೇಳುತ್ತಾನೆ. ಯಾವ ಶಾಸ್ತ್ರವನ್ನು ಅರಿಯದ, ಜಲವಿದ್ಯೆತಿಳಿಯದ ಗೌಡರು ಆತಂಕಗೊಂಡರೂ, ಬಿಡದೇ ಅವರಿಂದಲೇ ನೀರಿನ ಸೆಲೆ ಹೇಳಿಸುತ್ತಾನೆ. ಜಗದ ನೆಲೆಯನ್ನೇ ಅರಿತ ತಾತನಿಗೆ ನೀರಿನ ಸೆಲೆ ತಿಳಿಯದೇ? ತಿಳಿದೂ ತಿಳಿಯದಂತೆ ನಟಿಸಿದ್ದು, ಗೌಡರ ಅಂತರಾಳದ ಭಕ್ತಿ, ಭಕ್ತರ ಗುರುವಿನ ಮೇಲಿನ ಅಚಂಚಲ ವಿಶ್ವಾಸ ಈ ಎರಡನ್ನು ಏಕ ಕಾಲಕ್ಕೆ ತೋರಿಸಲೆಂದೇ ಎನ್ನಬಹುದು. ತಾತನ ಮಾತಿನಂತೆ ಶಂಕರಗೌಡರು ಹೊರಗೆ ನೀರಿರುವ ಜಾಗ ತೋರಿದರೆ, ತನ್ನೊಳಗೆ "ತಾತ ನೀನೇ ತಂದೆ, ನಿನ್ನಿಚ್ಛೆ, ನೀನಾಡಿಸಿದಂತೆ ನಾನಾಡುವೆ" ವೆಂಬ ತಾತನ ಮೇಲಿಟ್ಟಿದ್ದ ಭಕ್ತಿ, ನೀರಿರುವ ನೆಲೆಯನ್ನು ತೋರುವಂತೆ ಮಾಡಿತು. ಕಣ್ಣಿದ್ದ ಭಕ್ತರಿಗೆ

ಗುರುವಿನಲ್ಲಿಯ ಭಕ್ತಿಯು ಶಿಷ್ಯನಲ್ಲಿ ಎಂತಹ ಶಕ್ತಿಯನ್ನು ಕೊಡಬಲ್ಲದೆಂಬುದನ್ನು ಕಾಣುವಂತಾಯಿತು.

ಮಹಾಭಾರತದಲ್ಲಿ ಸಂಜಯನಿಗಿದ್ದ ದಿವ್ಯದೃಷ್ಟಿಯನ್ನು ತಾತನು ಸಾಮಾನ್ಯ ಭಕ್ತರೊಬ್ಬರಿಗೆ ಅನುಗ್ರಹಿಸಿ ತೋರಿದನೆಂದರೆ ನಂಬಲು ಅಸಾಧ್ಯವೆನಿಸೀತು. ಆದರೆ, ನೀನೊಲಿದರೆ ಕೊರಡು ಕೊನರುವುದೆಂಬಂತೆ ಸಾಧ್ಯವಾಗಿತ್ತು. ಧಾರವಾಡದ ಮಠದಲ್ಲಿ ತಾತನವರಿದ್ದಾಗ ತಾತನ ಸೇವೆಯಲ್ಲಿದ್ದ ಅಲ್ಲೀಪುರದ ವಡ್ಡರ ವೀರಣ್ಣನು ಉಳುವಿಯ ಜಾತ್ರೆಯ ದಿನ ತಾತನಿಗೆ "ಈ ಹೊತ್ತು ಉಳವಿ ಜಾತ್ರಿ ತಾತ" ಎನ್ನುತ್ತಾನೆ "ಯಾಕ? ಜಾತ್ರಿಗ ಹೋಗಬೇಕಾಗಿತ್ತೇನು" ಎಂದಾಗ, ಹೋಗಿದ್ದರೆ. ನೋಡುತ್ತಿದ್ದೆನೆಂದು ಹೋಗದಿರುವುದಕ್ಕೆ ವಿಷಾದವೆಂಬಂತೆ ನುಡಿಯುತ್ತಾನೆ. ಆಗ ತಾತನವರು "ಈಗೇನಾತಲೆ ಈಗಲೇ ಹೋಗು ಕಳಿಸ್ತೀನಿ ನೋಡಿ ಬಾ" ಎಂದು ಹೇಳಿ "ಕಣ್ಣು ಮುಚ್ಚಲೇ" ಎನ್ನುತ್ತಾನೆ. ಆಶ್ಚರ್ಯವೆಂಬಂತೆ ವೀರಣ್ಣನು ಕಣ್ಣು ಮುಚ್ಚಿದೊಡನೆ ಉಳವಿಯ ತೇರು, ಜಾತ್ರೆ, ಜನ, ರಥವೇರಿದ ಚನ್ನಬಸಣ್ಣ, ದಾಸೋಹ, ಸಾಲು ಅಂಗಡಿ ಎಲ್ಲವೂ ದೂರದರ್ಶನದಲ್ಲಿ ಕಂಡಷ್ಟು ಸ್ಪಷ್ಟವಾಗಿ ಕಾಣತೊಡಗುತ್ತದೆ. ಆನಂದಾತಿರೇಕದಿಂದ ವೀರಣ್ಣ ಕಣ್ಣುತೆರೆಯುತ್ತಾನೆ. "ತಗೋ ಇದು ಚನ್ನಬಸಣ್ಣನ ಪ್ರಸಾದ" ಎಂದು ತಾತನು ವೀರಣ್ಣನಿಗೆ ಪ್ರಸಾದ ಕೊಡುತ್ತಾನೆ.

ಸದ್ಗುರು ಶಿವಯೋಗಿಗಳಿಗೆ ಸಾವಿಲ್ಲ. ಅವರು ಲೋಕದ ಜನರಿಗೆ ಜೀವ ಸಮಾಧಿ ಹೊಂದಿದರೂ, ಶಿವೈಕ್ಯರಾದರೆಂದು ಕಂಡುಬಂದರೂ, ಭೌತಿಕಕಾಯ ಕಣ್ಣಿಗೆ ಕಾಣದಾದರೂ, ಅವರ ಅಸ್ತಿತ್ವ ಅವ್ಯಕ್ತವಾಗಿ

ಲೋಕದಲ್ಲಿ ಸದಾ ಇರುತ್ತದೆ ಎಂಬುದನ್ನು ತಾತನವರು ತಮ್ಮ ವರ್ತನೆಯ ಮೂಲಕ ತೋರ್ಪಡಿಸುತ್ತಾರೆ. ಮಹಾಶಿವಶರಣೆ ಆದವಾನಿ ಲಕ್ಷ್ಮಮ್ಮನನ್ನು ಕಾಣಲೆಂದು ಹೊರಟು ಲಕ್ಷ್ಮಮ್ಮನ ಮಠದ ಗದ್ದುಗೆಯಲ್ಲಿ ರುದ್ರಾಕ್ಷಿ ಮಾಲೆ ಧರಿಸಿ, ಸಾಕ್ಷಾತ್ ನಿಂತ ತಾಯಿ ಲಕ್ಷ್ಮಮ್ಮನನ್ನು ತಾನು ಮಾತ್ರವಲ್ಲದೇ ಜೊತೆಯಲ್ಲಿ ಬಂದಿದ್ದ ಶಂಕರಗೌಡರಿಗೂ ದರ್ಶನ ಭಾಗ್ಯ ಕರುಣಿಸುತ್ತಾನೆ.

ಬಾವಿಹಳ್ಳಿ ಲಿಂಗನಗೌಡ, ನಟರಾಜಗೌಡ, ಕೊಟ್ರಗೌಡ, ಮುದಿಮಲ್ಲಯ್ಯನವರು ಶಿವಕಂಚಿಮಠ (ಹೊಳಗುಂದಿ ಮಠ) ದಲ್ಲಿ ವಾಸ್ತವ್ಯ ಮಾಡಿದಾಗ ನಡೆದ ಘಟನೆ ಒಮ್ಮೆ ತಾತನವರು "ಲೇ ಮಲ್ಲಯ್ಯ, ಶರಣರು ಬಂದಾರ, ಅವರಿಗೆ ಪ್ರಸಾದಮಾಡಿ ನೀಡಬೇಕು. ಹುಗ್ಗಿ, ಅನ್ನ, ಸಾರು ಮಾಡ್ರಿ" ಎನ್ನುತ್ತಾರೆ. ಹನ್ನೆರಡು ಜನ ಊಟ ಮಾಡುವಷ್ಟು ಕಿರಾಣಿಯನ್ನು ಸ್ಟೋರ್ ರೂಮಿನಿಂದ ತೆಗೆದುಕೊಡುತ್ತಾರೆ.

ಮಠದಲ್ಲಿ ತಾತನವರು ಹೇಳಿದಂತೆ ಯಾವ ಶರಣರು ಇರದೇ ತಾವೇ ಐದು ಜನ ಇದ್ದುದರಿಂದ, ಇಷ್ಟು ಕಿರಾಣಿ ಜಾಸ್ತಿಯಾಯ್ತು ಎಂದು ಲಿಂಗನಗೌಡ್ರು ಕೇಳಲು "ಅಲ್ಲಲೇ ಗೌಡ, ಈಗಾಗಲೇ ಶರಣರು ಬಂದಾರಲೇ, ಆ ಕೋಣ್ಯಾಗ ಕುಂತಾರಪ, ಅವರಿಗೆ ಹಸಿವಾಗಿದೆ ಬೇಗ ಅಡಿಗಿ ಮಾಡಿ ಪ್ರಸಾದಕ್ಕೆ ಬಡಿಸಿರಿ" ಅಂದರು. ಮಠದ ಎಲ್ಲ ಕೋಣೆಯನ್ನು ಶೋಧಿಸಿದರೂ ಯಾರೂ ಕಾಣಲಿಲ್ಲ. ಏನು ಮಾಡುವುದೆಂದು ತೋಚದೆ "ತಾತನ ಲೀಲೆ. ಅಡಗಿ ಮಾಡ್ರಪ ನೋಡಾನ" ಎಂದುಲಿಂಗನಗೌಡ್ರು ಅಡಿಗೆ ಮಾಡಿಸುತ್ತಾರೆ. ಹದಿನೈದು

ಜನಕ್ಕೆ ಆಗುವಷ್ಟು ಪ್ರಸಾದ ಸಿದ್ಧಗೊಳಿಸಿ, ತಾತನವರಿಗೆ ಸ್ನಾನ ಮಾಡಿಸಿ ಪೂಜೆಗೆ ಅಣಿಗೊಳಿಸಿ, ತಾತನಿಗೆ ಪೂಜಾದನಂತರ ಹುಗ್ಗಿ,ಅನ್ನ, ಸಾರು ಎಡೆ ಮಾಡುತ್ತಾರೆ. ತಾತನವರು ಪ್ರಸಾದ ಸ್ವೀಕರಿಸಿ "ಲೇ ಗೌಡ, ಈ ಮಾಳಗಿ ಮೇಲೆ ಅವರಿಗೆ (ಶರಣರಿಗೆ) ಪ್ರಸಾದ ಬಡಿಸಿರಿ. ಪದ್ಧತಿ ಪ್ರಕಾರ ಬಡಿಸಿರಿ" ಎಂದರು.

ತಾತನವರ ಅಪ್ಪಣೆಯಂತೆ ಮಾಳಗಿ ಮೇಲೆ ಚಾಪೆ, ಮಣೆ ಹಾಕಿ ತುಂಬಿದ ಕೊಡ ಲೋಟ ಚಂಬು ಇಟ್ಟು ಊಟದ ಎಲೆ ಹಾಕುತ್ತಾರೆ. ಮಾಳಿಗೆಗೆ ಏಣಿ ಇಟ್ಟು ಕೆಳಗಿನಿಂದ ಅಡಿಗಿ ಬಳಸಿಕೊಟ್ಟಂತೆ ಮೇಲೆ ಎಲೆಗಳಿಗೆ ಎಡೆ ಮಾಡುತ್ತಾರೆ. ಕೆಳಗೆ ತಾತನವರು ಕುರ್ಚಿ ಮೇಲೆ ಕುಳಿತು ಹೇಳಿ ಎಡೆ ಮಾಡಿಸುತ್ತ "ಸರಿಯಾಗಿ ಅವರಿಗೆ ಹೊಟ್ಟೆ ತುಂಬ ಸಂತೃಪ್ತಿ ಆಗೋಹಾಗೆ ಪ್ರಸಾದ ಬಡಿಸಿರಿ, ಭಿನ್ನ ಭೇದ ಮಾಡಬೇಡ್ರಿ" ಎನ್ನುತ್ತಿದ್ದರು.

ತಾತನವರ ಅಪ್ಪಣೆಯಂತೆ ಎಲೆಯಲ್ಲಿ ತುಂಬ ಎಡೆ ಮಾಡುತ್ತಾರೆ. ಕೊನೆಗೆ "ಸಾಷ್ಟಾಂಗ ಹಾಕಿ ಕೆಳಗೆ ಬಂದು ಬಿಡ್ರಿ" ಎನ್ನುತ್ತಾರೆ. ಅಂತೆಯೇ ಎಲ್ಲರು ಕೆಳಗೆ ಇಳಿದು ಬರುತ್ತಾರೆ. ಕೂಡಲೇ ತಾತನವರು ಆನಂದತುಂದಿಲರಾಗಿ ಕುರ್ಚಿಯಲ್ಲಿ ಕುಳಿತು "ನಿಧಾನವಾಗಿ ಪ್ರಸಾದ ತಗೋಳ್ರಪ, ಆನಂದದಿಂದ ಪ್ರಸಾದ ತಗಳ್ರಿ" ಎಂದು ಮೈಕೊಡವಿ, ತಲೆಯನ್ನು ಅತ್ತಿಂದಿತ್ತ ಅಲ್ಲಾಡಿಸುತ್ತ ಕುಣಿಯುತ್ತಾರೆ. ಮುಕ್ಕಾಲು ಗಂಟೆ ನಂತರ ಮಾಳಿಗೆ ಹತ್ತಿನೊಡಲು, ಎಲ್ಲ ಎಲೆಗಳಲ್ಲಿ ಬಡಿಸಿದ್ದ ಎಡೆ ಖಾಲಿಯಾಗಿರುತ್ತದೆ. ಇರುವೆಗಳು ಉಂಡ ಎಲೆಗೆ ಮುತ್ತಿರುತ್ತವೆ. ತುಂಬಿದ ಕೊಡದ ನೀರು ಅರ್ಧ

ಆಗಿರುತ್ತದೆ. ಇಟ್ಟ ತಾಂಬೂಲವು ಖಾಲಿಯಾಗಿರುತ್ತದೆ. ಹೀಗೆಯೇ ಒಂಬತ್ತು ದಿನ ಸಾವಿಗೆ, ಗೋಧಿ ಹುಗ್ಗಿ, ರವಾಹೊಳಗಿ, ಕೇಸರಿಬಾತ್ ಹೀಗೇ ಒಂದೊಂದು ಅಡಿಗೆ ಮಾಡಿಸಿ ಉಣಬಡಿಸುತ್ತಾರೆ. ಪ್ರತಿದಿನ ಶರಣರು ಪ್ರಸಾದ ಸ್ವೀಕರಿಸಿ ಹೋಗುತ್ತಿದ್ದರು. ಆದರೆ ಅಡಿಗೆ ಮಾಡಿ, ಬಡಿಸುತ್ತಿದ್ದ ಲಿಂಗನಗೌಡ, ನಟರಾಜಗೌಡ, ಕೊಟ್ರಗೌಡ, ಮುದಿಮಲ್ಲಯ್ಯನವರಿಗೆ ಕಾಣಿಸುತ್ತಿರಲಿಲ್ಲ. ತಾತನವರ ದಿವ್ಯ ಚಕ್ಷುಗಳಿಗೆ ಮಾತ್ರ ಗೋಚರಿಸುತ್ತಿದ್ದು, ಅದರ ಅನುಭವಾನುಭೂತಿಯನ್ನು ಏನೂ ಅರಿಯದ ಭಕ್ತರಿಂದಲೇ ಮಾಡಿಸಿ ತೋರಿದ್ದು ಅಘಟಿತ ಘಟನಾ ಸಂಗತಿಯಾಗಿದೆ.

ಮತ್ತೊಮ್ಮೆ ಗುಡದೂರು ಶ್ರೀ ದೊಡ್ಡ ಬಸವೇಶ್ವರ ತಾತನವರ, ಎಡೆಯೂರ ಸಿದ್ಧಲಿಂಗೇಶ್ವರರ ಮತ್ತು ಚೆಳ್ಳುಗುರ್ಕಿಯ ಎರ್ರಿತಾತನವರ ಜಾಗೃತ ಗದ್ದುಗೆಯ ಬಳಿಕುಳಿತು ಬಹಳ ಹೊತ್ತು ಮಾತನಾಡಿದೆನೆಂದು ಹೇಳುತ್ತಿದ್ದ, ಇವರ ಸತ್ಯಾಸತ್ಯತೆಯ ಮರ್ಮ ಸಾಮಾನ್ಯರಿಗೆ ಅರಿವಾಗಿದ್ದರೂ ಶಿವಯೋಗಿಗಳು ಅಲ್ಲಿದ್ದಾರೆ. ಬೇಡಿದ ಭಕ್ತರನ್ನು ಅನುಗ್ರಹಿಸುತ್ತಾರೆಂಬುದನ್ನು ತಿಳಿಯಲು ಸಾಧ್ಯವಾಗುವಂತಾಗಿರುತ್ತದೆ. ಇದನ್ನು ಪರೋಕ್ಷವಾಗಿ ಗಂಗಲಾಪುರದ ಹನುಮಂತಪ್ಪನವರಿಗೆ ಒಮ್ಮೆ "ನಾವು ಸಮಾಧಿ ಹೊಂದಿದ ಇನ್ನೂರು ವರ್ಷಗಳ ನಂತರ ಕುತೂಹಲಕರ ಶರಣರು ನನ್ನ ಸಮಾಧಿಯನ್ನು ತೆರೆದು ನೋಡಬಹುದು. ಕೆಡದೆ, ಕೊಳೆಯದೆ, ಕೊಂಕದಿರದ ನನ್ನ ಶರೀರವನ್ನು ಅವರು ಕಾಣುವರು" ಎಂದು

ಹೇಳುತ್ತಾನೆ. ಅಲ್ಲದೆ ಈ ಹೇಳಿಕೆಯನ್ನು ಬೋರ್ಡಿನ ಮೇಲೆ ಬರೆಸಿ ಗದ್ದುಗೆಯ ಮುಂದೆ ತೂಗು ಹಾಕಿಸಿರೆನ್ನುತ್ತಾನೆ.

ಹೀಗೆ ತಾತನು ಅರಿವುಳ್ಳ ಭಕ್ತರಿಗೆ ಅಲೌಕಿಕ ಅನುಭೂತಿಗಳನ್ನು ತೋರ್ಪಡಿಸುವುದರ ಮೂಲಕ ಸತ್ ಸಾಧನೆಯಲ್ಲಿ ತೊಡಗುವಂತೆ ಮಾಡುತ್ತಾನೆ. ಸದಾಚಾರಿಗಳಾಗಿ ಬಾಳಬೇಕೆಂಬ ಅರಿವು ಮೂಡಿಸುತ್ತಾನೆ.

ಶಿವ ಸಾಯುಜ್ಯ

ಕುರುಹೇ ಘಟವಾಗಿ, ಅರಿವೇ ಆತ್ಮವಾಗಿ,

ಉಭಯವನರಿವುದು ಆಚಾರದಂಗವಾಗಿ, ಇವು

ನಿಂದು ಅಳಿಯೆ ಐಘಟಿದೂರ ರಾಮೇಶ್ವರಲಿಂಗದ

ಇರವು ಬಚ್ಚಬಯಲಾಯಿತ್ತು.

-ಮೆರೆ ಮಿಂಡಯ್ಯ

ಮರ್ತ್ಯದಲ್ಲಿ ಮಾನವನಿಗೆ ಹುಟ್ಟು, ಬದುಕಿನ ಆರಂಭವಾದರೆ, ಸಾವು ಮುಕ್ತಾಯ, ತೋರಕೆಯ ಈ ಹುಟ್ಟು ಸಾವುಗಳ ಹಿಂದೆ ತೋರದಿರದ ಭೂತ, ಭವಿಷ್ಯತ್ತುಗಳು ಹೆಣೆದುಕೊಂಡಿರುತ್ತವೆ. ಈ ಹೆಣಿಕೆಯ ಎಳೆಗಳ ಸಂಬಂಧವನ್ನು ಅರಿಯದ ಮಾನವನಿಗೆ ಹುಟ್ಟು ಸಂತಸವೆನಿಸುತ್ತದೆ, ಸಾವು ದುಃಖವೆನಿಸುತ್ತದೆ. ಮಹಾಮಾನವ ರೂಪಿಗಳಾದ ಸಂತ, ಮಹಾಂತ, ಶಿವಯೋಗಿ, ಶರಣರಿಗೆ ಹುಟ್ಟು, ಸಾವುಗಳೆರಡು ಒಂದೇ. ಶರೀರವನ್ನು ಧರಿಸಿ ಜನಿಸಿದ ಕಾರಣೀಕ ಪುರುಷರು ಸಾವಿನ ಅಧೀನರಲ್ಲ, ಸಾವು ಇವರಾಧೀನ ಎಂಬುದನ್ನು ಮಹಾದೇವ ತಾತನವರು ಹಲವಾರು ಸಂದರ್ಭಗಳಲ್ಲಿ ಜಗತ್ತಿಗೆ ತೋರಿಸಿದ್ದಾರೆ.

ತನ್ಮೂಲಕ ಭಕ್ತರಿಗೆ ಮೃತ್ಯುವನ್ನು ಗೆದ್ದು ಮೃತ್ಯುಂಜಯರಾಗಿ, ಸಾವನ್ನು ಮೆಟ್ಟಿ ಸಂತರಾಗಿ, ಜೀವನದಲ್ಲಿ ಮುಕ್ತರಾಗಿ ಜೀವನ್ಮುಕ್ತಿ ಪದವನ್ನು ಪಡೆಯಿರೆಂದು ಮೌನಬೋಧನೆ ಮಾಡಿದ್ದಾರೆ.

ಸಾವನ್ನು ಅರಿಯಬಹುದು, ಸಾವನ್ನು ತಡೆಯಬಹುದು, ಸಾವನ್ನು ಜಯಿಸಬಹುದೆಂಬುದನ್ನು ಮಹಾದೇವತಾತನು ಭಕ್ತರ ಬದುಕಿನಲ್ಲಿ ಪ್ರಾಯೋಗಿಕವಾಗಿ ಸಿದ್ಧಪಡಿಸಿ ತೋರಿಸಿದ್ದಾನೆ. ಬಳ್ಳಾರಿಯ ಶ್ರೀಮಂತನೊಮ್ಮೆ ಕಾರಿನಲ್ಲಿ ತಾತನ ದರುಶನಕ್ಕೆಂದು ಬಂದಾಗ ತಾತನು ಶ್ರೀಮಂತನ ಕಾರನ್ನು ತನಗೆ ಕೊಡೆಂದು ಬೇಡುತ್ತಾನೆ. ಬೆಲೆಬಾಳುವ ಕಾರು ಬೇಡಿದೊಡನೆ ಕೊಡಲು ಭಾರತದ ಕರ್ಣನೇ? ಸಾಹುಕಾರ ಕೊಡಲೊಪ್ಪದೆ ಮನೆಗೆ ತೆರಳುತ್ತಾನೆ. ಮಾರನೆಯ ದಿನ ವಿಚಿತ್ರ ರೀತಿಯಲ್ಲಿ ಸಾಯುತ್ತಾನೆ. ಸಾವಿಗೆ ಕಾರಣ (ನಾವು ತಿಳಿದಂತೆ) ಅರಿತ ಮಕ್ಕಳು ಪಶ್ಚಾತ್ತಾಪದಿಂದ ತಾತನಲ್ಲಿಗೆ ಬಂದು ಕಾರನ್ನು ಒಪ್ಪಿಕೊಳ್ಳೆಂದು ಬೇಡುತ್ತಾರೆ. ತಾತ ನಿರಾಕರಿಸುತ್ತಾನೆ.

ಮತ್ತೊಂದು ಪ್ರಸಂಗದಲ್ಲಿ ಗಂಗಾವತಿಯ ಸದ್ಭಕ್ತ ದಂಪತಿಗಳು ತಮ್ಮ ಮಗನ ಮದುವೆಯ ಸಂಗತಿಯನ್ನು ತಿಳಿಸಿ, ತಾತನ ಆಶೀರ್ವಾದ ಪಡೆಯಲೆಂದು ಹಣ್ಣು ಹೂವು, ಕಾಯಿಗಳನ್ನು ತೆಗೆದುಕೊಂಡು ಬರಲು, 'ಮದುವೆ' ಎಂಬ ಮಾತು ಕೇಳಿದೊಡನೆ ವ್ಯಾಘ್ರನಾದ ತಾತನು ದಂಪತಿಗಳು ತಂದಿದ್ದ ಕಾಯಿಯನ್ನು ತೆಗೆದುಕೊಂಡು ಎದುರಿನ ಗೋಡೆಗೆ ಬೀಸಿ ಒಗೆಯುತ್ತಾನೆ. ಕಾಯಿಛಿದ್ರಛಿದ್ರ ವಾಗುತ್ತದೆ, ದಂಪತಿಗಳು ದುಃಖಿತರಾಗುತ್ತಾರೆ, ಮದುವೆಯಾಗಬೇಕಿದ್ದ ಮಗ ಸಾಯುತ್ತಾನೆ.

ಈ ಎರೆಡು ಕ್ರಿಯೆಗಳಲ್ಲಿ ತಾತನ ವರ್ತನೆಗಳು ಸಾವಿನ ಮುನ್ಸೂಚನೆಗಳಾಗಿ ಕಂಡಿವೆ. ಬರಲಿರುವ ಸಾವನ್ನು ಕಾಣುತ್ತಿರುವ ತಾತನು ಶ್ರೀಮಂತನಲ್ಲಿ ಬೇಡಿದ್ದು ಜಡವಾಹನ ಕಾರನ್ನಲ್ಲ. ಆತ್ಮನೆಂಬ ಸಾರಥಿಯನ್ನು ಹೊತ್ತು ಸಾಗುವ ಈ ಶರೀರವೆಂಬ ಚೈತನ್ಯ ರಥ. ಇದು ಹೋಗಲಿದೆ, ನನಗೆ ಕೊಡು ಎಂಬಂತೆ ಸೂಚ್ಯವಾಗಿ ಬೇಡಿರಬೇಕೆನಿಸುತ್ತದೆ. ಕೇಳಿದೊಡನೆ ಕೊಟ್ಟಿದ್ದರೆ ಏನಾಗುತ್ತಿತ್ತೋ ಬಲ್ಲವರಾರು? ಗಂಗಾವತಿಯ ಸದ್ಭಕ್ತ ದಂಪತಿಗಳು ತಂದ ಕಾಯನ್ನು ಒಡೆದದ್ದು ಶರೀರವೆಂಬ ಕಾಯ ಒಡೆಯಲಿದೆ ಎಂಬುದರ ಸಂಕೇತವಿರಬಹುದು. ಏನೇ ಇದ್ದರು ಸಾವಿನ ಆಗಮನವನ್ನು ಅರಿಯಬಹುದೆಂಬುದು ವೇದ್ಯವಾಗುತ್ತದೆ.

ಚಂದವಳ್ಳಿಯ ಸದ್ಭಕ್ತೆ ಗಂಗಮ್ಮನಿಗೆ 'ಸಾಯಿ ಬಾವಿಗೆ ಬಿದ್ದು' ಎಂದು ಆಶೀರ್ವದಿಸುತ್ತಾನೆ. ಹಂಪಸಾಗರ ಹಾಗೂ ಬಳ್ಳಾರಿಯ ಭಕ್ತರಿಬ್ಬರಿಗೆ ಕನಸಿನಲ್ಲಿ ದರ್ಶನ ಕೊಟ್ಟು ಆಯಸ್ಸನ್ನು ಹೆಚ್ಚಿಸುತ್ತಾನೆ. ತಾತನ ಆಶೀರ್ವಾದಕ್ಕೆ ಬೆಚ್ಚಿದ ಗಂಗಮ್ಮ ಭ್ರಮನಿರಸನಳಾದಂತೆ ವರ್ತಿಸುತ್ತಾ ಒಂದು ತಿಂಗಳ ಕಾಲ ಪ್ರತಿಕ್ಷಣವು ಸಾವಿನ ಹಿಂಸೆಯನ್ನು ಅನುಭವಿಸುತ್ತಾಳೆ. ನಂತರ ತಾತನೇ ಆಕೆಯಲ್ಲಿಗೆ ಬಂದು ಅನುಗ್ರಹಿಸುತ್ತಾನೆ. ಸಂತಾನ ಭಾಗ್ಯ ಕರುಣಿಸುತ್ತಾನೆ. ಗಂಗಮ್ಮ ಪುತ್ರನನ್ನು ಪಡೆದು ಸಂಭ್ರಮದಿಂದ ಜೀವಿಸುತ್ತಾಳೆ. ಅರೆ ಆಯಸ್ಸಿಗೆ ಅಳುಕಿದ ಭಕ್ತರು ತಾತನ ದರ್ಶನಾಶೀರ್ವಾದಗಳಿಂದ ಸಂಜೀವಿನಿ ಸ್ಪರ್ಶವಾದಂತೆ ಅರವತ್ತು ಮೀರಿ ದೀರ್ಘಾಯಸ್ಸು ಪಡೆಯುತ್ತಾರೆ. ಈ ಈರ್ವರೂ ಭಕ್ತರಿಗೆ ಬರಲಿರುವ ಸಾವಿನನುಭವವನ್ನು ಪ್ರಜ್ಞಾಪೂರ್ವಕವಾಗಿ ಅನುಭವಿಸಿ, ಅಳಿಯದೇ ಉಳಿಯುವಂತೆ

ತಾತನು ಹರಸಿರ ಬಹುದೇ? ಅಲ್ಪಮತಿಗೆ ಈ ಅಘಾದತೆಯನ್ನು ಊಹಿಸುವುದು ಕಷ್ಟವಾಗುತ್ತದೆ.

ಕೊಪ್ಪಳದ ವಕೀಲರ ವ್ಯಾಕುಲ ಭ್ತಕಿಯ ಮೊರೆಯನ್ನು ಎಲ್ಲಿಯೋ ತಾನಿದ್ದು ಆಲಿಸಿದ ತಾತನು ವಕೀಲರ ನಾಲ್ಕು ವರ್ಷದ ಸತ್ತ ಮಗನನ್ನು ಬದುಕಿಸಿರುತ್ತಾರೆ. ಇದಾದ ಎರಡು ವರ್ಷದ ನಂತರ ಮಗಳು ಸಾಯಲು, ತಾತನ ಅನುಗ್ರಹದಿಂದ ಬದುಕಿದ ಮಗ, ಸತ್ತ ಹುಡುಗಿಯ ಅಣ್ಣ, ಬಾಲಕನು ತಾತನ ಪಟಕ್ಕೆ ಊದುಬತ್ತಿಯ ಬೆಳಗಿಸಿ ಕಣ್ಣೇರಿಡುತ್ತಾ ತಂಗಿಯನ್ನು ಬದುಕಿಸೆಂದು ಬೇಡಲು, ಸತ್ತ ತಂಗಿ ನಿದ್ದೆಯಿಂದ ಎದ್ದವಳಂತೆ ಏಳುತ್ತಾಳೆ. ವಿಚಿತ್ರಗಳಲ್ಲಿ ವಿಚಿತ್ರವಾದ ಈ ಘಟನೆಗಳ ಅಂತರಾಳ, ಅಳವಿಗಸಾಧ್ಯ ಆದರೂ ಸಾವನ್ನು ಗೆಲ್ಲಬಹುದೆಂಬುದಕ್ಕೆ ತಾತನ ನಿಧರ್ಶನ ಇವಾಗಿರಬಹುದು.

ಮಹಾಯೋಗಿ ಮಹಾದೇವ ತಾತನು ಸಾವಿನಾಟದ ಈ ಅಟಗಳನ್ನು ಭಕ್ತರ ಮೂಲಕ ಆಡಿ ತೋರಿಸಿದಂತೆ, ಸ್ವಂತಃ ತಾನೇ ಒಮ್ಮೆ ಆಡಿ ತೋರಿಸುತ್ತಾನೆ. ತಾತನು ಹಳ್ಳಿಯ ಮಠದಲ್ಲಿದ್ದಾಗ, ಸಾವು ತನ್ನ ಬಳಿ ಬರುತ್ತಿರುವ ಹೆಜ್ಜೆಗಳ ಸಪ್ಪಳ ಕೇಳಿಸಿರ ಬೇಕೆನಿಸುತ್ತದೆ. ಭಕ್ತರನ್ನು ಕರೆದು ತಾನು ಶಿವೈಕ್ಯನಾಗುವೆನೆಂದು, ನಂತರ ಶರೀರವನ್ನು ಕಟ್ಟಿಗೆಯಿಂದ ಸುಡಲು ಬೇಕಾದ ರಾಶಿ ರಾಶಿ ಕಟ್ಟಿಗೆಯನ್ನು ಮಠದಲ್ಲಿ ಹಾಕಿಸುತ್ತಾನೆ. ಭಕ್ತರ ಮನಸ್ಸಿಗೆ ಬರಸಿಡಿಲು ಬಡಿದಂತಾಗುತ್ತದೆ. ಲೀಲಾಮೂರ್ತಿಯನ್ನು ಪ್ರಶ್ನಿಸುವವರಾರು? ಅತಂಕಗೊಂಡ ಭಕ್ತರು ತಾತನ ಮುಂದೆ ಕೋಣೆಯ ಹೊರಗೆ ಸೇರುತ್ತಾರೆ. ತಾತನು ಏನೂ ಹೇಳದೇ ತನ್ನ ಕೋಣೆಯನ್ನು

ಪ್ರವೇಶಿಸುತ್ತಾನೆ. ಭಕ್ತರು ತಾತನ ಬರುವಿನ ನಿರೀಕ್ಷೆಯಲ್ಲಿ ಕಾಯುತ್ತಾರೆ.

ಈ ಸುದ್ದಿ ಸುತ್ತೆಲ್ಲ ಊರಿಗೆ ಮುಟ್ಟುತ್ತದೆ. ತಾತನ ಭಕ್ತರು ತಂಡೋಪತಂಡವಾಗಿ ಮಠಕ್ಕೆ ಬರುತ್ತಾರೆ. ಕೋಣೆಯ ಒಳಹೋದ ತಾತ ಹೊರಬಂದಿಲ್ಲ, ದಿನಗಳು ಒಂದೊದಾಗಿ ಉರುಳುತ್ತಿವೆ. ತಿಂಗಳ ನಂತರ ಒಂದು ದಿನ ತಾತ ಹೊರಬರುತ್ತಾನೆ. ಪ್ರಸನ್ನವದನನಾಗಿ ಹೊರಬಂದ ತಾತನನ್ನು ಕಂಡ ಭಕ್ತರಿಗೆಲ್ಲ ಆನಂದ ಉಂಟಾಗುತ್ತದೆ. ಕೋಣೆಯಿಂದ ಹೊರಬಂದ ತಾತನು "ನಾನು ಮರಣವನ್ನು ಗೆದ್ದು ಓಡಿಸಿಬಿಟ್ಟೆ. ಈ ಕಟ್ಟಿಗೆಗಳನ್ನೆಲ್ಲ ತೆಗೆಯಿರಿ. ಇನ್ನು ಮರಣದ ಮಾತಿಲ್ಲ. ಏಳೆಂಟು ವರ್ಷ ನಿರ್ಭಯರಾಗಿರಿ" ಎಂದು ನುಡಿಯುತ್ತಾನೆ.

ಬಂದ ಭಕ್ತರಿಗೆಲ್ಲ ಆಶೀರ್ವದಿಸಿ, ನಿಮ್ಮ ಭಕ್ತಿ ದೊಡ್ಡದೆಂದು ಕೊಂಡಾಡಿ, ಎಲ್ಲರಿಗೂ ತಪ್ಪದೇ ಪ್ರಸಾದ ಸ್ವೀಕರಿಸಿ ಹೋಗಬೇಕೇಂದು ಆದೇಶಿಸುತ್ತಾನೆ. ಬಂದ ಭಕ್ತರೆಲ್ಲ ಹರ್ಷದಿಂದ ಪ್ರಸಾದ ಸ್ವೀಕರಿಸಿ ಮರಳುತ್ತಾರೆ.

ಮರಣವನ್ನು ಗೆದ್ದ ಮಹಾಯೋಗಿ ಮಹಾದೇವ ತಾತನು ಬ್ರಹ್ಮಾಂಡಾಧಿಪತಿಯಾದ ಪರಶಿವನ ಚಿತ್ತವನ್ನು, ಸಂಕಲ್ಪವನ್ನು ನಾವು ಮೀರಬಾರದು ಎಂಬ ಬೋಧೆಯನ್ನು ಭಕ್ತಕೋಟಿಗೆ ಮಾಡಬೇಕೆಂಬಂತೆ, ತಾನು ಕೂಡ ಶಿವಸಂಕಲ್ಪ ಚಿತ್ತದಂತೆ ಶಾರೀರಿಕ ಸಾವನ್ನು ಒಪ್ಪಿಕೊಳ್ಳುತ್ತಾನೆ, ಅಪ್ಪಿಕೊಳ್ಳುತ್ತಾನೆ. ಅನೇಕ ಬಾರಿ ತಾತನು ಹಲವಾರು ಶಾರೀರಿಕ ವ್ಯಾಧಿಗಳಿಂದ ನರಳುತ್ತಾನೆ. ಮೈಕೊಡವಿ ವ್ಯಾಧಿ ಮುಕ್ತನಾಗುತ್ತಾನೆ. ಸಂಕಲ್ಪ ಮಾತ್ರದಿಂದ

ರೋಗಹರಣ ಮಾಡಿಕೊಳ್ಳ ಬಲ್ಲಾತನಾಗಿದ್ದರೂ ಹಾಗೆ ಮಾಡದೇ ನೋವಿಂದ ನರಳಿದ್ದು, ಭಕ್ತರ ಕರ್ಮವನ್ನು ಹರಣ ಮಾಡಲಿಕ್ಕಾಗಿ, ಪಾಪನಾಶಕ್ಕಾಗಿ. ಈ ಸಂಗತಿಯನ್ನು ಒಮ್ಮೆ ತಾತನೇ ತನ್ನಂತರಂಗದ ಶಿಷ್ಯ ನಾಲ್ವಾಡ ಬಸವಣ್ಣನಿಗೆ "ನಮಸ್ಕಾರ ಮಾಡಿಮಾಡಿ ಜನ ತಮ್ಮ ಪಾಪಗಳನ್ನು ನನ್ನ ಪಾದಕ್ಕೆ ಸುತ್ತಿ ಹಾಕ್ತಾರ. ಲೇ ಬಸವಾ, ಭಕ್ತ ಪರಾಧೀನನಾದ ಗುರುವು ಅವರವರ ಪಾಪಕರ್ಮವನ್ನು ತಾನನುಭವಿಸಿ ಅವರ ಕಷ್ಟಗಳನ್ನು ಕಳೆಯಬೇಕು, ಇದು ಅನಿವಾರ್ಯ ಏನ್ಮಾಡೋದು" ಎನ್ನುತ್ತಾನೆ.

ತಾತನು ನಿಜವಾಗಿ ನರಳಿದವನೇ, ಶರೀರದ ಭಾದೆ ತಾತನಿಗೆ ಇತ್ತೇ ಎಂದು ಚಿಂತಿಸಿದರೆ, ತಾತನ ಕಾಯ ಚಿಪ್ಪಿಗೆ ಅಂಟಿಕೊಂಡ ಕೊಬ್ಬರಿಯಂತೆ ಪಂಚಭೌತಿಕತ್ವದ ಪ್ರಪಂಚಕ್ಕೆ ಅಂಟಿಕೊಂಡಿರಲಿಲ್ಲ. ಕೊಬ್ಬರಿ ಬಲಿತು ತನ್ನೊಳಗಿನ ತಿಳಿನೀರನ್ನು ಇಲ್ಲವಾಗಿಸಿಕೊಂಡು, ಚಿಪ್ಪಿನಿಂದ ಮೈ ಕಳಚಿಕೊಂಡ ಗಿಟುಕಕೊಬ್ಬರಿಯಂತೆ, ಕಾಮಕ್ರೋಧಾದಿ ಅರಿಷಡ್ವರ್ಗಗಳ ಮೂಲ ಜಲದಂತಿರುವ ಮೋಹಮಯ ಮನಸ್ಸನ್ನು ಬರಿದಾಗಿಸಿಕೊಂಡು ನಿರ್ಮೋಹಿಯಾಗಿದ್ದ. ಪ್ರಾಪಂಚಿಕವೆಂಬ ಕರಟದಿಂದ ಕಾಯವನ್ನು ಕಳಚಿಕೊಂಡಿದ್ದ. ಚಿಪ್ಪಿಗೆ ಅಂಟಿ ಕೊಂಡಿರುವವರೆಗೆ ಕಾಯೊಳಗಿನ ಕೊಬ್ಬರಿ ಕೆಡಬಹುದೆಂಬ ಆತಂಕ, ಚಿಪ್ಪಿನಿಂದ ಮೈ ಕಳಚಿಕೊಂಡ ಕೊಬ್ಬರಿ ಕೆಡದು. ಅಂತೆಯೇ, ತಾತನು ಮಹಾಸಮಾಧಿಗೆ ಎರಡು ವರ್ಷ ಮೊದಲೇ ಸ್ನಾನ ಮಾಡುವುದನ್ನು ಬಿಡುತ್ತಾನೆ. ಆದವಾನಿಯ ಚಂದನಹಳ್ಳಿ ಕಸ್ತೂರಪ್ಪ ಎಂಬ ಭಕ್ತನು ತಾತನ ದರ್ಶನಕ್ಕೆ ಬಂದಾಗ ತಾತನು ಸ್ನಾನ ಮಾಡುವ ಇಚ್ಛೆಯನ್ನು ವ್ಯಕ್ತಪಡಿಸುತ್ತಾನೆ.

ತಾತನ ಸೇವೆಯ ಆದೇಶಕ್ಕಾಗಿ ಕಾತುರರಾಗಿ ನಿಂತ ಭಕ್ತರು ಸಂಭ್ರಮದಿಂದ ತಾತನ ಸ್ನಾನಕ್ಕೆ ಸಿದ್ಧತೆ ನಡೆಸುತ್ತಾರೆ. ಎರಡು ವರ್ಷಗಳಿಂದಲೂ ಎಣ್ಣೆ, ನೀರನ್ನು ಕಾಣದ ಜಡೆಗಟ್ಟಿದ ಕೇಶರಾಶಿಯ ಮುಕುಟವನ್ನು ಬಿಡಿಬಿಡಿಯಾಗಿ ಬಿಚ್ಚಿದಂತೆಲ್ಲ ಗಮಗಮಿಸುವ ಸುವಾಸನೆ ಹೊರಸೂಸುತ್ತದೆ. ಎರಡು ವರ್ಷ ನೀರನ್ನು ಕಾಣದ ತಾತನ ಕಾಯವಾಗಲಿ, ಕೇಶಗಳಾಗಲಿ. ದುರ್ವಾಸನೆಗೆ ತತ್ತಲಿಲ್ಲ. ಕಾರಣ, ತಾತನ ಕಾಯ ತೋರಿಕೆಯಲ್ಲಿ ಎಲ್ಲರ ಕಾಯದಂತೆ ಕಂಡರೂ ಅದು ತೋಯದ, ಒಣಗದ, ಸುಡದ, ಕೆಡದ ನಿರ್ವಿಕಲ್ಪ ಕಾಯವಾಗಿತ್ತು.

ತಾತನು ಶಿವಪುರಮಠದಲ್ಲಿ ತಾನು ಮೊದಲೇ ನಿರ್ಮಿಸಿಕೊಂಡಿದ್ದ ನಿರಂಜನ ಸಮಾಧಿಯಲ್ಲಿ ಜೀವಂತ ಮಹಾಸಮಾಧಿಯಾಗಲು ಇಚ್ಛಿಸುತ್ತಾನೆ. ಮಹಾಸಮಾಧಿಯ ದಿನವನ್ನು ನಿರ್ಧರಿಸಿಕೊಳ್ಳುತ್ತಾನೆ. ದಿನಗಳು ಹತ್ತಿರ ಬಂದಂತೆ ಮಠದಲ್ಲಿ ಪ್ರತಿದಿನ ರಾತ್ರಿ ಭಜನೆ ಮಾಡುವಂತೆ ಭಕ್ತರಿಗೆ ಅಪ್ಪಣೆ ಕೊಡುತ್ತಾನೆ. ಮಠದಲ್ಲಿ ನಿಯತ ಭಜನೆಯನ್ನು ಕೇಳಿದ ಭಕ್ತರು ತಾತನ ಅಂತಿಮ ದರ್ಶನಕ್ಕಾಗಿ ಹಾತೊರೆದು ಧಾವಿಸುತ್ತಾರೆ. ಬಳ್ಳಾರಿಯಿಂದ ನಾಲ್ವಾಡ ಬಸಣ್ಣನು ತಾತನ ದರ್ಶನಕ್ಕೆಂದು ಬಂದಾಗ, ತಾತನು ಆತ್ಮೀಯ ಶಿಷ್ಯನನ್ನು ಕಂಡು ಹರ್ಷಗೊಳ್ಳುತ್ತಾನೆ. ತನ್ನನ್ನು ನಿರಂಜನ ಗದ್ದುಗೆಯೊಳಕ್ಕೆ ಇಳಿಸೆಂದು ಹೇಳುತ್ತಾನೆ.

ತಾತನಮಾತಿಗೆ ಬಸಣ್ಣ ಓಗೊಡದಿದ್ದಾಗ "ಲೇಬಸವಾ, ನೋಡಲೆ ಅಲ್ಲಿ ನನ್ನನ್ನು ಕರಿಲಿಕ್ಕೆ ಬಂದಾರ. ನೋಡಲೇ ರಥ

ತಂದಾರ. ಎಂಥಾ ರಥಾ ಅಂತೀ. ನವರತ್ನ ಖಚಿತವಾದ ರಥಾಲೇ, ದೊಡ್ಡವಾದ ರಥ. ಆರ ಕುದುರೀ ಕಟ್ಟ್ಯಾರಲೇ ಕರ್ರ್ಯಾಕ ಬಂದಾರ. ಬಂದ ಬಂದ ಹೋಗ್ಯಾರಲೇ ನಾ ಹೇಳಿದಂಗ ಕೇಳ್ಯಾರ, ತಡೀರಿ ತಡೀರಿ ಅಂದಾಗೆಲ್ಲ ತಡದಾರರಲೇ. ನಾ ಎಷ್ಟಂತ ಕಾಯಸಬೇಕಲೇ ಅವರ್ನ. ಬಾರಲೇ ನನ್ನ ಇಳಿಸ ಬಾರಲೇ ನಾನು ರಥದಾಗ ಅವರ ಜೊತೆ ಹೋಗ್ತೀನಿ ಬಾರಲೇ" ಎಂದು ತನ್ನ ಆರೋಹಣ ವೈಭವವನ್ನು ವರ್ಣಿಸುತ್ತಾನೆ.

ತಾನು ನಿರ್ಧರಿಸಿದ ದಿನ, ನಾಲ್ಕು ದಿನಗಳಿದ್ದಂತೆ ತನ್ನೆಲ್ಲ ಶಿಷ್ಯರಿಗೆ ತನ್ನ ಮಹಾಸಮಾಧಿಯ ವಿಷಯವನ್ನು ತಿಳಿಸಲು ಅಜ್ಞಾಪಿಸುತ್ತಾನೆ. ಶಿವೈಕ್ಯದ ಹಿಂದಿನ ದಿನ ತನ್ನನ್ನು ಪೂರ್ವಾಭಿಮುಖವಾಗಿ ಮಲಗಿಸಲು ತಿಳಿಸುತ್ತಾನೆ. ಪೂರ್ವಾಭಿಮುಖವಾಗಿ ಮಲಗಿ ಮಧ್ಯರಾತ್ರಿಯಲ್ಲಿ ಎಚ್ಚರಗೊಂಡು, ತಾನು ನಿಶ್ಚಲವಾಗಿ ನಿಜದ ನೆಲೆಯಲ್ಲಿ ನಿಲ್ಲುವೆನೆಂದು, ಬಳಿಯಲ್ಲಿದ್ದ ಶಿಷ್ಯರಿಗೆ ತಿಳಿಸಿ, ಅವರನ್ನು ಸನ್ನೆಮಾಡಿ ಹೊರಗೆ ಹೋಗಲು ಹೇಳಿ, ಏಕಾಂತವಾಗಿ ಒಳಗುಳಿಯುತ್ತಾನೆ.

ಹೊರಬಂದ ಶಿಷ್ಯರಿಗೆ ದುಃಖದ ಕೋಡಿ ಹರಿಯುತ್ತದೆ. ರಾತ್ರಿಯೆಲ್ಲ ಹೊರಗೆ ಕಾಯ್ದಿದ್ದು ಬ್ರಾಹ್ಮಿಮುಹೂರ್ತದ ಐದು ಗಂಟೆಗೆ ಒಳಹೋಗಿ ನೋಡಲು, ಬ್ರಹ್ಮಾಂಡಗತ ಮಹಾದೇವನಲ್ಲಿ ಪಿಂಡಾಂಡಗತ ಮಹಾದೇವನು ಲೀನವಾಗಿದ್ದ, ನಿಜದನೆಲೆಯಲ್ಲಿ ನಿಶ್ಚಿಂತನಾಗಿ ನಿಂದಿದ್ದ. ಕಾರಣೀಕ ಪುರುಷ, ಶಿವಯೋಗ ಪುರುಷ

ಭಕ್ತಜನಬಂಧು, ಕಾರಣ್ಯಸಿಂಧು, ಬಯಲಲ್ಲಿ ಬಯಲಾಗಿದ್ದ, ನಿರ್ಭಯಲಾಗಿ ತೋರಿದ್ದ.

ಬಂಟವಾಳದಿ ಜನಿಸಿ, ಭೂಮಿಯನ್ನೆಲ್ಲ ಸಂಚರಿಸಿ, ಭಕ್ತರನ್ನು ಹರಸಿ, ಭವಬಂಧನವನು ಬಿಡಿಸಿ, ಬೇಡಿದ ಭಾಗ್ಯ ಸಂಪದವನ್ನು ನೀಡಿದ ವರಗುರು ಮಹಾದೇವತಾತನು ಸಂಗಮದ ಶಿವಪುರಮಠದ ನಿರಂಜನ ಗದ್ದುಗೆಯಲ್ಲಿ ನೆಲೆಗೊಳ್ಳುತ್ತಾನೆ. ಗೋಚರರೂಪ ಕಣ್ಮರೆಯಾಗುತ್ತದೆ. "ನದಿ ನದಿ ಕೂಡಿದಂತೆ, ಬಯಲು ಬಯಲ ಬೆರೆತಂತೆ, ಮಾತು ಮಾತ ಕಲೆತಂತೆ, ಜ್ಯೋತಿ ಜ್ಯೋತಿ ಒಂದಾದಂತೆ, ಅಖಂಡೇಶ್ವರಾ, ನಿಮ್ಮೊಳೊಡವೆರೆದ ನಿಜೈಕ್ಯನ ಕುರುಹು ಇಂತುಂಟಯ್ಯಾ" ಎಂಬಂತೆ, ಅಗೋಚರ ಶಕ್ತಿಯಾಗಿ "ನಂಬಿದರೆ ಬೆನ್ನ ಹಿಂದಿರತೀನಿ" ಎಂದು ಅನವರತ ಭಕ್ತರ ಬೆಂಗಾವಲಾಗಿ ಇಂದಿಗೂ ಶ್ರೀರಕ್ಷೆಯಾಗಿ ಕಾಪಾಡುತ್ತಿದ್ದಾನೆ.

- ಮನವಿದ್ದಲ್ಲಿ ಮಹಾದೇವನಿಪ್ಪ! ಮನವಿಲ್ಲದಲ್ಲಿ
- ಮಹಾದೇವನಿಲ್ಲವೋ ಅಯ್ಯ, ಯಾತ್ರಾರ್ಥವಾಗಿ ಬಂದವರು
- ಬಯಲಲ್ಲಿ ಬಯಲ ಬಿಟ್ಟು, ಬಯಲಾರಿಸುವಂತೆ
- ಮನೋವ್ಯಾಪಾರಕ್ಕದರಂತೆ ಇಪ್ಪ ನೋಡಾ
- ಕಪಿಲ ಸಿದ್ಧ ಮಲ್ಲಿಕಾರ್ಜುನ.

ಎಂಬ ಕರ್ಮಯೋಗಿ ಸಿದ್ಧರಾಮನ ಧ್ವನಿಗೆ ಪ್ರತಿಧ್ವನಿಯಾಗಿದ್ದಾನೆ ಮಹಾದೇವ ತಂದೆ.

ಜಗವರಿಯದ ಜಂಗಮ

ಜಗವಾಗಬಲ್ಲ ನೋಡಿರೋ ನಮ್ಮ ಶಿವನು.

ಜಗವಾಗಲರಿಯದೆ ಇರಬಲ್ಲ ನೋಡಿರೋ ನಮ್ಮ ಶಿವನು.

ಅನಂತಕೋಟಿ ಬ್ರಹ್ಮಾಂಡಗಳ, ನಿಮಿಷಮಾತ್ರದಲ್ಲಿ

ಹುಟ್ಟಿಸಬಲ್ಲ ನೋಡಿರೋ ನಮ್ಮ ಶಿವನು.

ಆ ಬ್ರಹ್ಮಾಂಡಗಳ ನಿಮಿಷಮಾತ್ರದಲ್ಲಿ ಕೆಡಿಸಬಲ್ಲ

ನೋಡಿರೋ

ನಮ್ಮ ಶಿವನು. ಇಂತಪ್ಪ ಶ್ರೀ ಮಹಾದೇವನ ಘನವನರಿಯದೆ

ಬರಿದೆ ದೇವರು ಉಂಟೆಂದು ಬೊಗಳುವ

ಭವ ಭಾರಿಗಳ ಮುಖವ

-ನೋಡಲಾಗದಯ್ಯಾ ಅಖಂಡೇಶ್ವರ.

ಮಹಾದೇವ ತಾತನ ಮರ್ಮವನ್ನು ಅರಿತವರು ಯಾರೂ ಇಲ್ಲ. ತ್ರಿಕಾಲಜ್ಞಾನಿ, ಬರುವ ಭಕ್ತರ ಮರ್ಮವನ್ನರಿತು, ಮಾತನಾಡುತ್ತಿದ್ದ ಭಕ್ತರಿಗೆ ಇವು ಆತಂಕವನ್ನುಂಟುಮಾಡಿ "ತಾತ ಉಗ್ರ, ಶಾಪಾನುಗ್ರಸ್ತ"

ಎಂದೆಲ್ಲ ತಪ್ಪು ಆಲೋಚನೆಗೆ ಒಳಗಾಗುತ್ತಿದ್ದವರೇ ಹೆಚ್ಚು. ಇಂತಹ ಕೆಲವು ಸಂಗತಿಗಳನ್ನು ಇಲ್ಲಿ ಧಾಖಲಿಸಲಾಗಿದೆ.

ಬಳ್ಳಾರಿಯ ಶ್ರೀ ಕೆ.ಎಂ.ಗವಿಸಿದ್ಧಯ್ಯನವರು ನಿವೃತ್ತ ಶಿಕ್ಷಕರು, 1959 ರಲ್ಲಿ ಶಿಕ್ಷಕ ವೃತ್ತಿ ಆರಂಭಿಸಿದ ಇವರು 1971 - 72 ರಲ್ಲಿ ಅಲ್ಲೀಪುರದ ಸರಕಾರಿ ಪ್ರಾಥಮಿಕ ಶಾಲೆಯಲ್ಲಿ ಶಿಕ್ಷಕರಾಗಿದ್ದಾಗ ನಡೆದ ಒಂದು ಘಟನೆ. ಶಾಲೆಯ ವೀಕ್ಷಣೆಗೆಂದು ಉಪನಿರ್ದೇಶಕರಾದ ಶ್ರೀ ಎಂ.ವಿ.ಸಿದ್ಧಲಿಂಗ ಮೂರ್ತಿಯವರು ಬಂದಿರುತ್ತಾರೆ. ಇವರು ಮಿಲಿಟರಿಯ ನಿವೃತ್ತ ಅಧಿಕಾರಿ. ಶಿಸ್ತಿನ ಜೊತೆಗೆ ದರ್ಪವನ್ನು ಮೈಗೂಡಿಸಿಕೊಂಡಿದ್ದ ವ್ಯಕ್ತಿ. ಇವರನ್ನು ತಾತನವರಿಗೆ ಭೇಟಿ ಮಾಡಿಸಬೇಕೆಂದು ತಾತನವರ ಪರಮಭಕ್ತ ಅಲ್ಲೀಪುರ ಹನುಮಂತಪ್ಪನವರು ಮಠಕ್ಕೆ ಕರೆದುಕೊಂಡು ಹೋಗುತ್ತಾರೆ. ಒಲ್ಲದ ಮನಸ್ಸಿನಿಂದ, ತಿರಸ್ಕಾರ ಭಾವದಿಂದ, ಲೊಚಗುಟ್ಟುತ್ತ ಮಠದ ಒಳಕ್ಕೆ ಹೋದಾಗ, ತಾತನವರು ಆರಾಮ ಕುರ್ಚಿಯಲ್ಲಿ ಕಣ್ಣುಮುಚ್ಚಿ ಕಳಿತಿರುತ್ತಾರೆ. ಆಗ ಹನುಮಂತಪ್ಪನವರು ತಾತನ ಬಳಿ ನಿಂತು "ದೊರಿಗಳು ಬಂದಾರ ತಾತ, ನಿನ್ನ ನೋಡಾಕ" ಎನ್ನುತ್ತಾನೆ. ತಾತ ಪ್ರತಿಕ್ರಿಯಿಸದೆ ಇದ್ದಾಗ, ಸ್ವಲ್ಪ ಸಮಯ ತಡೆದು "ತಾತ ದೊರಿಗಳು ನಿನ್ನ ಮಾತಾಡ್ಸಾಕಂತಾ ಬಂದಾರ, ನೀನು ಹಿಂಗ ಕುಂತ್ರ ಎಂಗಪಾ" ಎನ್ನುತ್ತಿದ್ದಂತೆ, ಕಣ್ಣುತೆರೆದು "ಯಾವನಲೇ ದೊರಿ? ಯಾರಿಗಲೇ ದೊರಿ? ನಾಳಿದ್ರಲ್ಲ ದೊರಿ!" ಎನ್ನುತ್ತಾನೆ.

ಮೊದಲೇ ಮನಸ್ಸಿಲ್ಲದ ಮನಸ್ಸಿನಿಂದ ಬಂದಿದ್ದ ಉಪನಿರ್ದೇಶಕ ಶ್ರೀಸಿದ್ದಲಿಂಗಮೂರ್ತಿಯವರಿಗೆ ಅವಮಾನ ಆದಂತಾಗಿ ಜೀಪಿನ ಡ್ರೈವರಿಗೆ ಗದರಿಸುತ್ತಾ "ಗಾಡಿ ತಗೀ ಹೋಗಾನ" ಎಂದು ಹೊರಟು ಹೋಗುತ್ತಾರೆ. ಆದರೆ ಹನುಮಂತಪ್ಪನವರಿಗೆ ದಿಕ್ಕು ತೋಚದಂತಾಗುತ್ತದೆ. ಮಾರನೇ ದಿನ ಶ್ರೀ ಸಿದ್ದಲಿಂಗಮೂರ್ತಿಯವರಿಗೆ ಅಧಿಕಾರದಿಂದ ಅಮಾನತ್ತುಗೊಳಿಸಲಾಗಿದೆ ಎಂದು ಮೇಲಾಧಿಕಾರಿಯಿಂದ ಆದೇಶ ಬಂದಿರುತ್ತದೆ. ಇದನ್ನು ಕಂಡ ಅಧಿಕಾರಿಗಳು ದಿಗಿಲುಗೊಂಡು ಕುಳಿತಿರುವಾಗ, ಅಲ್ಲೀಪುರ ಹನುಮಂತಪ್ಪನವರು ಹಿಂದಿನ ದಿನ ನಡೆದ ತಾತನ ವರ್ತನೆಗೆ ಸಮಜಾಯಿಸಿ ನೀಡಲೆಂದು ಕಛೇರಿಗೆ ಬರುತ್ತಾರೆ. ಆಗ ಉಪನಿರ್ದೇಶಕರೇ ಹನುಮಂತಪ್ಪನನ್ನು ಕರೆದು ಕುಳ್ಳರಿಸಿ, ತನಗೆ ಆಗಿರುವ ಪರಿಸ್ಥಿತಿ ವಿವರಿಸಿ, ತಾತನ ಬಳಿ ಕರೆದೊಯ್ಯಲು ವಿನಂತಿಸುತ್ತಾರೆ.

ಮರಳಿ ಬಂದ ಸಿದ್ಧಲಿಂಗಮೂರ್ತಿಗಳು ತಾತನ ಬಗೆಗೆ ಹೊಂದಿದ್ದ ತಮ್ಮ ಭಾವನೆಗೆ ಕ್ಷಮೆಯನ್ನು ಯಾಚಿಸುತ್ತಾರೆ. ತಾತನ ಬಗೆಗೆ ಭಕ್ತಿಯನ್ನು ತಳೆಯುತ್ತಾರೆ. ಮಠಕ್ಕೆ ಆಗಮಿಸುತ್ತಾರೆ. ನಂತರದಲ್ಲಿ ಇವರ ಆಮಾನತ್ತಿನ ಆದೇಶ ರದ್ದಾಗಿ ಪುನಃ ನೌಕರಿಯಲ್ಲಿ ಮುಂದುವರಿಯುವಂತಾಗುತ್ತದೆ. ಈ ಸಂಗತಿ ನಿವೃತ್ತ ಶಿಕ್ಷಕ ಕೆ.ಎಂ.ಗವಿಸಿದ್ಧಯ್ಯನವರು ಕಣ್ಣು ಮುಂದೇ ನಡೆದದ್ದನ್ನು ಸ್ಮರಿಸುತ್ತ, ತಾತನವರನ್ನು ಅರಿಯಲು ಆಗುತ್ತಿರಲಿಲ್ಲ ಎನ್ನುತ್ತಾರೆ.

ಕೋಳೂರು ಮೂಲೆಮಠದ ರುದ್ರಯ್ಯನವರ ಪತ್ನಿ ಶ್ರೀಮತಿ ಪಾರ್ವತಮ್ಮನವರು ಕಂಡ ತಾತನ ಮಹಿಮೆಯನ್ನು ನೆನಪಿಸಿದ್ದು ಹೀಗೆ. ಶ್ರೀಯುತ ಕೆ.ಎಂ.ರುದ್ರಯ್ಯನವರು, ಮೊದಲ ಪತ್ನಿ ಶ್ರೀಮತಿ ಶಿವರುದ್ರಮ್ಮನವರು ತಾತನವರ ಮೇಲೆ ಅಪಾರವಾದ ಭಕ್ತಿಯನ್ನಿಟ್ಟುಕೊಂಡಿದ್ದ ದಂಪತಿಗಳು. ಪ್ರತಿ ಸೋಮವಾರ ತಪ್ಪದೇ ಸೈಕಲ್ ಮೇಲೆ ಮಠಕ್ಕೆ ಹೋಗುವುದು, ಮಠದ ಅಂಗಳ ಕಸಗುಡಿಸಿ, ಸಾರಣೆ ಹಾಕಿ, ರಂಗೋಲಿಯಿಟ್ಟು, ನಂತರ ಪ್ರಸಾದ ಕೋಣೆಯಲ್ಲಿ ರೊಟ್ಟಿ ಮಾಡಿ ತಾತನವರಿಗೆ ಎಡೆ ಮಾಡಿ, ತಾವು ಊಟ ಮಾಡಿ ಮನೆಗೆ ಮರಳುತ್ತಿದ್ದರಂತೆ. ಮದುವೆಯಾಗಿ ಏಳು ವರ್ಷವಾದರೂ ಮಕ್ಕಳಾಗದೇ ಇದ್ದಾಗ, ಸೇವೆ ಮಾಡುತ್ತಿರುವ ಸಂದರ್ಭದಲ್ಲೇ ಶ್ರೀಮತಿ ಶಿವರುದ್ರಮ್ಮನವರು ಗರ್ಭಿಣಿಯಾಗುತ್ತಾರೆ. ಇದರಿಂದ ತಾತನ ಮೇಲೆ ಮೊದಲಿಗಿಂತಲೂ ಅಪಾರವಾದ ಭಕ್ತಿಯುಂಟಾಗಿ ಹೆಚ್ಚಿನ ಸೇವೆಯಲ್ಲಿ ತೊಡಗುತ್ತಾರೆ.

ಒಂದು ದಿನ ಹೆಂಡತಿ ಶಿವರುದ್ರಮ್ಮ ಗರ್ಭವತಿಯಾದ ಸಂತಸದ ಸುದ್ದಿಯನ್ನು ಶ್ರೀ ರುದ್ರಯ್ಯನವರು ತಾತನಲ್ಲಿ ನಿವೇದಿಸುತ್ತಾರೆ. ಆಗ ತಾತನವರು "ಹೆಣ್ಣಾದರೆ ಮಠಕ್ಕೆ ಬಿಡು, ಗಂಡಾದರೆ ನೀನಿಟ್ಟುಕ ರುದ್ರಯ್ಯ" ಎನ್ನುತ್ತಾರೆ. ತಾತನ ಮಾತುಗಳು ದಂಪತಿಗಳಿಗೆ ಗೊಂದಲಕ್ಕಿಟ್ಟುಕೊಳ್ಳುತ್ತವೆ. ಬಹಳ ದಿನಕ್ಕೆ ಸಂತಾನ ಆಗುತ್ತಿದ್ದು "ಹೆಣ್ಣಾದರೆ ಎಂಗ ಮಠಕ್ಕೆ ಕೊಡೋದು" ಎಂದು ಸಂಶಯ, ಆತಂಕ, ಚಿಂತೆಗೊಳಗಾಗುತ್ತಾರೆ. "ಆಗಲೇಳ ನೋಡೋಣ" ಎಂದು ತಮ್ಮಲ್ಲೇ ಸಮಾಧಾನ ಹೊಂದುತ್ತಾರೆ. ಹೀಗಿರುವಾಗ ಶಿವರುದ್ರಮ್ಮನವರಿಗೆ

ಜ್ವರ ಬರುತ್ತದೆ. ಡಾಕ್ಟರಲ್ಲಿ ತೋರಿಸಲು ನಿರಾಕರಿಸುತ್ತಾರೆ. ಅದು ಪ್ಲೇಗು ಆಗಿ ಗಡ್ಡೆ ಕಾಣಿಸಿಕೊಳ್ಳುತ್ತದೆ. ಜನ ಸಂಪರ್ಕ ತಪ್ಪಿಸಿ ಏಕಾಂತದಲ್ಲಿರುತ್ತಾರೆ. ಸೋಮವಾರ ತಾತನಲ್ಲಿಗೆ ಹೋಗಿ ತೀರ್ಥ ಪ್ರಸಾದ ಕೇಳಲು, ಮಾತನಾಡದೇ ಮೌನವಹಿಸುತ್ತಾನೆ. ಪಕ್ಕದಲ್ಲಿದ್ದ ಭಕ್ತ ಕುಡುತಿನಿ ನಯನಪ್ಪ, ಶಂಕರಗೌಡ್ರು "ತೀರ್ಥ ಪ್ರಸಾದಾಂತ ಕೋಡಪ್ಪ" ಎಂದಾಗ ತಾತನು ತೀರ್ಥ ಪ್ರಸಾದ ಕೊಡುತ್ತಾನೆ. ಅದನ್ನು ಕೊಂಡೊಯ್ದು ಶಿವರುದ್ರಮ್ಮನವರಿಗೆ ಕುಡಿಸುತ್ತಾರೆ. ಯಾವ ಪರಿಣಾಮವಾಗದೆ ಬೆಳಿಗ್ಗೆ ಶಿವರುದ್ರಮ್ಮನವರು ಲಿಂಗೈಕ್ಯರಾಗುತ್ತಾರೆ. ಎಲ್ಲರೂ ದುಃಖ ಸಾಗರದಲ್ಲಿ ಮುಳುಗುತ್ತಾರೆ. ತಾತನಿದ್ದರೂ ಹೀಗಾಯಿತಲ್ಲ ಎಂಬ ಆತಂಕ ಎಲ್ಲರಲ್ಲೂ ಸುಳಿದಾಡುತ್ತದೆ.

ಕೆ.ಎಂ.ರುದ್ರಯ್ಯನವರು ಶ್ರೀಮತಿ ಶಿವರುದ್ರಮ್ಮನವರ ತಂಗಿ ಪಾರ್ವತಮ್ಮನವರನ್ನು ಎರಡನೇ ಮದುವೆ ಮಾಡಿಕೊಳ್ಳುತ್ತಾರೆ. ತಾತನ ಮೇಲಿನ ಶ್ರದ್ಧಾಭಕ್ತಿಯಿಂದ ದೂರವಾಗುತ್ತಾರೆ. ಮಠಕ್ಕೆ ಹೋಗುವುದನ್ನೇ ನಿಲ್ಲಿಸುತ್ತಾರೆ. ಪಾರ್ವತಮ್ಮನವರೊಡನೆ ಸಂಸಾರಿಕ ಜೀವನ ನಡೆಸಿದ ರುದ್ರಯ್ಯನವರಿಗೆ ಮೂರು ಮಕ್ಕಳು ಜನಿಸುತ್ತಾರೆ. ಏಳೆಂಟು ವರ್ಷಗಳೇ ಗತಿಸುತ್ತವೆ. ಆಗ ತಾತನವರು ಮಠದಲ್ಲಿದ್ದ ಕುಡಿತಿನಿ ನಯನಪ್ಪ, ಶಂಕರಗೌಡರ ಬಳಿ ಮಾತನಾಡುತ್ತ: "ರುದ್ರಯ್ಯ ನೊಂದಾನ, ಶಿವನಪ್ಪಣೆಪಾ, ನಾನೇನ ಮಾಡ್ಲಿ ಹೋಗ್ರಿ, ಹೋಗಿ ರುದ್ರಯ್ಯನ ಮಠಕ್ಕೆ ಕರ್ಕಂಡ ಬರ್ರಿ" ಎಂದು ಕಳುಹಿಸುತ್ತಾನೆ. ತಾತನ ಅಪ್ಪಣೆಯಂತೆ ನಯನಪ್ಪ, ಶಂಕರಗೌಡರು ರುದ್ರಯ್ಯನವರನ್ನು ಕರೆದಾಗ, ಜೀಪಿನಲ್ಲಿ ರುದ್ರಯ್ಯನವರು ಮಠಕ್ಕೆ ಹೋಗಿ ತಾತನ

ಮುಂದೆ ನಿಂತರೆ ತಾತ ಸುಮ್ಮನೆ ಮೌನದಿಂದ ರುದ್ರಯ್ಯನವರನ್ನು ನೋಡುತ್ತಾನೆ. ಸ್ವಲ್ಪ ಸಮಯಾನಂತರ ರುದ್ರಯ್ಯನವರು ಮನೆಗೆ ಮರುಳುತ್ತಾರೆ. ಕೆಲದಿನಗಳ ನಂತರ ತಾತನೇ ರುದ್ರಯ್ಯನವರ ಮನೆಗೆ ಬರುತ್ತೀನಿ ಎಂದು ಹೇಳಿ ಕಳುಹಿಸಿ, ಮನೆಗೆ ಹೋಗಿ ಆಶೀರ್ವದಿಸಿ ಬರುತ್ತಾರೆ. ಹೀಗೆ ಪುನಃ ರುದ್ರಯ್ಯನವರಿಗೆ ತಾತನ ಸಂಪರ್ಕ ಬೆಳೆಯುತ್ತದೆ.

ಒಮ್ಮೆ ಶಿವರಾತ್ರಿ ದಿನ ಶ್ರೀ ರುದ್ರಯ್ಯನವರು, ಪತ್ನಿ ಪಾರ್ವತಮ್ಮ ಮಕ್ಕಳೊಂದಿಗೆ ತಾತನ ದರ್ಶನಕ್ಕೆಂದು ಮಠಕ್ಕೆ ಹೋಗಿ ತಾತನ ಎದುರು ಎಲ್ಲರೂ ನಿಂತಾಗ ತಾತನವರು ಮಕ್ಕಳ ಕಡೆ ನೋಡುತ್ತಾ "ಇವರೆಲ್ಲ ಶಿವರುದ್ರಮ್ಮನ ಮಕ್ಕಳು ಅಲ್ಲಲ, ಈಕಿ ಮಕ್ಕಳು" ಎಂದು ರುದ್ರಯ್ಯನವರನ್ನು ಕೇಳುತ್ತಾರೆ. ಸ್ವಲ್ಪ ಸಮಯಾನಂತರ ಎಲ್ಲರೂ ಮನೆಗೆ ಹೊರಟು ನಿಂತಾಗ ತಾತನವರು ರುದ್ರಯ್ಯನವರಿಗೆ "ನೀನು ಮಾತ್ರ ಇಲ್ಲೇ ಇರು, ಎಲ್ಲರೂ ಹೋಗಲಿ" ಎಂದು ಪಾರ್ವತಮ್ಮನವರ ಕಡೆ ಕೈ ತೋರಿಸಿ ರುದ್ರಯ್ಯನವರನ್ನು ಮಠದಲ್ಲಿ ಉಳಿಸಿಕೊಂಡು ಎಲ್ಲರನ್ನು ಮನೆಗೆ ಹೋಗಲು ಅಪ್ಪಣೆ ಮಾಡುತ್ತಾರೆ. ಬಳ್ಳಾರಿಯಲ್ಲಿ ರುದ್ರಯ್ಯನವರ ಉದ್ಯೋಗಿ ಒಡನಾಡಿಯಾಗಿದ್ದ "ಚೋಪ್ರ" ಎಂಬುವವರು ನಿಧನ ಹೊಂದುತ್ತಾರೆ. ಎಲ್ಲರೂ "ಚೋಪ್ರ"ರ ಕಳೆಬರದ ಅಂತಿಮ ದರ್ಶನಕ್ಕೆ ಹೋಗಿ ಬರುತ್ತಾರೆ. ರುದ್ರಯ್ಯನವರು ಬರಲಿಲ್ಲವೆಂಬ ಪ್ರಶ್ನೆ ಹಾಗೇ ಉಳಿಯುತ್ತದೆ. ಮಾರನೇ ದಿನ ಚೋಪ್ರರ ಅಂತ್ಯ ಸಂಸ್ಕಾರವೆಲ್ಲ ಇಲ್ಲಿ ಮುಗಿಯುತ್ತಿದ್ದಂತೆ, ತಾತನವರು ರುದ್ರಯ್ಯನವರನ್ನು ಮನೆಗೆ ಹೋಗೆಂದು ಕಳುಹಿಸುತ್ತಾರೆ.

ರುದ್ರಯ್ಯನವರಿಗೆ ಚೋಪ್ರರ ಸಾವು ನೋವನ್ನುಂಟು ಮಾಡುವುದರ ಜೊತೆಗೆ ಅಂತಿಮವಾಗಿ ಮುಖ ನೊಡಲಿಲ್ಲವಲ್ಲವೆಂದೆನಿಸುತ್ತದೆ.

ಕೆಲದಿನಗಳ ನಂತರ ರುದ್ರಯ್ಯನವರಿಗೆ ಜ್ವರ ಕಾಣಿಸಿಕೊಳ್ಳುತ್ತದೆ. ವಯೋಮಾನಕ್ಕನುಗುಣವಾಗಿ ಶರೀರವು ಅಶಕ್ತವಾಗಿ ಹಾಸಿಗೆ ಹಿಡಿಯುವಂತಾಗುತ್ತದೆ. ಆಗ ಮಹಾವೇವ ತಾತನವರು ಸೋಮವಾರದಂದು ಭಕ್ತರಾದ ಕರಿಯಪ್ಪ, ವಿರುಪಣ್ಣರೊಡನೆ ಶ್ರೀ ರುದಯ್ಯನವರನ್ನು ಮಠಕ್ಕೆ ಕರೆದುಕೊಂಡು ಬರಲು ಕಳುಹಿಸುತ್ತಾರೆ. ಆಗ ರುದಯ್ಯನವರು ಹೋಗಲಾರದೇ ಹಿರಿಯ ಮಗ ಪ್ರಭುಸ್ವಾಮಿ ಜೊತೆ ಮಾಡಿ ಕರಿಯಪ್ಪ, ವಿರುಪಣ್ಣರ ಜೊತೆ ಬರಲಾಗದ ಅವಸ್ಥೆಯನ್ನು ತಾತನವರಿಗೆ ನಿವೇದಿಸಲೆಂದು ತಾತನ ಬಳಿಗೆ ಕಳುಹಿಸುತ್ತಾರೆ. ಮಠಕ್ಕೆ ಹೋದ ಅವರು ಶ್ರೀ ರುದ್ರಯ್ಯನವರು ಬರಲಾಗದ ಸ್ಥಿತಿಯನ್ನು ತಿಳಿಸಿದಾಗ ತಾತನವರು "ಬೇಸಿದ್ದರೆ ಬಾ ಅನ್ನು, ಇಲ್ಲದ್ರು ಅಂಗೇ ಹೋಗನ್ನು" ಎಂದು ಉದ್ಗರಿಸುತ್ತಾರೆ. ಶ್ರೀ ರುದ್ರಯ್ಯನವರು ಮಾರನೇ ಒಂದು ದಿನ ಕಳೆದು ಬುಧವಾರ ಲಿಂಗೈಕ್ಯರಾಗುತ್ತಾರೆ. ತಾತ ಕರೆದಾಗ ಹೋಗಿದ್ದರೇ! ಕಪ್ಪಗಲ್ಲು ಕೋಟೆ ಮರಿಸ್ವಾಮಪ್ಪನವರ ಪತ್ನಿ ಶ್ರೀಮತಿ ವಿಶಾಲಾಕ್ಷಮ್ಮನವರು ತಮ್ಮ ಸ್ಮರಣೆಯಲ್ಲಿ ಕಣ್ಮುಂದೆ ಕಟ್ಟಿದಂತಿದ್ದ ತಾತನವರ ಸಂಪರ್ಕದ ಸಂಗತಿಗಳನ್ನು ಹಂಚಿಕೊಂಡಿದ್ದು ಹೀಗೆ:

ಆಂಧ್ರಪ್ರದೇಶ ಚಿಕ್ಕತುಂಬಳ ಗ್ರಾಮದ ಮಹಾದೇವಪ್ಪನವರ ಮಗಳು ಶ್ರೀಮತಿ ಕೋಟೆ ವಿಶಾಲಾಕ್ಷಮ್ಮನವರು. ತಮ್ಮ ಊರಿನ ಶ್ರೀ ಮಣೇನಾರ ಮಹಾದೇವಪ್ಪನವರ ಮನೆ ಮದುವೆಗೆ

ತಾತನವರು ಸ್ವಇಚ್ಛೆಯಿಂದ ಬಂದಿದ್ದರಂತೆ. ಆಗ ಅದೇ ಊರಿನ ಕನ್ನೆ ಪರಣ್ಣನವರು ತಾತನವರನ್ನು ಶ್ರೀಮತಿ ವಿಶಾಲಾಕ್ಷಮ್ಮನವರ ಮನೆಗೆ ಕರೆತಂದಿದ್ದರಂತೆ. ಅದೇ ಮೊದಲ ಭೇಟಿ. ಇಪ್ಪತ್ತು ವರ್ಷಗಳ ನಂತರ ತಾತನವರು ನಂಜನಗೂಡಿನ ಹತ್ತಿರದ ಸಂಗಮದಲ್ಲಿ ಮಠವನ್ನು ಕಟ್ಟಿಸುತ್ತಿರುವಾಗ ಶ್ರೀಮತಿ ವಿಶಾಲಾಕ್ಷಮ್ಮನವರ ತಂದೆ ಚಿಕ್ಕತುಂಬಳ ಮಹಾದೇವಪ್ಪನವರನ್ನು ಕರೆದುಕೊಂಡು ಬಾ ಎಂದು ಒಬ್ಬರನ್ನು ಕಳುಹಿಸುತ್ತಾರಂತೆ. ಅವರು ಬಂದು ಕಲ್ಲಮಂಗಿ ಮಹಾದೇವಪ್ಪನವರನ್ನು ಕರೆದುಕೊಂಡು ಹೋಗುತ್ತಾರೆ. ಆಗ ತಾತನವರು "ಈ ಮಹಾದೇವಪ್ಪಲ್ಲೋ ಚಿಕ್ಕತುಂಬಳ ಮಹಾದೇವಪ್ಪನ ಕರಕಂಡು ಬಾರೋ" ಎಂದು ಮರಳಿ ಕಳುಹಿಸುತ್ತಾರೆ. ಆಗ ಚಿಕ್ಕತುಂಬಳಕ್ಕೆ ಬಂದು ಮಹಾದೇವಪ್ಪನವರನ್ನು ಸಂಗಮ ಮಠಕ್ಕೆ ಕರೆದೊಯ್ದಾಗ, ತಾತನವರು "ನೀನು ಇಲ್ಲೇ ಇರು, ಏನೂ ಮಾಡಬೇಡ, ಮಠ ಕಟ್ಟಾಕತ್ಯಾರ. ಸುಮ್ನೆ ನೋಡ್ಕಂಡ್ ಇರು" ಎಂದು ಹೇಳುತ್ತಾರಂತೆ. ಮಹಾದೇವಪ್ಪನವರು ಮಠದಲ್ಲಿರಲು ಒಪ್ಪದೇ ಊರಿಗೆ ಮರುಳುತ್ತಾರೆ. ಬಂದ ಕೆಲದಿನಗಳಲ್ಲಿಯೇ ಲಿಂಗೈಕ್ಯರಾಗುತ್ತಾರೆ. ವಿಶಾಲಾಕ್ಷಮ್ಮನವರ ಕೌತುಕಕ್ಕೆ ಕಾರಣ, ತಮ್ಮ ಮನೆಗೆ ತಾತ ಬಂದಿದ್ದು ಒಂದೇ ಸಾರಿ. ಇಪ್ಪತ್ತು ವರ್ಷಗಳ ನಂತರವೂ ತಮ್ಮ ತಂದೆಯವರನ್ನು ನೆನಪಿಟ್ಟುಕೊಂಡು ಅವರನ್ನೇ ಸಂಗಮ ಮಠಕ್ಕೆ ಕರೆಯಿಸಿ, ಮಠದಲ್ಲೇ ಉಳಿ ಎಂದು ಹೇಳಿದ್ದು, ಜೊತೆಗೆ ತಮ್ಮ ತಂದೆ ತಾತನ ಮಾತಿನಂತೆ ಮಠದಲ್ಲಿ ಉಳಿದಿದ್ದರೆ!

ಕನ್ನೆ ಪರಣ್ಣನವರ ಮಗಳು ಮಹಾದೇವಿಗೆ ಮದುವೆಯಾಗಿ ನಾಲ್ಕು ವರ್ಷವಾದರೂ ಸಂತಾನವಾಗಿರಲಿಲ್ಲ. ಪರಣ್ಣನವರು ತಾತನಲ್ಲಿ, ಮಗಳಿಗೆ ಸಂತಾನ ಬೇಡಿದರಂತೆ. ಆಗ ತಾತ "ನನಗೆ ಬಂಗಾರದ ತಟ್ಟೆ, ಬಂಗಾರದ ಲೋಟ, ಬಂಗಾರದ ಚಂಚೆ ಮಾಡ್ಸಿಕೊಡು" ಎಂದು ಬೇಡಿದರಂತೆ. ಗಂಡು ಮಗು ಆಗುತ್ತದೆ. ಧರ್ಮಸ್ಥಳ ಮಂಜುನಾಥನಿಗೂ ಹರಕೆ ಕಟ್ಟಿಕೊಂಡಿದ್ದ ತಾಯಿ ಮಗುವಿಗೆ "ಮಂಜುನಾಥ"ನೆಂದು ನಾಮಕರಣ ಮಾಡಿ ಹರಕೆ ತೀರಿಸಿ, ತಾತನಲ್ಲಿಗೆ ಬಂದು, ಮಕ್ಕಳ ಆಟಿಕೆ ಸಾಮಾನಿನಂತೆ ಚಿಕ್ಕ ತಟ್ಟೆ, ಲೋಟ, ಚಮಚ ತಂದು ಕೈಗೆ ಕೊಡಲು ತಾತ ಅವುಗಳನ್ನು ಕೊಂಡು "ಲೇ ನಾನೇನು ಆಡ ಹುಡುಗೇನಲೇ ಆಟದ ಸಾಮಾನುಗಳನ್ನು ತಂದಂಗ ತಂದಿಯಲ್ಲ" ಎಂದು ಅವುಗಳನ್ನು ಎಸೆಯುತ್ತಾನಂತೆ. ಮಗು ಮಂಜುನಾಥನಿಗೆ ವರ್ಷದೊಳಗೆ ಪೋಲಿಯೋ ಆಗಿ ಕಾಲು ಊನವಾಯಿತಂತೆ.

ಮತ್ತೊಂದು ಅಚ್ಚರಿಯ ಸಂಗತಿಯೆಂದರೆ, 1984ರ ಸುಮಾರಿಗೆ ಶ್ರೀಮತಿ ವಿಶಾಲಾಕ್ಷಮ್ಮನವರ ಅತ್ತೆ ಕಪ್ಪಗಲ್ಲು ಬಸಮ್ಮ, ಚಿಕ್ಕಪ್ಪ ದೊಡ್ಡಬಸಪ್ಪನವರೊಡನೆ ಗಾದಿಗನೂರಿನ ಹತ್ತಿರದ ಕೊಟಗಿನಹಾಳ ವಿರುಪಾಕ್ಷ ತಾತನವರ ಮಠದ ಕಾರ್ತಿಕೋತ್ಸವಕ್ಕೆಂದು ಕಾರಿನಲ್ಲಿ ಹೊರಡುತ್ತಾರೆ. ಮಾರ್ಗಮಧ್ಯದಲ್ಲಿ ತಾತನ ಮಠದ ಒಳಗೆ ಹೋಗಿ ತಾತನ ದರ್ಶನ ಮಾಡಿಕೊಂಡು ಹೋಗೋಣವೆಂದು ವಿಶಾಲಾಕ್ಷಮ್ಮ ಹೇಳುತ್ತಾರೆ. ಅವರ ಚಿಕ್ಕಪ್ಪ "ಈಗ ಬೇಡ ಬರುವಾಗ ಹೋಗೋಣ" ಎಂದು ಮುಂದೆ ಸಾಗುತ್ತಾರೆ. ವಿಶಾಲಾಕ್ಷಮ್ಮನವರಿಗೆ ಸರಿ

ಎನಿಸುವುದಿಲ್ಲ. ಕೊಟಗಿನಹಾಳಿಗೆ ಹೋಗಿ ಮರಳುವಾಗ ಸಂಜೆ 6:30ರ ಸಮಯ ತಾತನ ಮಠದ ಬಳಿ ಇಳಿದು ಒಳಗೆ ಹೋಗುತ್ತಾರೆ. ಇವರು ಬರುವ ಕಡೆ ತಾತನವರು ಬೆನ್ನು ಮಾಡಿ ಮಲಗಿರುತ್ತಾರೆ. ದರ್ಶನ ಮಾಡಲಾಗದೇ ಅಲ್ಲೇ ಕೈಮುಗಿದು ಎಲ್ಲರೂ ಮನೆಗೆ ಮರಳುತ್ತಾರೆ.

ಶ್ರೀಮತಿ ವಿಶಾಲಾಕ್ಷಮ್ಮನವರ ಆತಂಕ ಇನ್ನೂ ಹೆಚ್ಚೇ ಆಗುತ್ತದೆ "ಹೋಗುವಾಗ ತಾತನವರ ದರ್ಶನ ಮಾಡಲಿಲ್ಲ, ಬರುವಾಗ ಬೆನ್ನು ಮಾಡಿ ಮಲಗಿದ್ದರು, ಅದು ಒಳ್ಳೆಯದಲ್ಲವಂತೆ" ಎಂದಲ್ಲೆ ಪೇಚಾಡ ತೊಡಗುತ್ತಾರೆ. ಅತ್ತೆ ಬಸಮ್ಮನವರು ಇದನ್ನು ನೋಡಲಾರದೇ ವಿಶಾಲಾಕ್ಷಮ್ಮನವರನ್ನು ಮಹಾದೇವ ತಾತನವರ ಬಳಿಗೆ ಕರೆದುಕೊಂಡು ಹೋಗುತ್ತಾರೆ. ತಾತನವರ ದರ್ಶನ ಮಾಡಿ ತಮ್ಮ ಮಗನ ವ್ಯವಹಾರ ಮತ್ತು ಸೊಸೆ ವಿಶಾಲಾಕ್ಷಮ್ಮನವರ ಮನಸ್ಸಿನ ದುಗುಡವನ್ನು ವಿವರಿಸಿ "ಎನಾರ ಮಂತ್ರ್ಸಿ ಕೊಡಪ್ಪಾ" ಎಂದು ಕೇಳುತ್ತಾರೆ. ಆಗ ತಾತನವರು ತೆಂಗಿನ ಕಾಯನ್ನು ತರಿಸಿ ಎರಡು ಕೈಬೊಗಸೆಯಲ್ಲಿ ಕಾಯನ್ನು ಹಿಡಿದು ಕಣ್ಣು ಮುಚ್ಚಿ ಇಡೀ ಶರೀರವನ್ನೆಲ್ಲ ಒಮ್ಮೆಲೆ ಕಂಪಿಸುತ್ತ ಸ್ವಲ್ಪ ಸಮಯಾನಂತರ ಕಾಯನ್ನು ಪಕ್ಕದಲ್ಲಿಟ್ಟು ತಮ್ಮ ಬಲಗೈ ತೋರುಬೆರಳಿಂದ ಹಣೆಯ ಮೇಲಿನ ಬೆವರ ಹನಿಗಳನ್ನು ತೆಗೆದು ಝಾಡಿಸಿ ಆ ಕಾಯ ಮೇಲೆ ಒಗೆಯುತ್ತ, ಕಾಯನ್ನು ಕೊಡುತ್ತಾರೆ.

ಕಾಯಿ ಕೊಂಡು ಮನೆಗೆ ಬರುತ್ತಾರೆ. ಕೆಲದಿನಗಳಲ್ಲಿ ಕೋಟೆ ಮರಿಸ್ವಾಮಪ್ಪನವರು ಅನಿರೀಕ್ಷಿತವಾಗಿ ಸಾವನ್ನಪ್ಪುತ್ತಾರೆ. ಈ ಘಟನೆಯನ್ನೆ ತಾತನವರು ನಿಟ್ಟುಸಿರಿಡುತ್ತ ಹಣೆಯ ಬೆವರ ಹನಿಗಳನ್ನು ಕಾಯಿಯ ಮೇಲೆ ಎಸೆಯುವ ಮೂಲಕ ತೋರಿಸಿದರೇನೋ ನಮಗರಿವಾಗಲಿಲ್ಲ ಎಂದೆನ್ನುತ್ತಾರೆ ವಿಶಾಲಾಕ್ಷಮ್ಮನವರು.

ಈಗಿನ ಅಲ್ಲೀಪುರ ಮಠದಲ್ಲಿ ಮಹಾದೇವ ತಾತನವರ ಪ್ರಭಾವದ ಪ್ರತ್ಯಕ್ಷವಾದ ಸಂಗತಿಯೊಂದನ್ನು ನೋಡೋಣ. ಅಂದು ದಿನಾಂಕ 20-11-2011 ಮಹಾದೇವತಾತನವರ ನವೀಕೃತ ಶ್ರೀಮಠ, ಅಡುಗೆಕೋಣೆ, ಆಡಳಿತ ಕಛೇರಿಯ ಲೋಕಾರ್ಪಣಾ ಸಮಾರಂಭದ ದಿನ.

ಸಮಾರಂಭದ ದಿವ್ಯ ಸಾನಿಧ್ಯವನ್ನು ಜಮಖಂಡಿ ಓಲೆಮಠದ ಪ.ಪೂ.ಶ್ರೀಮ.ನಿ.ಪ್ರ.ಡಾ.ಅಭಿನವ ಕುಮಾರಸ್ವಾಮಿಗಳು ವಹಿಸಿದ್ದಾರೆ. ಉದ್ಘಾಟಕರಾಗಿ ಸರ್ವೋಚ್ಚ ನ್ಯಾಯಾಲಯದ ವಿಶ್ರಾಂತ ನ್ಯಾಯಮೂರ್ತಿಗಳಾದ ಶ್ರೀ ಶಿವರಾಜ.ವ.ಪಾಟೀಲರು ಮತ್ತು ಇತರ ಗಣ್ಯರು ಮಂಗಳ ವಾದ್ಯಗಳೊಂದಿಗೆ ಶ್ರೀ ಮಠದ ನೂತನ ಹೊರಪ್ರಾಂಗಣಕ್ಕೆ ಬರುತ್ತಾರೆ. ಲೋಕಾರ್ಪಣೆಗೆಂದು ಹೂಗುಚ್ಛದಂತೆ ಅಡ್ಡಲಾಗಿ ಕಟ್ಟಿದ್ದ ಪಟ್ಟಿ(ರಿಬ್ಬನ್)ಯನ್ನು ಸರಳವಾಗಿ ಬಿಡಿಸಬೇಕು ಆದರೆ ಅದು ಸರಳವಾಗಿ ಬಾರದೇ ಕಗ್ಗಂಟಾಗಿ ಸುಮಾರು ಐದತ್ತು ನಿಮಿಷ ಪ್ರಯತ್ನಿಸಿ ಕೊನೆಗೆ ಕತ್ತರಿಯಿಂದ ಕತ್ತರಿಸಬೇಕಾಯಿತು. ಉಳಿದ ಎಲ್ಲನೂತನ ಕಟ್ಟಡಗಳ ಕೆಂಪು ಪಟ್ಟಿಗಳು ಸರಳವಾಗಿ ಬಿಚ್ಚಿಕೊಂಡವು. ಅತಿಥಿಗಳು ಕಟ್ಟಡ, ನಾಮಫಲಕಗಳನ್ನು

ಅನಾವರಣಗೊಳಿಸಿ ಕಾರ್ಯಕ್ರಮ ವೇದಿಕೆಗೆ ಆಗಮಿಸಿದರು. ಕಾರ್ಯಕ್ರಮವನ್ನು ಪ್ರಾರ್ಥನಾ ಗೀತೆಯೊಂದಿಗೆ ಆರಂಭಿಸಲಾಯಿತು. ಪ್ರಾರ್ಥನಾನಂತರ ಸ್ವಾಗತ ಕೋರಲು ಶ್ರೀ ಸಂಗನಕಲ್ಲು ಹಿಮಂತರಾಜರು ವೇದಿಕೆಗೆ ಬಂದರು. ತಾತನಿಗೆ ನಮಸ್ಕಾರಗಳನ್ನು ಉಚ್ಚರಿಸುತ್ತಿದ್ದಂತೆ ಪ್ರಶಾಂತವಾಗಿದ್ದ ವಾತಾವರಣ ಒಮ್ಮಿಂದೊಮ್ಮೆಲೆ ಸುಳಿಗಾಳಿಯೊಂದು ವೇದಿಕೆಯ ಚಪ್ಪರ (ಪೆಂಡಾಲ್) ದಲ್ಲಿ ಬಂದು ಚಪ್ಪರವನ್ನು ಮಗುಚಿ ಬೀಳಿಸುತ್ತದೆಯೋ ಎಂಬಂತೆ ಮೇಲೆ ಹಾರಿತು. ಕಾರ್ಯಕ್ರಮದಲ್ಲಿ ಕುಳಿತಿದ್ದ ಭಕ್ತರೆಲ್ಲ ಹೌಹಾರಿದರು. ಗಾಳಿಗೆ ಮೇಲೆದ್ದ ಚಪ್ಪರದ ಕಬ್ಬಿಣದ ಕಂಭಗಳನ್ನು ಕೊಡಲೇ ಇಬ್ಬರು ನಂದಿಕೋಲನ್ನು ಹಿಡಿಯುವ ರೀತಿಯಲ್ಲಿ ಹಿಡಿದು ಜೋತುಬಿದ್ದರು. ಆ ಕ್ಷಣವೇ ಆ ಭೀಕರ ವಾತಾವರಣ ಮೊದಲಿನಂತೆ ತಿಳಿಯಾಯಿತು.

ಮೊದಲು ಎಲ್ಲೂ ಇಲ್ಲದ ಗಾಳಿ ಒಮ್ಮಿಂದೊಮ್ಮೆಲೆ ಸುಳಿಗಾಳಿಯಾಗಿ ಬಂದು ಮರೆಯಾದದ್ದು! ತಾತನು ಇರುವಿಕೆಯ, ತಾತನಿಗಾದ ಸಂತೋಷ ಸಂಭ್ರಮದ ನರ್ತನವೆಂದು ಅರಿವಾಗಿ ಹೆಚ್ಚಿನ ಉತ್ಸಾಹದಿಂದ ಕಾರ್ಯಕ್ರಮ ತಾತನವರ ಜೀವನ ಚರಿತ್ರೆ "ಅನುಪಯೋಗಿ ಅಲ್ಲೀಪುರ ತಾತ"ಕೃತಿ ಬಿಡುಗಡೆ, ಅತಿಥಿಗಳ ಅಶಯ ನುಡಿ, ಪೂಜ್ಯರ ಆಶೀರ್ವಾದ ನುಡಿಗಳೊಂದಿಗೆ ಮಂಗಳವಾಯಿತು.

ಶ್ರೀಶೈಲ ಪಂಡಿತಾರಾಧ್ಯ ಪಂಚಾಂಗ ಮತ್ತು ಆಂದ್ರ ಸರ್ಕಾರದ ಶ್ರೀಶೈಲ ಮಲ್ಲಿಕಾರ್ಜುನ ಟ್ರಸ್ಟಿನ ಶ್ರೀಶೈಲ ಭ್ರಮರಾಂಭ ಮಲ್ಲಿಕಾರ್ಜುನ ಪಂಚಾಂಗಗಳ ಕತೃಗಳು, ಜ್ಯೋತಿಷ್ಯ ಶಾಸ್ತ್ರದ ಪ್ರಖಾಂಡ ಪಂಡಿತರು, ಶ್ರೀಶೈಲ ಪೀಠದ ಟ್ರಸ್ಟ ಕಮಿಟಿ

ಸದಸ್ಯರು, ಆಂದ್ರ ಮುಖ್ಯಮಂತ್ರಿಗಳಾದ ದಿ|| ಎನ್.ಟಿ. ರಾಮರಾವು, ಶ್ರೀ.ನಾ.ರಾ.ಚಂದ್ರಬಾಬು ನಾಯ್ಡುರವರ ಅಪ್ತ ಜ್ಯೋತಿಷ್ಯ ಸಲಹೆಗಾರರಾಗಿದ್ದ ಬಳ್ಳಾರಿಯ ಚಿಪ್ಪಗಿರಿ ಶ್ರೀ ಕೆ.ಹೆಚ್.ಎಂ.ಸೊಗಯ್ಯ ಶಾಸ್ತ್ರೀಗಳ ವಿದ್ವತ್ತು, ಪ್ರತಿಭೆ, ಪುರಸ್ಕಾರ, ಗೌರವ, ಮನ್ನಣೆಗಳಿಗೆಲ್ಲ ಶ್ರೀ ಮಹಾದೇವತಾತನವರ ಅನುಗ್ರಹವೇ ಕಾರಣವಂತೆ.

1965ರಲ್ಲಿ ಆಂದ್ರ ಪ್ರದೇಶದ ಆದೋನಿಯ ಕೋಟೆ ವೀರಭದ್ರ ದೇವರ ಗುಡಿಯಲ್ಲಿ ಯಡವಳ್ಳಿ ಈಶ್ವರಪ್ಪನವರು ನೊರೆಂಟು ಮಂಟಪ ಪೂಜೆ ಏರ್ಪಡಿಸಿದ್ದರು. ಹರ, ಗುರು, ಚರಮೂರ್ತಿಗಳ ಪಾದಪೂಜೆಯಲ್ಲಿ ಅಲ್ಲೀಪುರ ಶ್ರೀ ಮಹಾದೇವ ತಾತನವರೇ ಅಗ್ರ ಪೂಜಾ ಮೂರ್ತಿ. ಶ್ರೀ ಕೆ. ಹೆಚ್. ಎಂ. ಸೊಗಯ್ಯ ಶಾಸ್ತ್ರಿಗಳೇ ಪ್ರಧಾನ ಅರ್ಚಕರಾಗಿ ಮಂತ್ರಗಳನ್ನು ಪಠಿಸುತ್ತಾ ರಜತಗಿರಿಯಲ್ಲಿ ಶಿವನು ಕುಳಿತಂತೆ ಜಟಾಜೊಟಧಾರಿಯಾದ ಶ್ರೀ ಮಹಾದೇವ ತಾತನವರು ಕಣ್ಣುಮುಚ್ಚಿ ಪೂಜೆಗೆ ಕುಳಿತಾಗ, ಅವರ ಶಿರ, ಭುಜ, ಅಂಗೈಗಳ ಮೇಲೆಲ್ಲ ಹೂ, ಪತ್ರಿಗಳನ್ನು ಏರಿಸಿ ಉಚ್ಚಕಂಠದಿಂದ ಮಂತ್ರಗಳನ್ನು ಪಠಿಸುತ್ತಿರುವಾಗ ಮೈಯನ್ನೆಲ್ಲ ಪುಳಕಿಸುತ್ತ ಶ್ರೀ ಮಹಾದೇವತಾತನವರು "ಶಾಸ್ತ್ರೀ ..ದೊಡ್ಡ ಶಾಸ್ತ್ರೀ ಆಗ್ತೀ.. ಹೆಸರುವಾಸಿ ಶಾಸ್ತ್ರೀ ಆಗ್ತೀ"ಅಂತ ಮೇಲಿಂದ ಮೇಲೆ ಹೇಳುತ್ತಾ , ತನ್ನ ಮೈ ಮೇಲಿಂದ ಬೀಳುತ್ತಿದ್ದ ಹೂ, ಪತ್ರಿಗಳನ್ನು ಪಾದದ ಬಳಿ ಕುಳಿತು ಪೂಜಿಸುತ್ತಿದ್ದ ಶ್ರೀ ಸೊಗಯ್ಯ ಶಾಸ್ತ್ರಿಗಳ ಮೇಲೆ ಹಾಕುತ್ತಿದ್ದರಂತೆ.

“ಆಂದ್ರದ ಚಿಪ್ಪಗಿರಿ ಗ್ರಾಮದ ಕಡುಬಡುತನ ಕುಟುಂಬದ ಪರೋಪಕಾರಿ, ಸತ್ಯ ನಿಷ್ಠ ದಂಪತಿಗಳಿಗೆ ಜನಿಸಿದೆ. ಹುಟ್ಟಿದ ಮೊರನೇ ದಿನವೇ ತಾಯಿಯನ್ನು ಕಳೆದುಕೊಂಡು ಐದು ವರ್ಷದ ಎಳೆವೆಯಲ್ಲಿ ತಂದೆಯನ್ನು ಅಗಲಿದೆ. ಸೋದರತ್ತೆ ಬಳಿ ಅನಾಥನಾಗಿ ಬೆಳೆದು, ಕಷ್ಟಕಾರ್ಪಣ್ಯಗಳನ್ನು ಅನುಭವಿಸಿದೆ. ತೊಟ್ಟ ಬಟ್ಟೆಯಿಂದ ಊರನ್ನು ಬಿಟ್ಟು, ದಿಕ್ಕು ದೆಶೆಯಿಲ್ಲದೆ ಅಲೆದೆ. ಸ್ವ ಇಚ್ಛೆಯಿಂದ ಅಲ್ಲಲ್ಲಿ ವಿದ್ಯಾರ್ಜನೆ ಮಾಡುತ್ತ ಸಂಸ್ಕೃತ, ಜ್ಯೋತಿಷ್ಯ ಕಲಿತು ಶ್ರೀ ಜಗದ್ಗುರು ವಾಗೀಶ ಪಂಡಿತಾರಾಧ್ಯರ ಪೊಜಾ ಮರಿಯಾಗಿ ತಿರುಗುತ್ತಿದ್ದ ನನ್ನಂತವನು ಆಂದ್ರ ಪ್ರದೇಶದ ವೀರಶೈವ ಸಂಘದ ಅಧ್ಯಕ್ಷನಾಗಿ, ರಾಷ್ಟ್ರದ ಅತಿರಥಮಹಾರಥರ ಭವಿಷ್ಯ ಬರೆದು, ರಾಜಮನ್ನಣೆ ಪಡೆಯುವುದೆಂದರೆ ಸಾಮಾನ್ಯ ಮಾತೆ? ಇದೆಲ್ಲ “ಬೇಡದೇ ಭಾಗ್ಯವನ್ನು ಅನುಗ್ರಹಿಸಿದ ಭಗವಂತ ಶ್ರೀ ಮಹಾದೇವ ತಾತನವರಿಂದ “ಎಂದು ಭಕ್ತಿಯಿಂದ ಸ್ಮರಿಸುತಾರೆ ೯೭ವರ್ಷದ ಚಿಪ್ಪಗಿರಿ ಶ್ರೀಸೊಗಯ್ಯ ಶಾಸ್ತ್ರಿಗಳು.

ಹೀಗೆ ಶ್ರೀ ಮಹಾದೇವ ತಾತನವರು ಜನರ ನಡುವೆ ಜಂಗಮನಾಗಿ ಸುಳಿದರೊ, ಆತನನ್ನು ಯೊರಿಂದಲೂ ಅರಿಯಲಾಗಲಿಲ್ಲ. ಜಗವರಿಯದ ಜಂಗಮನಾಗಿಯೇ ಇಂದು ನಮ್ಮ ನಡುವೆ ಸುಳಿದಾಡುತ್ತಿದ್ದಾನೆ ಸೊಕ್ಷ್ಮ ಶರೀರಿ ಶ್ರೀ ಮಹಾದೇವತಾತ.

ಶಿವ ಭಕ್ತಿ ವಿಕಾಸ

ಸಾಧಾರಣ ಜನರಲ್ಲಿ ಹಾಗೂ ಭಕ್ತರಲ್ಲಿ ಶಿವನಮೇಲೆ ನಂಬಿಕೆಯನ್ನು ಕಲ್ಪಿಸಿ, ಶಿವಭಕ್ತಿಯನ್ನು ಅವರಲ್ಲಿ ವಿಕಾಸಗೊಳಿಸುವದರಲ್ಲಿ ಮಹದೇವತಾತನವರ ಮಾರ್ಗಗಳು ನಿಗೂಢವಾದವು. ತಾತನವರು ಅವರ ಭೌತಿಕ ದೇಹವನ್ನು ಡಿಸೆಂಬರು 31ನೇ ತಾರೀಖು 1987ನೇ ವರ್ಷದಲ್ಲಿ ಬಿಟ್ಟಿದರೂ, ಅವರು ಅಂದಿನಿಂದ ಇಂದಿನವರೆಗೆ ಕಷ್ಟದಲ್ಲಿದ್ದು ಹೃದಯಪೂರ್ವಕ ಪ್ರಾರ್ಥನೆಯಿಂದ ಕರೆಯುವ ಭಕ್ತರ ಕರೆಗೆ ತಕ್ಷಣವೇ ಸ್ಪಂದಿಸುತ್ತಲೇ ಇದ್ದಾರೆ. ಈ ಅಧ್ಯಾಯದಲ್ಲಿ ಸದ್ಗುರು ಮಹದೇವತಾತನವರ ಮುಖಾಂತರ ಶಿವನ ಅನುಗ್ರಹ, ಆಶೀರ್ವಾದಗಳನ್ನು ಪಡೆದುಕೊಂಡಿರುವ ಕೆಲವ್ಯಕ್ತಿಗಳ ಅನುಭವಗಳನ್ನು ಸೇರ್ಪಡೆ ಮಾಡಲಾಗಿದೆ.

ಈ ಅಧ್ಯಾಯ ಸೇರಿಸುವುದಕ್ಕೆ ಮತ್ತು ತಾತನವರ ಜೀವನಚರಿತ್ರೆ ತೆಲುಗು ಮತ್ತು ಆಂಗ್ಲ ಭಾಷೆಗಳಲ್ಲಿ ಅನುವಾದಗೊಂಡು ಪ್ರಕಟವಾಗುವುದಕ್ಕೆ ಸಂಬಂದಿಸಿದ ಯಶಸ್ಸೆಲ್ಲಾ ಶ್ರೀ ಹೊಸೂರು ಈಶ್ವರಗೌಡ, ಹೊಸೂರು ಸುಮಾರಾಣಿ ದಂಪತಿಗಳಿಗೆ ಹಾಗೂ ಅವರ ಪುತ್ರಿಯರಾದ ನಿವೇದಿತಾ ಮತ್ತು ಹರ್ಷಿತ ಅವರಿಗೆ ಸಲ್ಲುತ್ತದೆ. ಈಶ್ವರಗೌಡರು ವೃತ್ತಿರೀತ್ಯಾ ಸಮಾಲೋಚಕ ಸಿವಿಲ್ ಇಂಜನಿಯರು,

ಎಂದರೆ ಕಟ್ಟಡ ನಿರ್ಮಾಣ ಶಿಲ್ಪಿಗಳು. ಆದರೆ ತಾತನವರು ಇವರನ್ನು ಅವರ ಧರ್ಮಕಾರ್ಯದಲ್ಲಿ ಆಧ್ಯಾತ್ಮಿಕ ಭಕ್ತಿ ಭವನ ನಿರ್ಮಾಣ ಶಿಲ್ಪಿಯಾಗಿ ಶಿವಭಕ್ತಿ ವಿಕಾಸದ ಕಾರ್ಯಕ್ಕೆ ಆರಿಸಿಕೊಂಡಿದ್ದಾರೆನಿಸುತ್ತದೆ. ತಾತನವರ ಜೊತೆಗೆ ಈಶ್ವರಗೌಡರ ಭಕ್ತಿಯ ಸಂಬಂಧ ಶುರುವಾಗಿದ್ದು ಅವರ ಹದಿನೇಳನೇಯ ವರ್ಷದಿಂದ, ಎಂದರೆ 1977ನೇ ಸಂವತ್ಸರದಿಂದ. ಇವರು ತಾತನವರ ಆತ್ಮೀಯ ಭಕ್ತರಾದ ಶ್ರೀ ಹೆಚ್. ನಾಗನಗೌಡ, ಮಾಜಿ ಕುರಗೋಡು ವಿಧಾನಸಭಾ ಸದಸ್ಯರ ಮನೆಗೆ ಬಂದಾಗ ಹಾಗೂ ಶ್ರೀ ಮಠಕ್ಕೆ ತಾತನವರ ಪಾದನಮಸ್ಕಾರ ಮಾಡಿಕೊಳ್ಳುವುದಕ್ಕೆ ಹೋಗ್ತಾ ಇದ್ದರು. ಆದರೆ ತಾತನವರು ಎಲ್ಲರಂತೆ ಅವರನ್ನೂ ಎಂದೂ ತಮ್ಮ ಪಾದಗಳನ್ನು ಮುಟ್ಟುವುದಕ್ಕೆ ಅವಕಾಶ ಕೊಡುತ್ತಿರಲಿಲ್ಲ. ತಾತನವರಿಗೆ ಮತ್ತು ಈಶ್ವರಗೌಡನವರಿಗೆ ಮಧ್ಯ ಭೌತಿಕ ಸ್ಪರ್ಶಾತೀತವಾದ ಪ್ರೀತಿಯ ಆತ್ಮಸಂಬಂಧವಿರಬೇಕು ಅನಿಸುತ್ತದೆ. ಆದರೆ ಶ್ರೀಮಠಕ್ಕೆ ತಾತನವರ ದರ್ಶನಕ್ಕಾಗಿ ಬಂದ ಒಬ್ಬ ಭಕ್ತನು ನೀಡಿದ ತಾತನವರ ಜೀವನಚರಿತ್ರೆಯನ್ನು ಕನ್ನಡ ಭಾಷೆಯಿಂದ ತೆಲುಗು ಮತ್ತು ಇಂಗ್ಲೀಷು ಭಾಷೆಗಳಿಗೆ ಅನುವಾದ ಮಾಡಿಸುವ ಸಲಹಿಗೆ ಈಶ್ವರಗೌಡನವರು ತಕ್ಷಣ ಸ್ಪಂದಿಸಿ ಕಾರ್ಯೋನ್ಮುಖರಾಗಿದ್ದು ಪ್ರಶಂಸನೀಯವಾದ ವಿಷಯ. ಹಾಗೆಯೇ ಈ ಅನುವಾದ ಕಾರ್ಯ ಪೂರ್ತಿಯಾಗುವತನಕ ಬೇಕಾದ ಎಲ್ಲಾರೀತಿಯ ಸಲಕರಣೆ, ಸವಲತ್ತುಗಳನ್ನು ಸಹನೆಯಿಂದ ಒದಿಗಿಸಿಕೊಡುವುದರಲ್ಲಿ, ಅವರಿಗೆ ತಾತನವರ ಮೇಲಿರುವ ಅಚಲವಾದ ನಂಬಿಕೆ ಮತ್ತು ವಿಶ್ವಾಸ ಗೊತ್ತಾಗುತ್ತದೆ. ಭಕ್ತರ ಅನುಭವಗಳನ್ನು ಸಂಗ್ರಹಮಾಡುವುದರಲ್ಲಿ ಅತ್ಯಾಸಕ್ತಿಯನ್ನು

ತೋರಿಸುವುದರ ಮುಖಾಂತರ ಪರೋಕ್ಷವಾಗಿ ತಾತನವರ ಕೆಲವರು ಹಳೇ ಭಕ್ತರ ಮಾಸಿಹೋಗುತ್ತಿರುವ ವಿಶ್ವಾಸಗಳನ್ನು ಪುನಃಚೇತನಗೊಳಿಸುವ ಹಾಗೂ ಸಂಶಯಾತ್ಮ ಮನಸ್ಕರ ನಂಬಿಕೆಗಳನ್ನು ನವೀಕರಿಸುವ ಕಾರ್ಯವನ್ನು ಈಶ್ವರಗೌಡರು ನೆರವೇರಿಸಿದರು. ಈ ರೀತಿಯಾಗಿ ತಾತನವರು ಕೆಲ ಭಕ್ತರ ಸೇವೆಯನ್ನು ಗುಪ್ತವಾಗಿ ಬಳಸಿಕೊಳ್ಳುತ್ತಾರೆ.

ಬಳ್ಳಾರಿಯ ಸುಪ್ರಸಿದ್ಧ ನ್ಯಾಯವಾದಿ, ಪ್ರತಿಷ್ಠಿತ ವೀರಶೈವ ವಿದ್ಯಾವರ್ಧಕ ಸಂಘದ ಮಾಜಿ ಆಧ್ಯಕ್ಷರು, ಕರ್ನಾಟಕ ವಿಧಾನ ಪರಿಷತ್ತಿನ ಮಾಜಿ ಸದಸ್ಯರು, ಕರ್ನಾಟಕ ವಿಶ್ವವಿದ್ಯಾಲಯದ ಸೆನೇಟು ಮತ್ತು ಸಿಂಡಿಕೇಟಿನ ಮಾಜಿ ಸದಸ್ಯರು ಹಾಗೂ ಅಖಿಲ ಭಾರತ ವೀರಶೈವ ಮಹಾ ಸಭೆಯ ಕರ್ನಾಟಕರಾಜ್ಯದ ಅಧ್ಯಕ್ಷರು ಆದ ಶ್ರೀ ಎನ್ ತಿಪ್ಪಣ್ಣನವರು ಸದ್ಯ 94 ವರ್ಷಗಳ ವಯಸ್ಸಿನಲ್ಲಿರುವವರು, ಮಹಾದೇವತಾತ ನವರಿಗೆ ಸನ್ನಿಹಿತರಾಗಿದ್ದು, ಅವರ ಜೊತೆಗೆ ಪ್ರೀತಿಪೂರ್ವಕ ಸಂಬಂಧವನ್ನು ಹೊಂದಿದ್ದರು. ಇವರು ತಾತನವರ ಅಸಾಮಾನ್ಯ ದಿವ್ಯಶಕ್ತಿಗೆ ಸಾಕ್ಷೀಭೂತರಾಗಿ ಪ್ರತ್ಯಕ್ಷವಾದ ಅನುಭವವನ್ನು ಪಡೆದರು.

ಬಹಳಷ್ಟು ತಾತನವರ ಸಾಮಾನ್ಯ ಭಕ್ತರು ತಾತನವರ ಮಾತಿನ ಶಕ್ತಿಗೆ, ಸಿಟ್ಟಿಗೆ ಹೆದಿರಿಕೊಂಡು ಅವರ ಹತ್ತಿರಕ್ಕೆ ಹೋಗಲು ಭಯಪಟ್ಟುಕೊಳ್ಳುತ್ತಿದ್ದರು. ಆದರೆ ಶ್ರೀ ತಿಪ್ಪಣ್ಣನವರು ಮಾತ್ರ ವಾತ್ಸಲ್ಯಭರಿತವಾದ ಸಲಿಗೆಯಿಂದ ತಾತನವರ ಜೊತೆಗೆ ಇರುತ್ತಿದ್ದರು. ಅವರು ಹೇಳ್ತಾರೆ: "ತಾತನವರ ಹತ್ತಿರ ನನಗೆ ಯಾವ

ಥರದ ಭಯವೂ ಇರುತ್ತಿರಲಿಲ್ಲ. ನನ್ನ ಸ್ವಂತ ತಾತನವರ ಥರಾ ಅವರದೊಂದಿಗೆ ಮಾತನಾಡುತ್ತಿದ್ದೆ." ಅವರ ಕಕ್ಷಿಗಾರರು ಮತ್ತು ಪರಿಚಿತರು ಕೆಲವರು ತಮ್ಮನ್ನು ತಾತನವರ ಹತ್ತಿರಕ್ಕೆ ಕರ್ಕೊಂಡುಹೋಗಿರೆಂದು ಇವರನ್ನು ಕೇಳುತ್ತಿದ್ದರಂತೆ. ಇವರು ಸಾಯಂಕಾಲ ಕೋರ್ಟು ಕೆಲಸ ಮುಗಿದಮೇಲೆ, 4.00 ಘಂಟೆಗೆ ಅವರನ್ನು ತಾತನವರ ಹತ್ತಿರಕ್ಕೆ ಕರೆದುಕೊಂಡು ಹೋಗುತ್ತಿದ್ದರಂತೆ. ಹಾಗೆ ಕರೆದುಕೊಂಡುಹೋದವರನ್ನು ನೋಡಿ, ಅವರಲ್ಲಿ ಯಾರಾದರೂ ಸರಿಯಾದ ನಡತೆ ಇಲ್ಲದವರಿದ್ದರೆ, ಅವರನ್ನು ತಕ್ಷಣ ತಾತನವರು ಹಿಂದಕ್ಕೆ ಕಳುಹಿಸುತ್ತಿದ್ದರಂತೆ. ತಾತನವರ ಸ್ವಭಾವದ ಬಗ್ಗೆ ತಿಪ್ಪಣ್ಣನವರು ಹೀಗೆ ಹೇಳ್ತಾರೆ: "ತಾತನವರು ಬೆಂಕಿಯಂತವರು. ಯಾರಿಗಾದರೂ ಶಾಪವನ್ನು ಕೊಟ್ಟರೆಂದರೆ, ಆ ವ್ಯಕ್ತಿ ಪೂರ್ತಿ ಹಾಳಾಗುತ್ತಿದ್ದರು. ಸಾಮಾನ್ಯವಾಗಿ ಅವರು ಯಾರಿಗೂ ಶಾಪ ಕೊಡುತ್ತಿದ್ದಿಲ್ಲ."

ಒಂದುಸಲ ತಿಪ್ಪಣ್ಣನವರು ಸಂಡೂರು ಪಟ್ಟಣದಿಂದ ಬಂದಿದ್ದ ಒಬ್ಬ ವ್ಯಕ್ತಿಯನ್ನು ತಾತನವರ ಹತ್ತಿರಕ್ಕೆ ಕರ್ಕೊಂಡುಹೋದರಂತೆ. ಆ ವ್ಯಕ್ತಿ ಮಠದೊಳಗೆ ಕಾಲಿಡಲು ಹೊರಟಾಗ, ತಾತನವರು ಅವನಿಗೆ, "ಒಳಗೆ ಬರಬೇಡ. ಹೊರಗೇ ಇರು" ಎಂದೆನ್ನುತ್ತಾ, ತಿಪ್ಪಣ್ಣನವರೊಂದಿಗೆ, "ಆ ದುಷ್ಟನನ್ನು ಯಾಕೆ ಕರ್ಕೊಂಡು ಬಂದೀಯಾ?" ಎಂದರಂತೆ. ಸ್ವಲ್ಪ ಸಮಯದ ನಂತರ ಅವನನ್ನು ಹಿಂದಕ್ಕೆ ಮರಳಿ ಹೋಗೆಂದರಂತೆ. ಆ ವ್ಯಕ್ತಿ ಸಂಡೂರು ಮುಟ್ಟುವುದರೊಳಗೆ ಪಾರ್ಶ್ವವಾಯು ರೋಗಕ್ಕೆ ತುತ್ತಾಗಿ ಆ

ಖಾಯಿಲೆಯಿಂದಲೇ ಜೀವನಪರ್ಯಂತ ನರಳಿದನಂತೆ. ಆನಂತರ ತಿಪ್ಪಣ್ಣನವರು ಆ ವ್ಯಕ್ತಿಯನ್ನು "ತಾತನವರು ಮನ್ನಿಸಲಾರದಷ್ಟು ತಪ್ಪು ಏನು ಮಾಡಿದಿಯಾ?" ಎಂದು ಕೇಳಿದರೆ, ಆತ, "ನಾನು ಬಹಳ ದೊಡ್ಡ ಅನ್ಯಾಯದ ಕೆಲಸವನ್ನು ಮಾಡಿದ್ದೆ." ಎಂದು ಪಶ್ಚಾತ್ತಾಪದ ಭಾವನೆಯನ್ನು ವ್ಯಕ್ತಪಡಿಸಿದನಂತೆ.

ತಿಪ್ಪಣ್ಣನವರು ತಾತನವರು ಬಗೆಹರಿಸಿದ ಕೆಲವು ವಿವಾದ, ವ್ಯಾಜ್ಯಗಳ ಬಗ್ಗೆ ತಿಳಿಸಿದ್ದಾರೆ. ಗಂಡ ಹೆಂಡಂದಿರ ನಡುವಿನ ಕಚ್ಚಾಟಗಳು, ತಂದೆ ಮತ್ತು ಮಕ್ಕಳ ಮಧ್ಯೆ ನಡೆಯುವ ಜಗಳಗಳು ಎಲ್ಲವನ್ನೂ ತಾತನವರೇ ಬಗೆಹರಿಸುತ್ತಿದ್ದರಂತೆ. ಆದರೆ ಕೆಲವುಸಲ ತಿಪ್ಪಣ್ಣನವರನ್ನು ಕರೆಸಿ, "ತಿಪ್ಪಣ್ಣಾ, ಈ ಕೇಸನ್ನು ನಿನ್ನ ಕೋರ್ಟಿನಲ್ಲಿ ಹಾಕಲಾ? ನನ್ನ ಕೋರ್ಟಿನಲ್ಲಿ ಹಾಕ್ಕೋಎಂತೀಯಾ? ನಿನ್ನ ಕೋರ್ಟೇ ಬೇರೇ, ನನ್ನ ಕೋರ್ಟೇ ಬೇರೇ" ಎಂದೆನ್ನುತ್ತಿದ್ದರಂತೆ. ತಾತನವರು ತಮ್ಮ ಕೋರ್ಟಿನಲ್ಲಿ ಎರಡೂ ಪಕ್ಷದವರನ್ನು ರಾಜಿಮಾಡಿಸಿ ಮನೆಗೆ ಕಳುಹಿಸುತ್ತಿದ್ದರಂತೆ. ಒಂದು ಸಲ ಒಂದು ಕೇಸಿನಲ್ಲಿ ಗಂಡ ಎರಡನೆಯ ಮದುವೆ ಮಾಡಿಕೊಂಡು, ಮೊದಲನೇ ಹೆಂಡ್ತಿಯನ್ನು ಬಿಟ್ಟುಬಿಟ್ಟು, ಆಕೆಯ ಆಸ್ತಿಯನ್ನು ಅನುಭವಿಸುತ್ತಿದ್ದನಂತೆ. ಆಸ್ತಿಯ ವಿಷಯವಾಗಿ ಮೊದಲನೇ ಹೆಂಡ್ತಿಯಕಡೆಯವರು ಕೇಳಿದಾಗ, ಅವನು ತಾತನ ಹತ್ತಿರಕ್ಕೆ ಹೋಗ್ತಾನೆ. ತಾತನವರು ತಿಪ್ಪಣ್ಣನವರನ್ನು ಕರೆಯಿಸಿ, ಇವನಿಗೆ ಅನ್ಯಾಯವಾಗಿದೆ. ಈ ಕೇಸನ್ನು ನಿನ್ನ ಕೋರ್ಟುನಲ್ಲಿ ಹಾಕು ಎಂದಾಗ, ತಿಪ್ಪಣ್ಣನವರು ಕೇಸಿನಲ್ಲಿ ಬಲವಿಲ್ಲ ಅವನು ಎರಡನೇ ಮದುವೆ ಮಾಡಿಕೊಂಡಿದ್ದಾನೆ ಎಂದರೆ, ತಾತನವರು ಕೇಳದೇ

ಕೇಸನ್ನು ಕೋರ್ಟಿನಲ್ಲಿ ಹಾಕಿಸಿದರಂತೆ. ಕೇಸು ವಿಚಾರಣೆಗೆ ಬಂದಾಗ, ತಿಪ್ಪಣ್ಣನವರು, ತಾತನವರ ಮೇಲಿರುವ ಧೃಢ ನಂಬಿಕೆಯಿಂದ ಕೇಸನ್ನು ನ್ಯಾಯಮೂರ್ತಿಗಳಿಗೆ ವಿವರಿಸುತ್ತಾರೆ. ಆದರೆ ಕೇಸಿನಲ್ಲಿ ಸೋಲುತ್ತಾರೆ. ಅಷ್ಟೇ ಅಲ್ಲದೇ ಸ್ನೇಹಿತರೆಲ್ಲರೂ "ಬುದ್ದಿಲ್ಲದೇ ಇಂಥಾ ಕೇಸನ್ನು ತಗೊಂಡಿದ್ದಯಾ ನಿನ್ನ ಹೆಸರನ್ನು ಕೆಡಿಸಿಕೊಳ್ಳಲಿಕ್ಕೆ?" ಎಂದು ಬುದ್ಧಿವಾದ ಹೇಳಿದರಂತೆ. ಆದರೆ ತದನಂತರ ಒಂದು ವಾರದಲ್ಲಿ, ಆ ಕಕ್ಷಿಗಾರನ ಮೊದಲನೇ ಹೆಂಡ್ತಿ ಒಂದು ಮಗುವನ್ನು ಪ್ರಸವಿಸಿ ಸತ್ತುಹೋದಳಂತೆ. ಆಗ ಆಕೆಯ ಬಂಧುಗಳು ಗಂಡನ ಹತ್ತಿರ ಬಂದು, "ನೀವೇ ಈ ಮಗುವಿನ ಜವಾಬ್ದಾರಿ ತಗೋಬೇಕು" ಎಂದು ಮಗುವಿನ ಜೊತೆಗೆ ಆಸ್ತಿಯನ್ನು ಕೂಡ ಕೊಟ್ಟು ಹೋದರಂತೆ. ಆಗ ತಾತನವರು, "ನೋಡು ತಿಪ್ಪಣ್ಣಾ, ಈ ಕೇಸು ನಿನ್ನ ಕೋರ್ಟಿನಲ್ಲಿ ಸೋತುಹೋಯಿತು ನನ್ನ ಕೋರ್ಟಿನಲ್ಲಿ ಗೆದ್ದಿತು" ಎಂದು ತಮಾಷೆ ಮಾಡಿದರಂತೆ.

ಮಹದೇವತಾತನವರು ತಿಪ್ಪಣ್ಣನವರೊಂದಿಗೆ ಆಗಾಗ್ಗೆ ತಮಾಷೆಯಾಗಿ ಮಾತನಾಡುತ್ತಿದ್ದರಂತೆ. ತಿಪ್ಪಣ್ಣನವರ ಮತ್ತು ಅವರ ಆರ್ಥಿಕಸ್ಥಿತಿ ಬಗ್ಗೆ ಹೀಗೆ ತಮಾಷೆಮಾಡುವವರಂತೆ. "ತಿಪ್ಪಣ್ಣನ ಜೇಬು ಎಂದೂ ತುಂಬುವುದಿಲ್ಲ. ಹಾಗೇ ನನ್ನ ಜೋಳಿಗೆ ಎಂದೂ ತುಂಬುವುದಿಲ್ಲ. ಆದರೆ ಆತನ ಜೇಬು ಎಂದೂ ಖಾಲಿಯಾಗುವುದಿಲ್ಲ. ನನ್ನ ಜೋಲಿಗೆ ಕೂಡ ಖಾಲಿ ಆಗುವುದಿಲ್ಲ" ಎಂದು. "ತಾತನವರು ಅಂದಹಾಗೆ ನನ್ನ ಜೇಬು ಎಂದೂ ಖಾಲಿ ಆಗುತ್ತಿರಲಿಲ್ಲ. ಇಂದಿಗೂ ತಿಂಗಳ, ತಿಂಗಳ ಬರುವ ಪಿಂಚಣಿಯಿಂದ ನನ್ನ ಜೇಬು ಖಾಲಿ ಆಗದೇ ಇದೆ." ಎಂದರು ತಿಪ್ಪಣ್ಣನವರು.

ಮಹದೇವತಾತನವರ ಕೀರ್ತಿಯ ವಿಸ್ತಾರದ ಬಗ್ಗೆ ಹೇಳುತ್ತಾ ತಿಪ್ಪಣ್ಣನವರು ಅವರ ಅನುಭವವನ್ನು ಹೀಗೆ ನೆನಪಿಸಿಕೊಂಡಿದ್ದರು. ಬಳ್ಳಾರಿಯ ಗಾಂಧಿನಗರದಲ್ಲಿರುವ ಅಲ್ಲಂ ಸುಮಂಗಳಮ್ಮ ಮಹಿಳಾ ಮಹಾ ವಿದ್ಯಾಲಯದ ಪ್ರಾರಂಭೋತ್ಸವ ಸಭೆಯಲ್ಲಿ ತಾತನವರು ವೇದಿಕೆಮೇಲೆ ಕುಳಿತಿರುವಾಗ, ಶ್ರೀ ಎಸ್. ನಿಜಲಿಂಗಪ್ಪ ಮತ್ತು ಶ್ರೀ ವೀರೇಂದ್ರಪಾಟಿಲುನವರು, ಕರ್ನಾಟಕ ರಾಜ್ಯದ ಮುಖ್ಯಮಂತ್ರಿಗಳಾಗಿದ್ದವರು, ವೇದಿಕಮೇಲೆ ಬಂದಕೂಡಲೇ ಸಭಾಜನರೆಲ್ಲರೂ ಆನಂದೋತ್ಸಾಹಗಳನ್ನು ವ್ಯಕ್ತಮಾಡಿದ್ದರಂತೆ. ನಂತರ ತಿಪ್ಪಣ್ಣನವರು ಅವರನ್ನು "ತಾತನವರು ನಿಮಗೆ ಹೇಗೆ ಗೊತ್ತು" ಎಂದು ಕೇಳಿದರೆ, "ತಾತನವರನ್ನು ತಿಳಿಯದವರ್ಯಾರಿದ್ದಾರೆ, ಅವರು ಎಲ್ಲರಿಗೂ ಗೊತ್ತಿದ್ದವರೇ" ಎಂದು ಹೇಳಿದರಂತೆ.

ತಿಪ್ಪಣ್ಣನವರು ತಮ್ಮ ಆರೋಗ್ಯಕರವಾದ ದೀರ್ಘಜೀವನಕ್ಕೆ ಸಂಬಂಧಿಸಿದ ರಹಸ್ಯವನ್ನು ತಿಳಿಸುತ್ತಾ: "ಒಂದು ಸಲ ನಾನು ಮತ್ತು ಶ್ರೀ ಶ್ಯಾಮನೂರು ಶಿವಶಂಕರಪ್ಪ (ಕೇಂದ್ರ ಸಚಿವರು, ದಾವಣಗೆರೆ) ತಾತನವರನ್ನು ದರ್ಶನಮಾಡಿಕೊಳ್ಳುವುದಕ್ಕೆ ಮೈಸೂರಿನ ಹತ್ತಿರ ಇರುವ ಸಂಗಮ ಕ್ಷೇತ್ರಕ್ಕೆ ಹೋಗಿದ್ದೇವೆ. ಅವೊತ್ತು ತಾತನವರು ಎರಡು ರಾಗಿ ಮುದ್ದೆಗಳನ್ನು ಮಾಡಿಸಿ, ಒಂದು ನನಗೆ ತಿನ್ನಲಿಕ್ಕೆ ಕೊಟ್ಟಿದ್ದಾರೆ. ಅಂದು ನಾನು ತಿಂದ ಆ ಮುದ್ದೆ ನನ್ನನ್ನು ಇಷ್ಟುವರ್ಷ ಆರೋಗ್ಯವಂತನನ್ನಾಗಿಟ್ಟಿದೆ. ಎಂದ ಹೇಳಿದ ವಿಷಯ ತಿಪ್ಪಣ್ಣನವರಿಗೆ ತಾತನವರ ಮೇಲಿರುವ ಗಾಢ ನಂಬಿಕೆಗೆ ಒಂದು ಉದಾಹರಣೆ.

ಕೊನೆಯದಾಗಿ ತಿಪ್ಪಣ್ಣನವರು ತಮ್ಮ ಮೇಲೆ ಆಗಿರುವ ತಾತನವರ ಪ್ರಭಾವದ ಬಗ್ಗೆ ಸವಿನಯವಾಗಿ ಮತ್ತು ಸೂಕ್ಷ್ಮವಾಗಿ ಹೇಳುತ್ತಾ: "ತಾತನವರಿಗೆ ಎಲ್ಲರೂ ಒಂದೇ. ಈ ದಿವಸ ನಾನೇನಾದರೂ ಆಗಿದ್ದೇನೆ ಎಂದರೆ, ಅದೆಲ್ಲವೂ ತಾತ ನಂಥವರ ಅನುಗ್ರಹ ಮತ್ತು ಆಶೀರ್ವಾದಗಳಿಂದಲೇ" ಎಂದು ಆನಂದದಿಂದ ತಮ್ಮ ಸ್ವಾನುಭವವನ್ನು ವ್ಯಕ್ತಪಡಿಸಿದ್ದಾರೆ.

ಮಹದೇವತಾತನವರು ಭಕ್ತರನ್ನು ಅನುಗ್ರಹಿಸುವ ಮತ್ತು ಆಶೀರ್ವಾದ ಮಾಡುವ ಪದ್ದತಿ ಒಂದೇ ರೀತಿಯಾಗಿರುವುದಿಲ್ಲ. ಪ್ರತಿ ಒಬ್ಬ ಭಕ್ತನ ವಿಷಯದಲ್ಲಿ ವಿಭಿನ್ನವಾಗಿ ಹಾಗೂ ಅದ್ವಿತೀಯವಾಗಿ ಇರುತ್ತಿತ್ತು. ಆ ಪದ್ಧತಿಗಳು ಕೆಲವು ಸಲ ಪ್ರೀತಿಪೂರ್ವಕವಾಗಿ, ಕೆಲವುಸಲ ಉದಾಸೀನವಾಗಿ, ಇನ್ನೂ ಕೆಲವುಸಲ ಭೌತಿಕವಾಗಿ, ಸೂಚನಪ್ರಾಯವಾಗಿ ಹಾಗೂ ಆಧ್ಯಾತ್ಮಿಕವಾಗಿ ಇರುತ್ತಿದ್ದವು. ತೂರ್ಪು ಎಲ್ಲಪ್ಪ ಎಂಬ ಒಬ್ಬ ಭಕ್ತನನ್ನು ತಾತನವರು ಭೌತಿಕವಾಗಿ ದುಃಖಪೂರ್ವಕವಾದ ಆಶೀರ್ವಾದ ಮಾಡಿದ್ದಾರಂತೆ. ಎಲ್ಲಪ್ಪನವರು ಅವರ 14ನೇ ವರ್ಷದ ವಯಸ್ಸಿನಲ್ಲಿ, ಒಂದು ದಿನ ತಾತನವರ ಮಠದೊಳಗೆ ಪ್ರವೇಶಿಸುತ್ತಾರೆ. ಒಳಗೆ ಹೋಗುವಾಗ ಹತ್ತಿರದಲ್ಲೇ ಕುಬೇರಗೌಡ, ಆಂಜನಿ ಮತ್ತು ಶಂಕರಗೌಡನವರು ಕುಳಿತಿರುತ್ತಾರೆ. ತಾತನವರು ದನಕಾಯುವ ಕಟ್ಟಿಗೆಯಿಂದ ಎಲ್ಲಪ್ಪನನ್ನು ಹೊಡೆಯುತ್ತಾರೆ. ತಾತನವರು ತನ್ನನ್ನು ಯಾಕೆ ಹೊಡೆದಿದ್ದಾರೆ ಎಂಬ ವಿಷಯ ತಿಳಿಯದ ಹುಡುಗ ಎಲ್ಲಪ್ಪ ತಡೆದುಕೊಳ್ಳಲಾಗದೇ ದುಃಖದಿಂದ ಅಳುವುದಕ್ಕೆ ಆರಂಭಮಾಡ್ತಾನೆ. ಆಗ ಶಂಕರಗೌಡರು ಆ

ಹುಡುಗನಿಗೆ ಸಮಾಧಾನ ಹೇಳುತ್ತಾ: "ಅಳಬೇಡ. ತಾತನವರು ನಿನಗೆ ಒಳ್ಳೆಯದಾಗಲೆಂದೇ ಹೊಡೆದಿರುತ್ತಾರೆ. ನಮ್ಮನ್ನು ಹೊಡಿಯಿರಿ ಎಂದು ಬೇಡಿಕೊಂಡರೂ ಹೊಡೆಯುವುದಿಲ್ಲ. ಸಂತೋಷಪಡು. ನಿನಗೇನಾದರೂ ಒಳ್ಳೆಯದಾಗುತ್ತದೆ." ಎನ್ನುತ್ತಾರೆ.

ತಾತನವರು ಎಲ್ಲಪ್ಪನನ್ನು ಅಂದು ದೈಹಿಕವಾಗಿ ಹೊಡುಯುವುದರಿಂದ, ಅಂದಿನಿಂದ ಇಂದಿನವರಗೂ, ಜೀವನದುದ್ದಕ್ಕೂ, ತಾತನವರ ಆಶಿರ್ವಾದದ ಫಲಗಳನ್ನು ಅನುಭವಿಸುತ್ತಾ ಇದ್ದೇನೆ ಎಂದು 66 ವರ್ಷದ ಎಲ್ಲಪ್ಪ ಆನಂದದಿಂದ ಹೇಳುತ್ತಾನೆ. ಎಲ್ಲಪ್ಪನವರು ಎಂದೂ ಶಾಲೆಯ ಮುಖ ನೋಡಿದವರಲ್ಲ. ಸಂಪೂರ್ಣವಾಗಿ ಅವಿದ್ಯಾವಂತ. ಅಂತಹ ವ್ಯಕ್ತಿಯ ಜೀವನ ತಾತನವರ ಮಠದ ಹತ್ತಿರಿರುವ ದಾರದ ಕಾರ್ಖಾನೆಯಲ್ಲಿ ಸಣ್ಣ ಉದ್ಯೋಗದಿಂದ ಆರಂಭವಾಗಿ ಕೊನೆಗೆ ಪ್ರತಿಷ್ಟಾತ್ಮಕವಾದ ಬಳ್ಳಾರಿ ಮಹಾ ನಗರದ ಉಪ ಮೇಯರು ಆಗುವತನಕ ಹಂತ ಹಂತವಾಗಿ ಬೆಳೆಯುತ್ತದೆ. ಮೂರು ಮಕ್ಕಳೊಂದಿಗೆ ಅವರ ಆರ್ಥಿಕ ಸ್ಥಿತಿ ಕೂಡ ಹೆಮ್ಮೆ ಪಡುವಂತಹ ಮಟ್ಟವನ್ನು ಮುಟ್ಟುತ್ತದೆ. ಅವರ ಸಹೋದರರು ಕೂಡ ತೃಪ್ತಿಕರವಾದ ಸ್ಥಿತಿಯಲ್ಲಿರುತ್ತಾರೆ. ಇದೆಲ್ಲದಕ್ಕೂ ಕಾರಣ ತಾತನವರ ಆಶೀರ್ವಾದವೇ ಎನ್ನುತ್ತಾ ಪ್ರತಿ ವರ್ಷ ತಾತನವರ ಜಾತ್ರೆ ಉತ್ಸವದಲ್ಲಿ ಕ್ರಿಯಾಶೀಲನಾಗಿ ಭಾಗವಹಿಸುತ್ತಿದ್ದೇನೆ ಎಂದು ಆನಂದದಿಂದ ಎಲ್ಲಪ್ಪನವರು ತಮ್ಮ ಅನುಭವಗಳನ್ನು ಹಂಚಿಕೊಂಡಿದ್ದಾರೆ.

ಇಷ್ಟೇಅಲ್ಲದೇ ತಾತನವರೊಂದಿಗೆ ಅವರ ಅನುಭವಗಳನ್ನು ಸ್ಮರಿಸಿಕೊಳ್ಳುತ್ತಾ ಎಲ್ಲಪ್ಪನವರು ಹೀಗೆ ಹೇಳುತ್ತಾರೆ. ತಾತನವರ ಮಾತುಗಳು ಬಹಳ ಶಕ್ತಿವಂತವಾದವು. ಅವರ ಬಾಯಿಂದ ಯಥಾವತ್ತಾಗಿ ಯಾವ ಮಾತುಗಳು ಬರ್ತಾವೋ, ಅವು ಅಕ್ಷರಶಃ ಜರಿಗಿರುತ್ತವೆ. ಒಂದುಸಲ ಅಲ್ಲೀಪುರದ ಹನುಮಂತಪ್ಪ, ತಾತನವರಿಗೆ ಒಂದು ಕಾರು ಕೊಡಿಸುತ್ತೇನೆಂದು ಹೇಳುತ್ತಾನೆ. ಕೆಲವು ದಿವಸಗಳ ನಂತರ ಹನುಮಂತಪ್ಪನವರ ಅಣ್ಣನ ಮಗನ ಮದುವೆಗೆ ತಾತನವರು ಹೋದಾಗ, ಹನುಮಂತಪ್ಪನನ್ನು ತಾತನವರು, "ಕಾರು ಎಲ್ಲಿ?" ಎಂದು ಕೇಳುತ್ತಾರೆ. ಹನುಮಂತಪ್ಪನವರು ಮದುವೆ ಕೆಲಸಗಳು ಮುಗಿದ ಮೇಲೆ ತರುತ್ತೇನೆ ಎನ್ನುತ್ತಾರೆ. ಅದಕ್ಕೆ ತಾತನವರು ತಕ್ಷಣ, "ನೀನು ಕೊಟ್ಟ ಮಾತು ತಪ್ಪಿದಿ. ಹಾಳಾಗಿ ಹೋಗ್ತೀಯಾ. ಹೋಗು" ಎಂದೆನ್ನುತ್ತಾರೆ. ಅದೇ ವಿಧವಾಗಿ ತದನಂತರ ಹನುಮಂತಪ್ಪನವರ ಜೀವನ ಅಧೋಮುಖವಾಗಿ ನಡಿಯುತ್ತದೆ. ಇಲ್ಲಿ ನಾವು ಅರ್ಥಮಾಡಿಕೊಳ್ಳಬೇಕಾದ ವಿಷಯ ಏನೆಂದರೆ ತಾತನವರು ಕಾರಿನಮೇಲೆವ್ಯಾಮೋಹದಿಂದ ಹಾಗೆ ಹೇಳಿಲ್ಲ. ಕಾರು ಕೇಳುವುದರ ಮುಖಾಂತರ ಹನುಮಂತಪ್ಪನನ್ನು ಮುಂದೆ ಬರಲಿರುವ ಅಧೋಗತಿಯಿಂದ ಕಾಪಾಡಬೇಕೆಂಬುವುದೇ ಅವರ ಉದ್ದೇಶ್ಯವಾಗಿರಬೇಕು. ಆದರೆ ಹನುಮಂತಪ್ಪನವರು ಅಜಾಗರೂಕತೆಯಿಂದ ಸಮಯಪಾಲನೆ ಸರಿಯಾಗಿ ಮಾಡದೇ ಇರುವುದರಿಂದ, ತಾತನವರು ಅವರನ್ನು ಕಾಪಾಡಲಿಕ್ಕೆ ಸಾಧ್ಯವಾಗುವುದಿಲ್ಲ. ಇಂತಹ ವಿಷಯಗಳು ಸರಿಯಾಗಿ ಅರ್ಥಮಾಡಿಕೊಳ್ಳಲಾಗದೆ ಕೆಲ ಭಕ್ತರು ತಾತನವರ ಮಾತುಗಳಿಗೆ

ಭಯಪಟ್ಟುಕೊಂಡು ಅವರನ್ನು ಭೇಟಿಯಾಗಲಿಕ್ಕೆ ಹೆದರುತ್ತಾರೆ. ಶಿವನ ಜಗನ್ನಾಟಕದ ಮರ್ಮವನ್ನು ಅರ್ಥಮಾಡಿಕೊಳ್ಳುವುದು ಅಷ್ಟು ಸುಲಭವಾದ ವಿಷಯವಲ್ಲವಲ್ಲಾ!

ತಾತನವರು ತಮ್ಮನ್ನು ನಂಬಿದ ಭಕ್ತರ ಒಳಿತು ಕೆಡಕುಗಳಿಗೆ ಸಂಬಂಧಿಸಿ ಎಂತಹ ಶ್ರದ್ಧೆಯನ್ನು ತೋರಿಸುತ್ತಾರೆಂಬುವುದಕ್ಕೆ ಶ್ರೀಮತಿ ಕಮಲಮ್ಮ ಮತ್ತು ಹರಗಿನಡೋಣಿ ಹಂಪನಗೌಡ ದಂಪತಿಗಳ ಜೀವನವೇ ಒಂದು ಉದಾಹರಣೆ. ಹಂಪನಗೌಡರು ಚಿಕ್ಕಂದಿನಿಂದಲೂ ಅವರ ಗ್ರಾಮದಿಂದ ತಾಯಮ್ಮ ಮತ್ತು ಪಾರ್ವತಮ್ಮ ಎಂಬುವ ಇಬ್ಬರು ತಾನವರ ಭಕ್ತರ ಜೊತೆಗೆ ಅಲ್ಲೀಪುರದ ಮಠಕ್ಕೆ ಬರುತ್ತಿದ್ದರು. ಅಲ್ಲಿನ ಸೇವಾ ಕಾರ್ಯಕ್ರಮಗಳಲ್ಲಿ ಭಾಗವಹಿಸುತ್ತಿದ್ದರು. ಕಮಲಮ್ಮನವರದು ಕುರುವಳ್ಳಿ ಗ್ರಾಮ. ಅವರ ಕುಟುಂಬ ಬಳ್ಳಾರಿಗೆ ಬಂದು ತಾತನವರ ಮಠಕ್ಕೆ ಹತ್ತಿರದಲ್ಲೇ ಎದುರಿಗೆ ವಾಸಮಾಡುತ್ತಿದ್ದರು. ಹಂಪನಗೌಡರು 1972 ರಲ್ಲಿ ಧಾರವಾಡನಲ್ಲಿ ಬಿ. ಎಸ್ಸಿ. ಪದವಿಯ ಕೊನೆಯ ವರ್ಷದಲ್ಲಿ ಇದ್ದಾಗ, ತಾತನವರು ಅಲ್ಲಿಯ ಮಠಕ್ಕೆ ಹಂಪನಗೌಡರನ್ನು ಕರೆಯಿಸಿ, ಕಮಲಮ್ಮನವರನ್ನು ತೋರಿಸಿ, "ಕಮಲಮ್ಮ ಒಳ್ಳೆಯ ಹುಡಿಗಿ. ಮದುವೆ ಮಾಡಿಕೋ" ಎಂದು ಹೇಳ್ತಾರೆ. ಆನಂತರ ಹಂಪನಗೌಡರು ಮದುವೆಯ ವಿಷಯವನ್ನು ಮನೆಯಲ್ಲಿ ಹೇಳಿದರೆ, ಅವರು ಆ ಮದುವೆ ಪ್ರಸ್ತಾವನಗೆ ಒಪ್ಪಿಕೊಳ್ಳದೇ, ಅದೇ ವಿಷಯವನ್ನು ತಾತನವರಿಗೆ ತಿಳಿಸೆಂದು ಹೇಳುತ್ತಾರೆ. ಹಂಪನಗೌಡರು ಮಠಕ್ಕೆ ಹೋಗಿ ವಿಷಯವನ್ನು ತಿಳಿಸಿದಾಗ ತಾತನವರು, "ನನ್ನ ಮಠದಲ್ಲಿ

ಕಾಲಿಡಬೇಡ. ಹೋಗು" ಎಂದೆನ್ನುತ್ತಾರಂತೆ. ಹಂಪನಗೌಡನವರು "ನಾನು ಮದುವೆ ಮಾಡಿಕೊಳ್ತೀನಿ" ಎಂದು ಒಪ್ಪಿಕೊಂಡಿದಾಗ, "ನಾಳೆ ಬೆಳಿಗ್ಗೆ ಎಂಟು ಗಂಟೆಗೆ ತಾಳಿಕಟ್ಟು" ಎಂದು ತಾತನವರು ಹೇಳ್ತಾರೆ. ಹಂಪನಗೌಡರು ಅದೇರೀತಿ ಮರುದಿನ ಬೆಳಿಗ್ಗೆ ಮದುವೆ ಮಾಡಿಕೊಳ್ಳುತ್ತಾರೆ. ಆನಂತರ ಅವರಿಗೆ ಏಳು ವರ್ಷಕ್ಕೆ ಒಂದು ಗಂಡು ಮಗುವಾಗುತ್ತದೆ. ಆ ಮಗುವಿಗೆ ಮಹದೇವ ಎಂದು ನಾಮಕರಣ ಮಾಡುತ್ತಾರೆ. ಕಮಲಮ್ಮನವರಿಗೆ ತಾತನವರ ಮೇಲಿರುವ ಭಕ್ತಿ ಎಂಥಾದ್ದು ಎಂದರೆ ಎಪ್ಪತ್ತು ವರ್ಷಗಳ ವಯಸ್ಸಿನಲ್ಲಿ ಕೂಡ ಎಂತಹ ಅನಾರೋಗ್ಯವಾದರೂ ಅವರು ಔಷಧಿಗಳನ್ನು ತಗೊಳ್ಳುವುದಿಲ್ಲ. ತಾತನವರ ಮಠದಲ್ಲಿನ ಅನ್ನ, ಸಾರು ಮಾತ್ರವೇ ಅವರಿಗೆ ದಿವ್ಯ ಔಷಧ.

ಶ್ರೀ ಜಾನೆಕುಂಟೆ ನೇಪಾಕ್ಷಪ್ಪನವರು ತಾತನವರ ಕೃಪಾಶೀರ್ವಾದಗಳನ್ನು ಅನುಭವಿಸಿದ ಭಕ್ತರಲ್ಲಿ ಒಬ್ಬರು. ಇವರು ಹತ್ತನೇ ತರಗತಿ ಓದಿದನಂತರ ಅವರ ಗ್ರಾಮದಲ್ಲೇ ಬೇಸಾಯದ ಕೆಲಸಗಳನ್ನು ಮಾಡಿಕೊಳ್ಳುತ್ತಾ, ಒಂದುಸಲ ಬಳ್ಳಾರಿಗೆ ಬರುತ್ತಾರೆ. ಆಗ ತಾತನವರು ಇವರನ್ನು ನೋಡಿ, "ಲೇ, ಕಳ್ಳಾ, ಮನೆಯಲ್ಲಿ ಎಲ್ಲರೂ ಕೆಲಸ ಮಾಡ್ತಿದ್ದರೆ, ನೀನು ಇಲ್ಲಿಗೆ ಬಂದೀಯಾ? ಮೊದಲು ಊರಿಗೆ ಹೋಗಿ ಕೆಲಸಮಾಡುವುದಕ್ಕೆ ಶುರುಮಾಡು" ಎಂದು ತುಂಟಾಟದ ಕೆಲಸಗಳು ಮಾಡುವ ತರುಣ ಪ್ರಾಯದಲ್ಲಿರುವ ಹುಡುಗನನ್ನು ಕರ್ಮಮಾರ್ಗದ ಕಡೆ ಮರಳಿಸುತ್ತಾರೆ. ಹಾಗೆ ತದನಂತರ 1977 ನೇ ಸಂವತ್ಸರದಲ್ಲಿ, ಜೆ. ಎಸ್. ಬಸವರಾಜು ಅವರ

ಮನೆಗೆ ಮದುವೆ ಆಶೀರ್ವಾದ ನೀಡಲಿಕ್ಕೆ ಬಂದಾಗ, ತಾತನವರು ನೇಪಾಕ್ಷಪ್ಪನವರನ್ನು ನೋಡಿ, "ಬಾ, ಬಾ, ಚೆನ್ನಾಗಿ ವೃದ್ಧಿಯೊಳಗೆ ಬರ್ತೀಯ. ಹೋಗು" ಎಂದು ಆಶೀರ್ವಾದ ಮಾಡ್ತಾರೆ.

ತಾನವರು ಮಹಾಸಮಾಧಿ ಹೊಂದಿದನಂತರ, ಶ್ರೀಮಠದ ಅಭಿವೃದ್ಧಿಯ ಕೆಲಸಗಳ ವಿಷಯದಲ್ಲಿ, ನೇಪಾಕ್ಷಪ್ಪನವರಿಗೆ ತಾತನವರ ದೇಶ, ಕಾಲಾತೀತವಾದ ಮಾರ್ಗದರ್ಶನ ಲಭ್ಯವಾಗುತ್ತದೆ. ಆ ವಿಷಯದ ಬಗ್ಗೆ ಅವರು ತಮ್ಮ ಮಧುರಾನುಭೂತಿಯನ್ನು ಹೀಗೆ ಹಂಚಿಕೊಳ್ಳುತ್ತಾರೆ: "1995 ಡಿಸೆಂಬರು ತಿಂಗಳಲ್ಲಿ ತಾತನವರ ಶ್ರೀಮಠವನ್ನು ನವೀಕರಿಸುವ ಕಾರ್ಯಕ್ರಮದಲ್ಲಿ ನೇಪಾಳ ದೇಶದಿಂದ ಸಾಲಿಗ್ರಾಮವನ್ನು ತಂದು, ಪ್ರತಿಷ್ಠಾಪನೆ ಮಾಡಬೇಕೆನ್ನುವ ನಿರ್ಧಾರ ಮಾಡಲಾಗುತ್ತದೆ. ಈ ವಿಷಯದಲ್ಲಿ ಬಳ್ಳಾರಿಯಲ್ಲಿರುವ ಜೈನ ಮಂದಿರದ ಪೂಜಾರಿ ಒಬ್ಬರು ಅವರ ಮಗಳು, ಅಳಿಯ ನೇಪಾಳದಲ್ಲಿ ಸಂಗಮದ ಹತ್ತಿರ ಇದ್ದಾರೆಂದು, ಅವರು ಇವರಿಗೆ ಒಳ್ಳೆಯ ಸಾಲಿಗ್ರಾಮವನ್ನು ಕೊಡಿಸುವುದರಲ್ಲಿ ಸಹಾಯ ಮಾಡಬಲ್ಲರೆಂದು ಹೇಳಿದರೆ, ಅವರ ವಿಳಾಸವನ್ನು ತಗೊಂಡು, ನಾನು, ಜಾನೆಕುಂಟೆ ಸೀರ್ಪಿ ವಿರುಪಾಕ್ಷಪ್ಪ, ಸಂಗನಕಲ್ಲು ಹಿಮಂತರಾಜು ಮತ್ತು ಮಾವಿನಹಳ್ಳಿ ವೀರೇಶ್ ಅವರ ಜೊತೆಗೆ ಹೊರಟು, ವಿಜಯವಾಡ ಮೂಲಕ ಕಾಶಿಗೆ ಹೋಗಿ, ಅಲ್ಲಿ ವಿಶ್ವೇಶ್ವರಸ್ವಾಮಿ ದರ್ಶನಮಾಡಿಕೊಂಡು, ರೈಲಿನಲ್ಲಿ ಗೋರಖಪುರ ಸೇರಿಕೊಂಡಿದ್ದೇವೆ. ಅಲ್ಲಿಂದ ಸಂಗಮಕ್ಕೆ ಹೋಗುವುದಕ್ಕೆ ಬಸ್ಸು ಇಲ್ಲದಿರುವುದರಿಂದ, ಒಂದು ಸರಕುಗಳು ಸಾಗಿಸುವ ವ್ಯಾನಿನಲ್ಲಿ ಹೋಗಿದ್ದೇವೆ. ಅಲ್ಲಿ ನಾವು

ತಗೆದುಕೊಂಡುಹೋಗಿರುವವರ ವಿಳಾಸವನ್ನು ಹುಡುಕುತ್ತಿದ್ದಾಗ, ಒಬ್ಬ ಹುಡುಗ ನಮ್ಮ ಸಹಾಯಕ್ಕೆ ಬಂದು ಅವರ ಮನೆಗೆ ಕರೆದುಕೊಂಡು ಹೋದ. ಆದರೆ ಅವರ ಮನೆಯಲ್ಲಿ ವಯಸ್ಸಾದ ಮಹಿಳೆಯೊಬ್ಬರು ಮಾತನಾಡಿಸಿ, ತನ್ನ ಮಗ ಮತ್ತು ಸೊಸೆ ಕಣ ಮಾಡುವ ಕೆಲಸಕ್ಕಾಗಿ ಹೊಲಕ್ಕೆ ಹೋಗಿದ್ದಾರೆಂದು, ಮೂರು ದಿವಸ ಮನೆಗೆ ಬರುವುದಿಲ್ಲವೆಂದು ಹೇಳಿದ ವಿಷಯ ನಮ್ಮನ್ನು ನಿರಾಶೆಕ್ಕೀಡುಮಾಡಿತು. ಆದರೆ ನಾವು ಬೇರೇಯವರನ್ನು ವಿಚಾರಿಸಿದಾಗ, ಅವರು ಸಾಲಿಗ್ರಾಮಗಳು ಕಠ್ಮಂಡುನಲ್ಲಿ ಪಶುಪತಿನಾಥಸ್ವಾಮಿ ಗುಡಿ ಹತ್ತಿರದಲ್ಲಿರುವ ಅಂಗಡಿಗಳಲ್ಲಿ ಸಿಗುತ್ತವೆಂದು ಹೇಳಿದರು. ಆದರೆ ತಾತನವರ ಅನುಗ್ರಹದಿಂದ, ಅಲ್ಲಿಗೆ ಹತ್ತಿರದಲ್ಲೇ ಪಿ. ಹೆಚ್. ಡಿ. ಪದವಿಗೂಸ್ಕರ ಪರಿಶೋಧನೆ ಮಾಡುತ್ತಿದ್ದ, ಮಹೇಶ್ವರಿ ಕುಲಗುರುವಾದ, ಒಬ್ಬ ವಿದೇಶೀ ಋಷಿಯ ಹತ್ರ ಶ್ರೇಷ್ಟವಾದ ಸಾಲಿಗ್ರಾಮ ಸಿಗುತ್ತದೆಂದು ಗೊತ್ತಾಗಿದೆ. ಆನಂತರ ಅವರನ್ನು ಭೇಟಿಯಾಗಿ ಕೇಳಿದರೆ, ಅವರು ನಮ್ಮನ್ನು ನೋಡಿ ನಮ್ಮ ಹತ್ತಿರ ಸಾಲಿಗ್ರಾಮ ಸದ್ವಿನಿಯೋಗವಾಗುವುದಿಲ್ಲ ಎಂದುಕೊಂಡು, ನಮಗೆ ಸಾಲಿಗ್ರಾಮ ಕೊಡುವುದಿಲ್ಲ ಎಂದರು. ಆದರೆ ನಾವು ಮಹದೇವ ತಾತನವರ ಭಾವಚಿತ್ರವನ್ನು ತೋರಿಸಿದಮೇಲೆ, ಅವರು ಒಪ್ಪಿಕೊಂಡು, ಮರುದಿನ ಬೆಳಿಗ್ಗೆ ನದಿ ಸ್ನಾನಮಾಡಿ ಮಡಿ ಬಟ್ಟೆಗಳಲ್ಲಿ ಬಂದು ತಗೊಂಡು ಹೋಗಿ ಎಂದರು. ನಾವು ಮರುದಿನ ಬೆಳ್ಳಂಬೆಳ್ಳಿಗ್ಗೆ, ರಕ್ತ ಹೆಪ್ಪುಗಟ್ಟುವಂತಹ ಛಳಿಯಲ್ಲಿ, ಗಂಡಕೀನದಿದಲ್ಲಿ ಸ್ನಾನಮಾಡಿ, ಆ ಋಷಿಗಳ ಹತ್ತಿರ ಹೋಗಿ ಸಾಲಿಗ್ರಾಮವನ್ನು ತೆಗೆದುಕೊಂಡೆವು.

ನಂತರ ನಾವು ಪಶುಪತಿನಾಥಸ್ವಾಮಿ ದರ್ಶನಕ್ಕಾಗಿ ಕಠ್ಮಂಡುಗೆ ಹೋಗಿದ್ದೇವೆ. ಅಲ್ಲಿ ಗುಡಿಯ ಪ್ರಧಾನ ಪೂಜಾರಿ ಕನ್ನಡದವರಾಗಿರುವುದರಿಂದ, ನಾವು ಕನ್ನಡದಲ್ಲಿ ಮಾತನಾಡುವುದು ಕೇಳಿ, ನಮ್ಮನ್ನು ಮಾತನಾಡಿಸುವುದಲ್ಲದೇ, ನಮ್ಮನ್ನು ದೇವಸ್ಥಾನದ ಒಳಗೆ ಕರೆದುಕೊಂಡು ಹೋಗಿ, ನಮಗಾಗಿ ವಿಶೇಷ ಪೂಜೆಗಳನ್ನು ಮಾಡಿಸುವುದರ ಮುಖಾಂತರ ನಮಗೆ ಒಳ್ಳೆಯ ಆತಿಥ್ಯ ಮರ್ಯಾದೆಗಳನ್ನು ಮಾಡಿದ್ದಾರೆ. ಇಷ್ಟೆಲ್ಲಕ್ಕೂ ಕಾರಣ ಮಹದೇವತಾತನವರ ಅನುಗ್ರಹವೇ. ಆ ಸಾಲಿಗ್ರಾಮವನ್ನು ಬಳ್ಳಾರಿ ಶ್ರೀಮಠದಲ್ಲಿ ಪ್ರತಿಷ್ಠಾಪಿಸಿದ ದಿನದಿಂದ, ಇಂದಿನವರೆಗೆ, ಮಠದ ಅಭಿವೃದ್ಧಿ ಮೂರು ಹೂವು, ಆರು ಕಾಯಿ ಎನ್ನುವಂತೆ ನಡೆಯುತ್ತಾ ಇದೆ.

ಇತ್ತೀಚಿನ ದಿನಗಳಲ್ಲಿ ತಾತನವರ ಅನುಗ್ರಹಕ್ಕೆ ಒಳಗಾದವರು ಬೆಂಗಳೂರಿನ ಚಲನಚಿತ್ರ ನಿರ್ದೇಶಕರಾದ ಬಿ.ಎ.ಪುರುಷೋತ್ತಮ ಓಂಕಾರ್ ಎನ್ನುವವರು. ಇವರು ಆಧ್ಯಾತ್ಮಿಕ ಯೋಗಿಗಳಿಗೆ ಸಂಬಂಧಿಸಿ ಇಪ್ಪತ್ತರ ಮೇಲೆ ಚಲನಚಿತ್ರಗಳಿಗೆ ದರ್ಶಕತ್ವವನ್ನು ನೀಡಿದ್ದಾರೆ. ಇವರು ಬಳ್ಳಾರಿ ಹತ್ತಿರದಲ್ಲಿರುವ ಚೆಳ್ಳಗುರ್ಕಿ ಶ್ರೀ ಎರ್ರಿತಾತ ಶಿವಯೋಗಿಗಳ ಬಗ್ಗೆ ಫೆಬ್ರವರಿ ಮತ್ತು ಮಾರ್ಚಿ 2021 ರಲ್ಲಿ ಚಿತ್ರದರ್ಶನ ಮಾಡುತ್ತಿರುವಾಗ, ಅಲ್ಲೀಪುರ ಮಹದೇವತಾತನವರ ಬಗ್ಗೆ ತಿಳಿದುಕೊಂಡು, ಅವರ ಬಗ್ಗೆ ಕೂಡ ಒಂದು ಚಿತ್ರ ನಿರ್ಮಾಣಮಾಡಬೇಕೆಂದು ನಿರ್ಧರಿಸಿಕೊಂಡು, ಅದಕ್ಕೆ ಬೇಕಾದ ಸಂಭಾಷಣೆಗಳನ್ನು ತಯಾರಿಮಾಡಿಕೊಳ್ಳುತ್ತಿರುವಾಗ, ಅವರು ಕರೋನಾ ವ್ಯಾಧಿಗೆ ತುತ್ತಾಗುತ್ತಾರೆ. ಆ ವ್ಯಾಧಿ ತೀವ್ರಸ್ಥಿತಿಗೆ

ಮುಟ್ಟಿದಾಗ ಅವರು ತಾತನವರೊಂದಿಗೆ "ತಾತಾ, ನಿನ್ನ ಚಿತ್ರ ನಿರ್ಮಾಣದ ಸಂಭಾಷಣೆಗಳನ್ನು ಬರೆಯುತ್ತಾ ಇದ್ದೇನೆ. ನನ್ನನ್ನು ಬದುಕಿಸುವುದು, ಇಲ್ಲದಿರುವುದು ನಿಮ್ಮಿಷ್ಟ" ಎಂದರಂತೆ. ಅವರು ಹೀಗೆಂದುಕೊಂಡ ದಿವಸ ರಾತ್ರಿ, ತಾತನವರು ಅವರಿಗೆ ಕನಸಿನಲ್ಲಿ ಕಾಣಿಸಿಕೊಂಡು "ನಿನಗೆ ಯಾವರೋಗ ಬರುವುದಿಲ್ಲ ಹೋಗು" ಎಂದರಂತೆ. ಅವರಿಗೆ ರಾತ್ರಿ 2 ಗಂಟೆಗೆ ಎಚ್ಚರೆಯಾಗಿ, ಓಂಕಾರವನ್ನು ಜಪಿಸಬೇಕೆನಿಸಿತ್ತಂತೆ.

ಹಾಗೇ ಓಂಕಾರವನ್ನು ಜಪಿಸುತ್ತಿರುವಾಗ ಅವರಿಗೆ ಮನಸ್ಸಿನಲ್ಲಿ "ಯೋಗಿಯ ಕಂಡೆ. ಶಿವಯೋಗಿಯ ಕಂಡೆ" ಎಂಬುವ ಹಾಡು ಮೂಡಿಬಂದಿತೆಂದು, ಅವರ ಮಧುರಾನುಭೂತಿಯನ್ನು ಆನಂದದಿಂದ ವ್ಯಕ್ತಪಡಿಸಿದ್ದಾರೆ.

ನವಲೀಲಾ ನೆಲೆಗಳು

ನಾನು ಆರಂಭವಮಾಡುವೆನಯ್ಯಾ ಗುರುಪೂಜೆಗೆಂದು,
ನಾನು ಬೆವಹಾರವ ಮಾಡುವೆನಯ್ಯಾ ಲಿಂಗಾರ್ಚನೆಗೆಂದು,
ನಾನು ಪರಸೇವೆಯ ಮಾಡುವೆನಯ್ಯಾ ಜಂಗಮ
ದಾಸೋಹಕ್ಕೆಂದು,
ನಾನಾವಕರ್ಮಂಗಳ ಮಾಡಿದರೆಯೂ
ಆಕರ್ಮಫಲವಭೋಗವ ನೀ ಕೂಡುವೆ ಏಂಬುದ
ನಾನು ಬಲ್ಲೆನು. ನೀ ಕೊಟ್ಟದ್ರವ್ಯವ ನಿಮಗಲ್ಲದೆ
ಮತ್ತೊಂದ ಕ್ರಿಯೆ ಮಾಡೆನು, ನಿರ್ಮ ಸೊಮ್ಮಿಂಗೆ
ಸಲಿಸುವೆನು, ನ್ಮಿಮಾಣೆ ಕೂಡಲಸಂಗಮದೇವಾ.

ಅಲ್ಲೀಪುರದ ಮಹಾದೇವ ತಾತನವರ ಸಂಕಲ್ಪದ ಸಿರಿ, ನಾಡಿನ ಒಂಭತ್ತು ಸ್ಥಳಗಳಲ್ಲಿ ನೆಲೆ ನಿಂತಿದೆ. ನವಗ್ರಹಗಳಂತೆ, ನವರತ್ನಗಳಂತೆ, ಮಿಗಿಲಾದ ನವವಿಧ ಭಕ್ತಿಯ ಸ್ವರೂಪವೆಂಬಂತೆ ಒಂಬತ್ತು ಮಠಗಳು ಕಂಗೊಳಿಸುತ್ತಿವೆ. ಆಂಧ್ರನಾಡಿನ ನಗರೂರು ಮಠದಿಂದ ಮೈಸೂರು ನಾಡಿನ ಸಂಗಮ ಮಠದವರೆಗೆ ತಾತನವರು

ಒಂಬತ್ತು ಸ್ಥಳಗಳನ್ನು ಆಯ್ಕೆ ಮಾಡಿಕೊಂಡಿರುವುದರ ಹಿನ್ನೆಲೆ ತಾತನಿಗಲ್ಲದೇ ಮತ್ತಾರಿಗೂ ತಿಳಿಯದು.

ತಾತನು ಆಂಧ್ರನಾಡಿನಿಂದ ಬಳ್ಳಾರಿಯ ಕಡೆಗೆ ರೈಲಿನಲ್ಲಿ ಪ್ರಯಾಣಿಸುತ್ತಿರುವಾಗ ಮಾರ್ಗ ಮಧ್ಯದಲ್ಲಿ ರೈಲು ನಿಲ್ಲುತ್ತದೆ. ಕಿಟಕಿಯಿಂದ ಹೊರನೋಡಿದ ತಾತನು "ನಗರೂರು" ಎನ್ನುವ ಊರಿನ ಹೆಸರನ್ನು ಕಂಡು ಭಾವಪರವಶರಾಗಿ "ನಗುರೋರಧಿಕಂ" ಎನ್ನುತ್ತ ರೈಲಿನಿಂದ ಇಳಿದು ಊರಿನ ಕಡೆ ನಡೆದುಕೊಂಡು ಹೋಗುತ್ತಾನೆ. ಅಪರಿಚಿತವಾದ ಊರಲ್ಲಿಊರಹೊರಗೆ ಕುಳಿತಾಗ, ಊರವರು ತಾತನಿಗೆ ಊರ ಹೊರಗಿನ ನರಸಾರೆಡ್ಡಿ ಎಂಬ ವ್ಯಕ್ತಿಯ ಹೊಲದ ಬಳಿ ಸ್ಥಳ ಕಲ್ಪಿಸಿಕೊಡುತ್ತಾರೆ.

ತಾತನು ಅಲ್ಲಿಯೇ ಸ್ನಾನ ಪೂಜಾದಿಗಳನ್ನು ತೀರಿಸಿ, ಪ್ರಸಾದ ಸಿದ್ಧಗೊಳಿಕೊಂಡು ಸೇವಿಸುತ್ತ ಅಲ್ಲಿಯೇ ಕಾಲ ಕಳೆಯುತ್ತಾನೆ.

ಕಾಲಕ್ರಮೇಣ ತಾತನ ಮಹಿಮೆಯನ್ನುಅರಿತ ಜನ ತಾತನಿಗೆ ನರಸಾರೆಡ್ಡಿಯ ತೋಟದಲ್ಲಿಯೇ ಸುರಕ್ಷಿತ ನೆಲೆಯನ್ನು ಕಲ್ಪಿಸುತ್ತಾರೆ. ತಾತನು ಇಲ್ಲಿ ಸ್ವತಃ ಬಾವಿಯನ್ನು ತೋಡಿ, ಬಾವಿಯ ಮಧ್ಯ ಅಂತರದಲ್ಲಿ ಹಾಸುಬಂಡೆಯ ಮೇಲೆ ಲಿಂಗವನ್ನು ಸ್ಥಾಪಿಸಿ ಅದನ್ನು ಪೂಜಿಸುವಂತೆ ಅಪ್ಪಣೆ ಕೊಟ್ಟಿರುತ್ತಾರೆ. ಅನ್ನಪೂರ್ಣೇಶ್ವರಿ, ಶಿವಲಿಂಗ, ಜಟಂಗಿ ರಾಮೇಶ್ವರ, ಲಿಂಗಧಾರಿ ಆಂಜನೇಯನ ಮೂರ್ತಿಗಳನ್ನು ಪ್ರತಿಷ್ಠಾಪನೆ ಮಾಡಿರುತ್ತಾರೆ. ಆಂಧ್ರಪ್ರದೇಶದ ಕರ್ನೂಲ ಜಿಲ್ಲೆಯ ಆಲೂರು ತಾಲೂಕಿನಲ್ಲಿ ಈ ಮಠವು ರಾರಾಜಿಸುತ್ತಿದೆ.

ಬಳ್ಳಾರಿಗೆ ಭಾಗ್ಯನಿಧಿ ಬಂದಂತೆ ಬಂದ ತಾತನು, ಬಳ್ಳಾರಿ ಅಲ್ಲೀಪುರಗಳ ಮಧ್ಯದ ಹೊರವಲಯವನ್ನು ತನ್ನ ನಿವಾಸ ಸ್ಥಾನವನ್ನಾಗಿ ಆಯ್ಕೆ ಮಾಡಿಕೊಳ್ಳುತ್ತಾನೆ. ಭವ್ಯಮಠವನ್ನು ಕಟ್ಟಿಸಿ ಭಕ್ತರ ಬಾಯಾರಿಕೆ ನೀಗಿಸಲು ಬಾವಿಯನ್ನು ತೋಡಿಸುತ್ತಾನೆ. ಮೈಸೂರಿನ ಖ್ಯಾತ ಶಿಲ್ಪಿ ಸಿದ್ಧಲಿಂಗರಿಂದ ವಿಘ್ನೇಶ್ವರ ಮೂರ್ತಿಯನ್ನು ಕೆತ್ತಿಸಿ ತಂದು ಪ್ರತಿಷ್ಠಾಪನೆಗೆ ಅಣಿಗೊಳಿಸುತ್ತಾನೆ. ಅಮೃತೇಶ್ವರ ಲಿಂಗವನ್ನು, ನಂದಿ, ವೀರಭದ್ರ ಮತ್ತು ಭದ್ರಕಾಳಿ ಮೂರ್ತಿಗಳನ್ನು ಪ್ರತಿಷ್ಠಾಪನೆಗಾಗಿ ಕೆತ್ತಿಸುತ್ತಾನೆ. ಸಂಸ್ಕೃತ ಪಾಠಶಾಲೆಯನ್ನು ಸ್ಥಾಪಿಸಿದ ತಾತನು ಅಲ್ಲೀಪುರದ ಈ ಮಠವನ್ನು ಜ್ಞಾನರಂಬಾಪುರಿ ಶಿವಕ್ಷೇತ್ರವೆಂದು, ಸುವರ್ಣಘಾಟ್ ಎಂದು ನಾಮಕರಣ ಮಾಡಿರುತ್ತಾನೆ.

ಬಳ್ಳಾರಿ ಜಿಲ್ಲೆಯ ಹಗರಿಬೊಮ್ಮನಹಳ್ಳಿ ತಾಲೂಕಿನ ಹಂಪಸಾಗರದಲ್ಲಿ ಮಠವನ್ನು ನಿರ್ಮಿಸಿದ ತಾತನು ಪಂಚಲೋಹದ ಲಿಂಗವನ್ನು ಸ್ಥಾಪಿಸಿದ್ದಾನೆ. ಬಾವಿಯನ್ನು ತೆಗೆಸಿದ್ದಾನೆ. ಬಾವಿಯ ಮಧ್ಯದ ಅಂತರದಲ್ಲಿ ಜ್ಯೋ ತಿರ್ಲಿಂಗವನ್ನು ಸ್ಥಾಪಿಸಬೇಕೆಂಬ ಇಚ್ಛೆಯನ್ನು ತಾತನು ಪೂರೈಸಲಿಲ್ಲವೆಂದು ಭಕ್ತರು ನುಡಿಯುತ್ತಾರೆ. ಈ ಮಠಕ್ಕೆ ತಾತನು ಉಖೀಮಠವೆಂದು ಕರೆದಿರುತ್ತಾರೆ. (ಉಷಾಮಠ).

ಊರೆಂದ ಮೇಲೆ ಹೆಸರಿರಲೇ ಬೇಕು. ಆದರೆ ಹೆಸರೇ ಇರದ ಊರು ಇರಲು ಸಾಧ್ಯವೇ ಎಂದರೆ ಇದೆ, ಮಾತ್ರವಲ್ಲ ಇವೆ ಎಂದರೆ ಆಶ್ಚರ್ಯ ಪಡಬೇಕಿಲ್ಲ. ಬಳ್ಳಾರಿ ಜಿಲ್ಲೆಯ ಹಂಪಸಾಗರದಿಂದ ನಾಲ್ಕು ಕಿಲೋ ಮೀಟರ್ ದೂರದಲ್ಲಿ ಒಂದೇ ಸಾಲಿನಲ್ಲಿ ಮೂರು ಹಳ್ಳಿಗಳಿವೆ.

ಆ ಹಳ್ಳಿಗಳು "ಸಾಲು ಮೂರಳ್ಳಿ" ಎಂದು ಕರೆಸಿಕೊಂಡಿವೆ. ಮೊದಲ ಹಳ್ಳಿ. ಕೊನೆ ಹಳ್ಳಿ, ಮಧ್ಯದ ಹಳ್ಳಿ. ಈ ಸಾಲು ಮೂರಳ್ಳಿ ಬಳಿ ತಾತನು ಮೂರು ಅಂಕಣದ ಮಠವನ್ನು ಕಟ್ಟಿರುತ್ತಾನೆ. ಇಲ್ಲಿ ತೋರುಗದ್ದಿಗೆಯನ್ನು ನಿರ್ಮಿಸಿದ್ದಾರೆ.

ಹೊಳಗುಂದಿಯಲ್ಲಿ ಮಠವನ್ನು ಕಟ್ಟಿದ ತಾತನವರು ಇಲ್ಲಿ ಉತ್ತರಭಾರತ ಶೈಲಿಯ ಗೋಪುರ ಹೊಂದಿದ ದೇವಾಲಯವನ್ನು ನಿರ್ಮಿಸಿದ್ದಾರೆ. ಇಲ್ಲಿ ಗಣೇಶನನ್ನು ಸ್ಥಾಪಿಸಿದರೆ ತನ್ನ ಭಕ್ತರೆಲ್ಲ ಉದ್ಧಾರವಾಗುತ್ತಾರೆಂದು ತಾತನವರು ನುಡಿದಿದ್ದರಂತೆ. ತಾತನವರ ಕಾಲದಲ್ಲಿ ಮೂರ್ತಿ ಮಾತ್ರ ಸ್ಥಾಪನೆ ಯಾಗಲಿಲ್ಲ. ಇತ್ತೀಚೆಗೆ ಭಕ್ತರು ಗಣೇಶ ಮೂರ್ತಿಯನ್ನು ಸ್ಥಾಪನೆ ಮಾಡಿರುತ್ತಾರೆ. ಎಂಭತ್ತು ಎಕರೆ ಭೂಮಿ ಹೊಂದಿದ ಈ ಮಠದಲ್ಲಿ ತಾತನವರು ಹದಿನಾಲ್ಕು ಆಕಳುಗಳ ಹಾಲನ್ನು ಸ್ವತಃ ತಾನೇ ಕರೆದು ಹೆಪ್ಪು ಹಾಕಿ ಮಜ್ಜಿಗೆ ನೀಡಿ ಮಠ ಕಟ್ಟುವ ಆಳುಗಳಿಗೆ ಮಜ್ಜಿಗೆ ನೀಡಿ ಮಠ ಕಟ್ಟಿಸಿರುತ್ತಾರೆ. ಈ ಹೊಲದಲ್ಲಿ ಬಾವಿ ತೆಗೆಸಿದ್ದಾರೆ. ಈ ಬಾವಿ ನೀರಿಗೆ ಸ್ಪಟಿಕ ಜಲವೆಂದು ಕರೆದು, ಈ ನೀರನ್ನು ಕುಡಿದರೆ ರೋಗನಿವಾರಣೆಯಾಗುವದೆಂದು ಹೇಳಿರುತ್ತಾರೆ. ಕೊಳವೆ ಬಾವಿ ತೆಗೆಸಿ ನೀರಾವರಿಯನ್ನು ಮಾಡಿದ್ದೊ ಅಲ್ಲದೆ ಉತ್ತಮ ತಳಿಯ ಬೀಜಗಳನ್ನು ಬೆಳೆದು, ಅದಕ್ಕಾಗಿ ಪ್ರಶಸ್ತಿಯನ್ನು ತಾತನವರು ಪಡೆದಿರುತ್ತಾರೆ. ಈ ಮಠದಲ್ಲಿ ತಾತನವರು ಬಳಸುತ್ತಿದ್ದ ಡಬಲ್ ಬ್ಯಾರಲ್ ಗನ್ನನ್ನು ನಾವು ನೋಡಬಹುದಾಗಿದೆ. ಈ ಮಠಕ್ಕೆ ತಾತನವರು 'ಶಿವಕಂಚಿ' ಮಠವೆಂದು ಕರೆದಿರುತ್ತಾರೆ.

ಎತ್ತಿನ ಗಾಡಿಯಲ್ಲಿ ಬೊಮ್ಮನಹಳ್ಳಿಯ ಕಡೆಗೆ ಬರುತ್ತಿದ್ದಾಗ, ನಂದಿಪುರದ ಬಳಿ ಬಂಡಿಗೆ ಕಟ್ಟಿದ್ದ ಎತ್ತು ನಿಂತುಕೊಳ್ಳುತ್ತದೆ. ಗಾಡಿಯವನು ಎತ್ತನ್ನು ಹೊಡೆಯಲು ಅದು ಅಲುಗಾಡದೇ ಮುಂದೆ ಹೋಗದೇ ಮಲಗಿಬಿಡುತ್ತದೆ. ಆಗ ತಾತನು ತನ್ನೆರಡು ಕಣ್ಣುಗಳ ಮುಂದೆ ಕೈಗಳನ್ನು ಹಿಡಿದು ಬೈನಾಕುಲರ್ ನಲ್ಲಿ ನೋಡುವಂತೆ ನೋಡಿ 'ಶಿವ ಶಿವ' ಎನ್ನುತ್ತ ಶಿವಪ್ಪ ಇಲ್ಲಿ ಮಠ ಕಟ್ಟು ಅಂತಾನೆ ನೋಡಪ್ಪ ಎಂದು ಎತ್ತಿಗೆ 'ಆತು ಮಠ ಕಟ್ಟೇನಿ ಏಳಪ್ಪ' ಎಂದಾಗ ಎತ್ತು ಎದ್ದುನಿಂತು ಬಂಡಿ ಎಳೆಯಿತಂತೆ. ಆ ಜಾಗದಲ್ಲಿ ತಾತನು ಮೂರಂಕಣದ ಶಿಲಾಮಠವನ್ನು ಕಟ್ಟಿದ್ದಾನೆ. ಈ ಮಠದಲ್ಲಿ ತೋರುಗದ್ದಿಗೆಯನ್ನು ನಿರ್ಮಿಸಿದ್ದಾನೆ.

ಕತ್ತೆಬೆನ್ನೂರಿನ ಬಳಿ ಮಠ ಕಟ್ಟಲೆಂದು ಬುನಾದಿಮಟ್ಟದವರೆಗೆ ಕಟ್ಟಿದ ತಾತನು ಮಠವನ್ನು ನಿರ್ಮಿಸಿರುವುದಿಲ್ಲ.

ಧಾರವಾಡದಲ್ಲಿ ಗುಪ್ತಗಾಮಿನಿ, ಶಾಲ್ಮಲಾ ನದಿಯ ಉಗಮಸ್ಥಾನದ ನಾಲ್ಕು ಏಕರೆ ಜಮೀನಿನಲ್ಲಿ ಮಠವನ್ನು ಸ್ಥಾಪಿಸಿ, ತಾತನು ತಾನು ಜೀವಸಮಾದಿಯಾಗಲೆಂದು ತೋರುಗದ್ದಿಗೆ ಹಾಗು ನೆಲಮಾಳಿಗೆ ನಿರ್ಮಿಸಿರುತ್ತಾರೆ. ಲಿಂಗ, ಪಾರ್ವತಿ, ಪರಮೇಶ್ವರವಿಗ್ರಹ, ನಂದಿ,ನವಗ್ರಹ ಮೂರ್ತಿಗಳನ್ನು ಪ್ರತಿಷ್ಠಾಪಿಸಿರುತ್ತಾನೆ. ರೇಣುಕಮೂರ್ತಿಯನ್ನು ನಿರ್ಮಿಸಿ, ನೀರಿನ ತೊಟ್ಟಿಯಲ್ಲಿ ಅದನ್ನು ಮುಳುಗಿಸಿ, ಮಠದ ಮುಂದಿನ ಜಾಗದಲ್ಲಿ ತ್ರಿಕೋಣ ನಿರ್ಮಾಣವಾಗುವುದೆಂದು, ಅದನ್ನು ಅಲ್ಲಿ

ಸ್ಥಾಪಿಸುವುದೆಂದು ಹೇಳಿ ಆ ಆಲಯದ ಮಾಪನವನ್ನು ಭಕ್ತರಿಂದ ಬರೆಸಿಟ್ಟಿರುತ್ತಾರೆ.ಅದು ಇಂದು ಸಾಕಾರಗೊಂಡಿದೆ.

ತಾತನ ಹಸ್ತದಿಂದ ಮೂರು ದಶಕಗಳ ಹಿಂದೆ ಅಂದು ಜಲಾಧಿವಾಸವಾಗಿರುವ ರೇಣುಕ ಮೂರ್ತಿ ಇಂದಿನವರೆಗೂ ಹಾಗೆಯೇ ಇದ್ದು. ಅದರಲ್ಲಿಯ ನೀರಿಗೆ ವಾಸನೆಯಾಗಲಿ, ಹುಳುಗಳಾಗಲಿ ಬೀಳದೆ ಇದ್ದದ್ದು ಅಚ್ಚರಿಯ ಸಂಗತಿಯಾಗಿದ್ದಿತು. ತಾತನು ಹೇಳಿದಂತೆ ಇಂದು ತ್ರಿಕೋನಾಕಾರದ ಸ್ಥಳ ಉಳಿದಿದ್ದು, ಅಲ್ಲಿ ಅಲಯ ಕಟ್ಟಿ ರೇಣುಕಮೂರ್ತಿಯನ್ನು ಸ್ಥಾಪಿಸಲಾಗಿದೆ. ಇಲ್ಲಿ ಚಿಕ್ಕ ಕಲ್ಯಾಣ ಮಂಟಪವನ್ನು ನಿರ್ಮಿಸಿದ ತಾತನು, ಹಲವಾರು ಸಾಮೂಹಿಕ ವಿವಾಹಗಳನ್ನು ನೆರವೇರಿಸಿರುತ್ತಾನೆ. ಈ ಮಠವನ್ನು "ಲಕ್ಷ್ಮೀರಾಜಸಾಗರ ಪಡ್ವಿಡಿ" ಮಠವೆಂದು ನಾಮಕರಣ ಮಾಡಿರುತ್ತಾನೆ. ಸೋಮೇಶ್ವರ ದೇವಾಲಯದ ಅರ್ಚಕರಾದ ಶ್ರೀ ಸಂಗಯ್ಯ ಗಂಗಯ್ಯ ಬಳ್ಳಾರಿಮಠ ಇವರೊಂದಿಗೆ ಅಂದು ಮಾತನಾಡುತ್ತ, ತಾತನು ಇಲ್ಲಿ ವಾಸವಿ ಪೀಠವಿದೆಯೆಂದು ಹೇಳಿರುತ್ತಾರೆ.

ಕೊನೆಯದಾಗಿ ತಾತನು ತನ್ನ ಅಂತಿಮ ನೆಲೆಯನ್ನಾಗಿ ಮೈಸೂರು ಜಿಲ್ಲೆಯ ನಂಜನಗೂಡು ತಾಲೂಕಿನ ಹುಲ್ಲಳ್ಳಿ ಹೋಬಳಿಯ "ಸಂಗಮ"ವನ್ನು ಅಯ್ಕೆ ಮಾಡಿಕೊಂಡಿರುತ್ತಾನೆ. ಕಪಿಲ, ಭೃಗು, ಗುಪ್ತಗಾಮಿನಿಯಾದ ದೃವತಾರಾ ನದಿಗಳ ತ್ರಿವೇಣಿ ಸಂಗಮದ ನೆಲೆ ಸಂಗಮಕ್ಷೇತ್ರವಾಗಿದ್ದು, ಇಲ್ಲಿ ತಾತನು ತನ್ನ ನಿರಂಜನ ಗದ್ದುಗೆಯನ್ನು ನಿರ್ಮಿಸಿಕೊಂಡಿರುತ್ತಾನೆ. ಬೃಹತ್ತಾದ ಕಲ್ಯಾಣ ಮಂಟಪ ಕಟ್ಟಿಸಿ, ತಾತನು ಈ ಮಠಕ್ಕೆ ನಿರಂಜನ ಗದ್ದುಗೆಯ ಶಿವಪುರವೆಂದು ಕರೆದಿರುತ್ತಾನೆ.

ಇವಲ್ಲದೆ ಭಕ್ತರ ಕೋರಿಕೆಯಂತೆ ಆದವಾನಿಯಲ್ಲಿ ಮಠವನ್ನು ಕಟ್ಟಲು ತಾತನೇ ಭೂಮಿಯನ್ನು ಆಯ್ಕೆಮಾಡುತ್ತಾನೆ. ಮಠವನ್ನು ತಾತನ ಶಿವೈಕ್ಯದ ನಂತರ ನಿರ್ಮಿಸಿರುತ್ತಾರೆ. ಭಕ್ತರು ಹೇಳುವಂತೆ ತಾತನವರಿಗೆ ದಾವಣಗೆರೆ, ಬೆಂಗಳೂರು, ಕೇರಳ, ಶ್ರೀಲಂಕ ಮತ್ತು ಬೀದರ ಜಿಲ್ಲೆಯಲ್ಲಿ ಒಂದುನೂರು ಸಂಪಿಗೆ ಮರಗಳಿರುವ ಜಾಗಗಳನ್ನು ಕಟ್ಟಬೇಕೆಂಬ ಆಕ್ಷಾಂಕ್ಷೆ ಇದ್ದಿತೆಂದು ತಿಳಿದುಬರುತ್ತದೆ.

ಮಠಗಳನ್ನು ತಾತನವರು ನಿರ್ಮಿಸಿದ್ದೇಕೆಂದು ಯೋಚಿಸಿದ ಭಕ್ತರಿಗೆ ತಾತನವರೇ ಸಾಂದರ್ಭಿಕವಾಗಿ" ಈ ಮಠಗಳು ಮುಂದೆ ಬರುವ ಮಹಾತ್ಮರಿಗೆ ಬೇಕು. ಇವು ಸಮಾಜಕ್ಕೆ ಮಾರ್ಗದರ್ಶನ ಮಾಡುವ ಕೇಂದ್ರಗಳಾಗುತ್ತವೆ" ಎಂದು ಹೇಳಿರುತ್ತಾರೆ. ಅಲ್ಲದೇ ನಿಜವನರಿಯದ ನಿರ್ಲಕ್ಷ್ಯ ಭಕ್ತರ ವರ್ತನೆಯನ್ನು ಕಂಡು" ಇಷ್ಟೊಂದು ಕೂಡ್ಸಿನಿ ನೋಡಪ್ಪ. ಇದು ನನಗ್ಯಾಕ ಬೇಕಪ್ಪ. ಇದು ಸಮಾಜದ್ದು, ಸಮಾಜದವರಿಗೆ ಇದರ ಅರಿವು ಇಲ್ಲಂದರೆ ನಾನೇನ ಮಾಡ್ಲಪ" ಎಂದು ತಾತನವರು ಉದ್ಗರಿಸಿರುತ್ತಾರೆ.

ಹೀಗೆ ಅಲ್ಲಿಪುರದ ಮಹಾದೇವ ತಾತನವರು ತಮ್ಮ ಅಮೋಘವಾದ ಯೋಗಶಕ್ತಿಯಿಂದ ಮರ್ತ್ಯಲೋಕವು ಭಕ್ತರ ಭೂಕೈಲಾಸವಾಗಲೆಂದು ಮಠಮಂದಿರಗಳನ್ನು ನಿರ್ಮಿಸಿ ಅನುಗ್ರಹಿಸಿ, ಆಶೀರ್ವದಿಸಿ ಹರಿಸಿರುತ್ತಾರೆ.

ಶ್ರೀ ಮಠಗಳ ಮಾರ್ಗಸೂಚಿ

1. ಬಳ್ಳಾರಿ ಮಠ

ಶ್ರೀ ಶ್ರೀ ಶ್ರೀ ಸದ್ಗುರು ಮಹದೇವ ತಾತನವರ ಮಠ,
ಜ್ಞಾನರಂಭಾಪುರಿ ಶಿವಕ್ಷೇತ್ರ - ಸುವರ್ಣಘಾಟ್
ಅಲ್ಲೀಪುರ - ವಿನಾಯಕನಗರ, ಹೊಸಪೇಟರಸ್ತೆ,ಬಳ್ಳಾರಿ.
ಮೊಬೈಲು: **7795822384**.

2. ಹಂಪಸಾಗರ ಮಠ

ಶ್ರೀ ಸದ್ಗುರು ಮಹಾದೇವತಾತನವರ ಮಠ
ಉಖೀ ಮಠ, ಹಂಪಸಾಗರ **- 2**
ಹಗರಿಬೊಮ್ಮನಹಳ್ಳಿ (ತಾ), ವಿಜಯನಗರ ಜಿಲ್ಲೆ.
ಮೊಬೈಲು : **7026748166/9742139723**.

3. ಸಾಲುಮೂರಳ್ಳಿ ಮಠ

ಶ್ರೀ ಸದ್ಗುರು ಮಹಾದೇವ ತಾತನವರ ಮಠ,

ಹನುಮಗೊಂಡನಹಳ್ಳಿ,

ಹಡಗಲಿ (ತಾ), ವಿಜಯನಗರ ಜಿಲ್ಲೆ,

ಮೊಬೈಲು : 9611213492.

4 ಹಳ್ಳಿ ಮಠ

ಶ್ರೀ ಸದ್ಗುರು ಮಹಾದೇವ ತಾತನವರ ಮಠ

ಶಿವಕಂಚಿ ಮಠ,

ಹೊಳಗುಂದಿ (ಅಂಚೆ),

ಹಡಗಲಿ (ತಾ), ವಿಜಯನಗರ ಜಿಲ್ಲೆ.

ಮೊಬೈಲು : **9900993505/8494993395**.

5. ಕಂತೆಬೆನ್ನೂರು ಮಠ,

ಶ್ರೀ ಸದ್ಗುರು ಮಹಾದೇವ ತಾತನವರ ಮಠ

ನಂದಿಗಿರಿ ಮಠ,

ಹಿರೇಹಡಗಲಿ (ತಾ.) ವಿಜಯನಗರ ಜಿಲ್ಲೆ.

ಮೊಬೈಲು : 9620270144.

6. ಧಾರವಾಡ ಮಠ

ಶ್ರೀ ಸದ್ಗುರು ಮಹಾದೇವ ತಾತನವರ ಮಠ

ಲಕ್ಷ್ಮೀರಾಜಸಾಗರ ಪಡಿವಿಡಿ ಮಠ, ರಾಜೀವಗಾಂಧಿ ನಗರ,

S.D.M. ಇಂಜನೀರಿಂಗ್ ಕಾಲೇಜು ಹತ್ತಿರ,

ಧಾರವಾಡ. ಮೊಬೈಲು : 9620606103.

7. ನಗರೂರು ಮಠ

ಶ್ರೀ ಸದ್ಗುರು ಮಹಾದೇವ ತಾತನವರ ಮಠ,

ನಗರೂರು, ಆಲೂರು (ತಾ),

ಕರ್ನೂಲು ಜಿಲ್ಲೆ, ಆಂಧ್ರಪ್ರದೇಶ.

ಮೊಬೈಲು : **6304168565/9533754930**.

8. ಆದವಾನಿ ಮಠ

ಶ್ರೀ ಮಹಾದೇವ ತಾತನವರ ಮಠ

ರಾಜಯೋಗ ಮಠ - ಪರ್ವತಾಪುರ ರಸ್ತೆ,

ಆಲೂರು - ಮಂತ್ರಾಲಯ ಬೈಪಾಸ್ ರಸ್ತೆ

ಆದೋನಿ, ಕರ್ನೂಲು ಜಿಲ್ಲೆ, ಆಂಧ್ರಪ್ರದೇಶ.

ಮೊಬೈಲು : **9494222212/9849741082.**

9. ಸಂಗಮ ಮಠ

ಶ್ರೀ ಸದ್ಗುರು ಶ್ರೀ ಮಹಾದೇವ ತಾತನವರ ಮಠ,

ನಿರಂಜನ ಗದ್ದುಗೆ - ಶಿವಪುರ ಮಠ,

ಸಂಗಮ - ಕಣೇನೂರು ಅಂಚೆ, ಉಮ್ಮರಗಳ್ಳಿ ಕ್ರಾಸ್,

ಹುಲ್ಲಳ್ಳಿ ಹೋಬಳಿ, ಹೆಗ್ಗಡದೇವನ ಕೋಟೆ ರಸ್ತೆ,

ನಂಜನಗೂಡು (ತಾ.) ಮೈಸೂರು ಜಿಲ್ಲೆ.

ಮೊಬೈಲು : **9164969410/8152952995**.

9 789356 216105

Printed at Repro India Ltd.